W0263183

MEDIZINISCHES SEMINAR

HERAUSGEGEBEN VOM

WISSENSCHAFTLICHEN AUSSCHUSSE DES
WIENER MEDIZINISCHEN DOKTORENKOLLEGIUMS

BAND IV

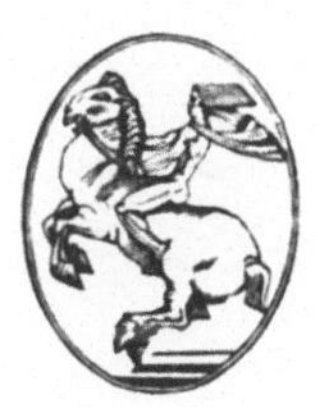

SPRINGER-VERLAG BERLIN HEIDELBERG GMBH

ALLE RECHTE, INSBESONDERE DAS DER ÜBERSETZUNG
IN FREMDE SPRACHEN, VORBEHALTEN
Softcover reprint of the hardcover 1st edition 1932

ISBN 978-3-7091-5284-3   ISBN 978-3-7091-5432-8 (eBook)
DOI 10.1007/978-3-7091-5432-8

Vorwort

Die Seminarveranstaltungen des Wiener medizinischen Doktorenkollegiums entwickeln sich in aufsteigender Linie. Die Vortragsabende erfreuen sich regen Besuchs. Den Vorträgen und Diskussionen wird großes Interesse entgegengebracht.

Es erscheint mithin zweckmäßig, in vorliegendem 4. Bande die Sammlung der Referate fortzusetzen, welche die Vortragenden in kollegialer Hilfsbereitschaft uns zur Verfügung stellen. Dem Buche ist ein Sachregister angegliedert, welches sämtliche bisher erschienenen 4 Bände berücksichtigt.

Möge auch dieser Band des Seminarbuchs sich den Ärzten als guter Berater, als verläßliches Nachschlagewerk bewähren.

Wien, im Dezember 1931
I, Franz Josefs-Kai 65

Der wissenschaftliche Ausschuß
des Wiener medizinischen Doktorenkollegiums

Abderhalden'sche Reaktion

Welche praktische Verwendung findet die Abderhalden-Abbaureaktion in der Neurologie?

Zum Verständnisse der Abderhalden-Abbaureaktion will ich in Erinnerung bringen, daß blutfremde Stoffe, wie etwa Fett, Rohrzucker, Organeiweiß bei ihrer Einverleibung eine Reaktion des Organismus hervorrufen, die durch Bildung spezifischer Abwehrfermente das Bestreben des Körpers zeigt, die blutfremden Stoffe abzubauen. In ähnlicher Weise wirken auch organische Krankheitsprodukte blutfremd und es ergibt sich aus der Möglichkeit des chemischen Nachweises spezifischer Abwehrfermente auch die Möglichkeit eines Schlusses auf organspezifische Erkrankungen. Das normale Organ zeigt dementsprechend also keinen Abbau. Ein positiver Abbau sagt uns nur, daß eine pathologische Funktion, eine Dysfunktion des betreffenden Organs vorliegt, nicht aber, ob es sich um eine Über- oder Unterfunktion des Organs handelt.

Wie Sie wissen, gibt es eine große Anzahl von nervösen Erkrankungen, bei welchen das Nervensystem nur das Erfolgsorgan endokriner Erkrankungen darstellt; ich erinnere an den Basedow, an die Tetanie als an die bekanntesten. Tatsächlich ist die Reihe dieser Erkrankungen eine sehr große; denken Sie an die menstruellen Geistesstörungen, an die psychischen Störungen der Pubertäts- und der Wechseljahre, an die psychischen Störungen der Gravidität, des Puerperiums und der Laktation. Hieher gehört auch gewiß die Epilepsie, soweit sie nicht posttraumatisch oder zentral-organisch (Enzephalitis, Tumor, Meningitis, Paralyse, Sclerosis multiplex usw.) bedingt ist. Die Stoffwechselstörungen bei der Epilepsie sind wohl letzten Endes auch endokrinen Ursprungs.

Ähnliche Gesichtspunkte leiten derzeit auch mehr und mehr die Therapie der einschlägigen Gebiete der Neurologie.

Der Basedow ist eine Erkrankung des endokrinen Systems mit besonderer Beteiligung der Schilddrüse. Entnehmen wir nun dem Basedowiker nüchtern Blut und machen die Reaktion nach Abderhalden auf die wichtigsten endokrinen Drüsen: Hypophyse, Parathyreoidea, beide Keimdrüsen (d. h. in jedem Falle sowohl männlich als weiblich) und Pankreas einerseits, Nebennieren, Thyreoidea und Thymus anderseits, so werden wir bei variablen Befunden der anderen Drüsen gewöhnlich einen Abbau, d. h. eine Dysfunktion der Thyreoidea nachweisen können.

Was haben wir nun therapeutisch zu tun? Es war eine Zeitlang Regel, das dysfunktionierende Organ therapeutisch zu verabreichen. Das ist gewiß falsch, denn wenn wir einem Basedowiker Thyreoidea geben, werden wir ihm sicher schaden. Es müßten also gerade die nicht abgebauten Organe gegeben und eigentlich das ganze endokrine System gleichmäßig pathologisch gemacht werden, um so durch Nivellierung des ganzen Systems die Genesung anzubahnen. Das ist in aller Kürze das Prinzip der hormonalen Therapie. Es ist klar, daß ihr zum Ausbau noch sehr viel fehlt, aber die Erfolge sind bis jetzt so ermutigende, daß es der großen Mühe wohl lohnt, an diesem Ausbau weiterzuarbeiten.

Frage: Welche Präparate sollen bei Basedow-Erkrankungen bei Männern und Frauen verabreicht werden und in welcher Dosierung? — Antwort: Das hängt ganz von dem Befunde der Abderhaldenschen Abbaureaktion ab. Im allgemeinen wird bei Basedow Thyreoidea abgebaut, Ovar und Testis aber nicht. Wird Hypophyse nicht abgebaut, so soll Hypophyse gegeben werden. Bezüglich der Dosierung sind keine genaueren Angaben möglich, als daß gewöhnlich dreimal täglich eine Tablette gilt. Bei Injektionen sind je nach dem Grade des Falles drei bis sechs Ampullen pro Woche zu verabreichen. Die Injektion erfolgt intramuskulär, subkutan oder intravenös. Werden Hypophysenpräparate intravenös gegeben, so müssen sie mit Dextrose oder Kalzium verbunden werden. Dadurch gelingt es, die durch die Pituitrinkomponente oft stark beschleunigte Herzaktion zu beruhigen.

Schacherl

Angina tonsillaris

Welche lebenswichtigen Komplikationen kommen bei Angina vor?

Angina ist eine ziemlich alltägliche Erkrankung. Sie ist jedoch nicht, wie noch immer vielfach geglaubt wird, eine bloß oberflächliche Entzündung der Tonsille, sondern es erkranken auch die Follikel und in einem gewissen Stadium findet man auch Abszesse in den Keimzentren. Ebenso geläufig wie das Bild der Angina ist auch das des Peritonsillarabszesses, einer Komplikation nach Angina, welche infolge Durchwanderns der Infektion durch die Tonsille in das dahintergelegene Bindegewebe zwischen Tonsille und Pharynxmuskulatur erfolgt. Auch diese Komplikation gilt noch allgemein als eine recht harmlose Erkrankung.

Es gibt jedoch eine Reihe von Komplikationen im Anschlusse an eine Angina, welche lebensbedrohlichen Charakter haben. Dazu gehören vor allem die Mediastinitis, die Thrombose der Vena jugularis, Meningitis, Sinusthrombose, Parotisabszeß und die Sepsis. Am gefürchtetsten ist die sogenannte septische Angina, welche in wenigen Tagen zum Tode führen kann. Sämtliche hier angeführten Erscheinungsformen sind im Wesen, wie sich auf Grund der Arbeiten in den letzten Jahren erwiesen hat, Phlegmonen, welche von der Tonsille ihren Ausgang nehmen und nur in der Virulenz der Erreger verschiedenartige und verschiedengradige Verlaufsvarianten zeigen. Das Problem dieser Anginakomplikationen ist derzeit sehr aktuell und wird vielseitig, sowohl klinisch als auch pathologisch-anatomisch studiert.

Das sehr variable Krankheitsbild wird derzeit als postanginöse Pyämie bezeichnet. Die Krankheit beginnt immer mit einer Angina. Das Frösteln oder der Schüttelfrost, welcher die Angina einleitet, läßt keinen Schluß zu, was daraus wird. Nach etwa drei bis vier Tagen soll aber eine gewöhnliche Angina bereits Tendenz zum Abklingen zeigen, aber anstatt Entfieberung stellen sich in diesen Fällen zumeist Schüttelfröste ein, manchmal sogar schon am zweiten Tage. Unter wiederholten Schüttelfrösten oder einer hohen Kontinua kommt es zu einer auffallenden Verschlimmerung des Allgemeinzustandes. Unter Zyanose und Euphorie kommt es zum unaufhaltsamen Verfall, soferne nicht chirurgische Hilfe möglich ist. Klinisch findet man lokal das Bild der Angina, bzw. das eines Peritonsillarabszesses. Die regionären Lymphdrüsen sind auffallenderweise nicht oder nur geringgradig affiziert. Bei einer gutartigen Angina hingegen finden wir fast immer charakteristische druckschmerzhafte Lymphdrüsen. Dagegen findet sich aber häufig eine Weichteilschwellung unter dem Kieferwinkel, welche verschiedene Ausdehnung erreichen kann. Zumeist kommt es zu einer rasch fortschreitenden Schwellung entsprechend der Gefäßscheidengegend. Bisweilen findet sich aber eine Schwellung, welche vom Processus mastoideus bis zur Clavicula und noch weiter herunterreicht. Was ist geschehen? Die Infektion ist von der Tonsille bzw. dem Peritonsillarabszeß durch die Pharynxwand nach außen gezogen und es kommt zur Ausbildung einer Phlegmone in dem lockeren Zellgewebe des vorderen Spatium parapharyngeum. Von hier aus zieht die Infektion in zweifacher Weise weiter. Vor allem breitet sie sich in den Gewebsspalten des lockeren Zellgewebes aus und es bilden sich kleinere und größere Abszesse, welche einerseits entlang der Gefäße und Nerven nach abwärts gegen den Brustfellraum, anderseits, wenn auch recht selten, nach aufwärts durch das Foramen ovale in die mittlere Schädelgrube ziehen. Außerdem kann die Infektion entlang der Muskelfaszien und auch in die Parotisloge vordringen.

Außer dieser Ausbreitung in den Gewebsspalten zieht die Infektion auch gebahnte Wege und es kommt auf diese Weise auch zu Lymphdrüsenschwellungen. Bei foudroyant verlaufenden Phlegmonen findet man aber die Lymphdrüsen nur sehr wenig betroffen.

Die perivaskuläre Entzündung der Venen führt vielfach zu Thrombosen. Besonders an Stellen, wo sich Abszesse an **V**enen anlagern, kommt es auch zum Einbruch in die Blutbahn, zur Septikopyämie. Auf diese Weise kommt es vor allem zur raschen Infektion der Lungen (Lungenabszesse).

Die einzig mögliche Rettung besteht in einer frühzeitigen Beherrschung dieser Phlegmonen. Dies setzt eine möglichst frühzeitige Erkennung dieser Komplikation voraus. Die wichtigsten Richtlinien seien kurz angeführt:

1. Einer beginnenden Angina ist nicht anzusehen, ob sie bösartigen Charakter annehmen wird. Dauert aber eine Angina mehr als drei bis vier Tage ohne Tendenz zur Besserung, dann muß der Verdacht auf eine Komplikation aufsteigen, besonders wenn am zweiten oder dritten Krankheitstag Schüttelfröste auftreten.

2. Der Lokalbefund in der Tonsillengegend zeigt häufig das Bild eines Peritonsillarabszesses. Fördert die Inzision eines vermeintlichen Peritonsillarabszesses entweder keinen Eiter oder am nächsten Tage erst eine geringe Menge übelriechenden Sekretes, dann ist der Verdacht auf eine Phlegmone gerechtfertigt, besonders wenn anstatt der erhofften lokalen Besserung eine lokale und allgemeine Verschlechterung eintritt.

3. In den meisten Fällen zeigen die Patienten entsprechend dem entzündlichen Prozeß im Bereiche der Seitenwand des Pharynx eine Schonungshaltung des Kopfes, ähnlich wie beim Peritonsillarabszeß.

4. In sehr foudroyant verlaufenden Fällen findet man nur eine Druckschmerzhaftigkeit der seitlichen Halsgegend. In den mehr gutartigen Fällen jedoch eine Schwellung unter dem Kieferwinkel, die auch auf den ganzen seitlichen Hals sich ausdehnen kann.

5. Das Fehlen von tastbar vergrößerten druckschmerzhaften Lymphdrüsen bei septischem Allgemeinzustand ist gleichfalls zu beachten.

Das Vorhandensein mehrerer dieser eben genannten Symptome muß den Verdacht erwecken, daß es sich um keine gewöhnliche Angina oder einen gewöhnlichen Peritonsillarabszeß mehr handelt, sondern um eine der vorhin erwähnten Komplikationen.

Die Therapie besteht in einer breiten Eröffnung der infizierten Gegend. Zumeist wurden schon vorher operative Eingriffe an der Tonsille zwecks Aufsuchung des Abszesses vorgenommen. In geeigneten Fällen kann ein parapharyngealer Abszess von innen her eröffnet werden.

Die Operationsmethoden von außen sind die kollare Eröffnung des Spatium parapharyngeum und die Mediastinotomie. Aufsuchung und Eröffnung der Abszesse und Phlegmonen mit guter Drainage. Soferne bereits Thrombosen bestehen, Unterbindung der thrombosierten Venen im Gesunden und Entfernung der thrombotischen Teile. Auf diese Weise haben wir an der Klinik Hajek bereits eine Serie dieser Komplikationen noch zu beherrschen vermocht.

Frage: Soll in den besprochenen Fällen nicht vor allem eine Entfernung der Tonsillen vorgenommen werden? — Antwort: In mehreren Fällen wurde nach erfolgloser oder unzureichend erscheinender Eröffnung des Peritonsillarabszesses die Tonsille dann vollständig entfernt. Derartige Prozesse sind jedoch, wenn einmal das Spatium parapharyngeum infiziert ist, in der Regel nur noch von außen zu beherrschen.   *Wessely*

Aphasie

Welche Aphasien finden wir im Kindesalter?

Die auf akute Erkrankungen oder Verletzungen des Gehirns zurückgehenden Aphasien sind im Kindesalter relativ selten. Hie und da sieht man diese Sprachstörungen infolge von Infektionskrankheiten, die alle bekannten Formen von Aphasie erzeugen können. Lediglich im vorschulpflichtigen Alter wird ein Symptomenbild, das sich bei Erwachsenen findet, nicht zu erwarten sein, nämlich das der subkortikalen motorischen Aphasie; denn dieses ist vor allem dadurch gekennzeichnet, daß bei Störungen im Nachsprechen und Spontansprechen sowohl das Abschreiben als auch das Spontanschreiben völlig normal gelingt. Besonders hervorgehoben müssen die vorübergehenden Aphasien infektiöser Natur werden, die man auf Ödem des Gehirns zurückführt, zumal bei Typhus scheinen sie nicht allzu selten vorzukommen. Einzelne Publikationen berichten, daß aphatische Kinder leicht wieder von selbst zu einer normalen Sprache gelangen, was man auf die Bereitschaft der anderen Gehirnhälfte, vikariierend einzuspringen, zurückführt. Daß dieses Vorkommnis aber keineswegs als Regel gelten kann, ergibt sich unter anderem aus einer Reihe von Beobachtungen, die ich an Patienten des sprachärztlichen Ambulatoriums der Klinik Neumann machen konnte. Gerade jetzt steht dort ein achtjähriger Knabe in Behandlung, der während einer Diphtherie rechtsseitig gelähmt und völlig expressiv aphasisch geworden ist, ohne daß sich die Sprachstörung im Verlaufe von Monaten zurückbildete. Wir müssen bei der Behandlung mit der künstlichen Lautbildung ebenso Schritt für Schritt vorgehen, wie wir das bei Erwachsenen zu tun gewöhnt sind.

Wesentlich häufiger als Aphasien finden sich im Kindesalter Zustandsbilder von schwerer Sprachstörung, die den Aphasien symptomatologisch nahestehen und die deshalb auch hier Erwähnung finden sollen, nämlich die sogenannten Hörstummheiten. Bekanntlich ist jedes Kind in einem gewissen frühen Alter stumm und beginnt erst etwa im zweiten Lebensjahr zu sprechen. Dauert der Zustand der Stummheit aber über das zweite Lebensjahr hinaus, so müssen wir schon einen pathologischen Zustand annehmen, den wir, gutes Gehör und normale Intelligenz vorausgesetzt, eben als Hörstummheit bezeichnen. Hat das Kind ein einigermaßen seinem Alter angemessenes Sprachverständnis, ohne aber zu reden, so stellen wir die Diagnose „motorische", wenn auch das Sprachverständnis fehlt, die „sensorische" Hörstummheit. Eine große Gruppe unter den motorischen Fällen scheint lediglich auf einem mangelhaften Sprechwillen zu beruhen, während die anderen motorischen und sensorischen Hörstummheiten wohl durch zentrale Störungen erklärt werden müssen. Meine Statistiken ergaben, daß die motorisch Hörstummen in der überwiegend großen Anzahl der Fälle Schädelrachitiker, die sensorischen vielfach Fraisenkinder sind und daß auch die Erblichkeit bei beiden Formen eine begünstigende Rolle zu spielen scheint. *Fröschels*

Wie wird die sprachärztliche Therapie der Aphasien vorgenommen?

Was die motorische Aphasie anbelangt, so müssen wir jedenfalls, wo immer der Sitz des Herdes ist, annehmen, daß die Höreindrücke, die der Patient empfängt und die ja bei der motorischen Aphasie normal aufgefaßt werden sollen, nicht genügen, um das Sprechen anzuregen. Wir müssen uns deshalb anderer Reize bedienen. Nun haben die Erfahrungen an Taubstummen ergeben, daß man das Sprechen auch durch Heranziehen des Gesichts- und des Tastsinnes erzielen kann. Zeige ich einem solchen Menschen etwa die Mundstellung des a und lasse ihn gleichzeitig an meinem Halse die Vibrationen fühlen, die von den Schwingungen der Stimmlippen herrühren, so ist er in der Lage, ein stimmhaftes a hervorzubringen. Spreche ich ein p, so sieht er den Schluß und die Öffnung der Lippen und kann vor meinem Mund das explosive Austreten der Luft fühlen, um beides nun nachzuahmen. Will ich einen Nasallaut (m, n, ng) erzeugen, so muß ich den Patienten die Mundstellung sehen und das Schwirren fühlen lassen, das die Aussprache dieser Laute an den Nasenflügeln erzeugt. Während nämlich physiologischerweise bei sämtlichen Lauten der deutschen Sprache mit Ausnahme der genannten Nasenlaute durch Hebung des Gaumensegels und Vorwölbung gewisser Muskeln der Rachenwand ein Abschluß zwischen

Mund und Nase zustande kommt, besteht während der Aussprache der Nasallaute eine breite Verbindung beider Räume. Durch diese Kommunikation nun strömt die Luft in die Nase und erzeugt, da gleichzeitig auch rhythmische Stimmlippenschwingungen erfolgen, ein Schwirren der Nasenflügel. Ganz gleichen Prinzipien wie bei der Behandlung von Taubstummen folgen wir nun sowohl bei der Behandlung aphatischer, als auch hörstummer Menschen der motorischen Gruppe. Ausgenommen davon sind nur jene Hörstummen, deren Störung psychogen bedingt ist und deren Sprachscheu wir lediglich durch Vorzeigen von farbigen Bildern und Benennen derselben zu bekämpfen trachten. Unter den „expressiven" Aphasikern finden sich viele, denen das beschriebene Zeigen der Lautbildung nicht genügt, weil sie nicht nur an mangelnden Vorstellungen, wie man spricht, sondern auch an einer Apraxie der Sprechmuskeln kranken. In solchen Fällen genügt es manchmal, einen Spiegel zu Hilfe zu nehmen, vor dem der Patient seine eigene Mundstellung mit der des Therapeuten vergleichen kann. Oft aber muß man mit der Hand und dem Spachtel die Mundstellung formen. Diese wenigen Beispiele mögen genügen, um den mühevollen Weg anzudeuten, der Schritt für Schritt zurückgelegt werden muß und der schließlich doch in manchen Fällen bis zu einer Verständigungsmöglichkeit des Kranken führt. Nur ausnahmsweise gelingt es, wieder eine fließende Sprache zu erreichen. In der Gruppe der sensorischen Fälle, der „rezeptiven", ist zu unterscheiden, ob das Klangbild der Worte erfaßt wird oder nicht. Im ersten Falle handelt es sich um eine sogenannte transkortikale Form, bei der der Patient, wie wir wissen, nicht nur nachsprechen kann, sondern vielfach echolalisch zwangsweise nachspricht. Hier muß man versuchen, durch die Benennung vorgelegter Bilder die Verbindung zwischen Wort und Vorstellung wieder zu eröffnen. Die Resultate sind bei diesen Aphasien manchmal recht befriedigende, bei analogen Hörstummen fast ausnahmslos günstige. Wenn der Kranke nicht mehr imstande ist, Vorgesagtes zu wiederholen, wenn er also nicht einmal mehr die Lautklangbilder entsprechend erfaßt, so ist der therapeutische Weg ein außerordentlich mühsamer. Man muß wieder den Laut auf optisch-taktilem Weg entwickeln und ihn unmittelbar nachher in das Ohr des Patienten sagen, um ihn so zu lehren, Lautbewegungs- und Lautklangbild miteinander zu vereinigen. Wieder sind hier die Hörstummheiten prognostisch wesentlich günstiger als die Aphasien, bei denen jedoch auch wieder ein gutes Resultat nicht ausgeschlossen ist. In allen Fällen soll man diese Therapie der Sprachstörungen versuchen, da die Patienten in einem bejammernswerten Zustand leben und durch Eröffnung einiger Verständigungsmöglichkeiten in eine erträglichere Lage versetzt werden. Die sprachärztliche Therapie der Hörstummheiten ist um so mehr zu empfehlen, als sie fast ausnahmslos zur Heilung führt, während die unbehandelte Hörstummheit vor allem überhaupt nicht verschwinden muß und, wenn sie von selbst vergeht, doch in der Regel schwere Sprachstörungen zurückläßt.

Die Therapie ist, wie Sie sehen, in allen Fällen eine sehr mühevolle; das Heranziehen von Pflegepersonal, das auch auf diesem Gebiete geschult ist, ist unbedingt notwendig, da mehrere Übungen an einem Tag abgehalten werden müssen. Die Dauer der einzelnen Übungen muß sich ganz nach dem Allgemeinbefinden richten, soll aber niemals länger als 15 Minuten dauern.

Der Beginn der logopädischen Therapie Aphasischer darf erst dann einsetzen, wenn man sicher ist, daß eine gewisse Belastung dem Gehirn nicht schaden kann. *Fröschels*

Appendicitis

Kann man Appendixerkrankungen durch die Röntgenuntersuchung feststellen?

Wir können heute Appendixerkrankungen durch die Röntgenuntersuchung feststellen, weil wir gelernt haben, die Appendix im Röntgenbilde sichtbar zu machen und weil sich endlich die Tatsache allgemein Geltung verschafft hat, daß jede Appendix, deren Lumen erhalten ist und mit dem Lumen des Zökums in freier, wegsamer Verbindung steht, Darminhalt in sich aufnehmen kann und auch regelmäßig in sich aufnimmt. Diese Tatsache ist für die Röntgendiagnostik von der größten Bedeutung. Denn nimmt die Appendix normalerweise Zökuminhalt in sich auf, dann wird sie auch Kontrastmasse aus dem Zökum aufnehmen und so röntgenologisch sichtbar werden. Ist aber die Füllung der Appendix mit Zökuminhalt ein normaler Vorgang, dann muß das Ausbleiben der Füllung als pathologisch gewertet werden und läßt den Schluß auf Unfüllbarkeit, also auf eine Veränderung des Appendixlumens zu.

Für die Röntgendiagnostik ist es wichtig, eine Füllung der Appendix mit Barium gewissermaßen zu erzwingen. Wir erreichen dies, indem wir dem Barium ein salinisches Abführmittel, und zwar Bittersalz, beimischen, weil dies den Zökuminhalt verflüssigt, die Peristaltik erhöht und so die Appendix nicht nur vom alten Stuhlinhalt befreit, sondern auch den Übertritt des dünnflüssigen Kontrastmittels in die Appendix begünstigt. Normale Wurmfortsätze werden fast regelmäßig sofort mit Barium gefüllt; nur bei obstipierten Patienten und bei nicht ganz normalen Wurmfortsätzen gelingt die Füllung nicht immer gleich bei dem ersten Versuch. Man muß zwei und drei Füllungsversuche durchführen, um eine Füllung der Appendix zu erzielen. Bleibt dann trotz aller dieser drei Versuche eine Füllung der Appendix aus, dann können wir die Appendix als unfüllbar bezeichnen.

An den gefüllten Wurmfortsätzen interessiert uns Lage, Größe, Form und Füllungszustand. Wir erkennen leicht, ob die Appendix bei normaler Lage des Zökums an normaler Stelle liegt oder ob eine Lageanomalie der Appendix vorhanden ist. Wir erkennen durch Palpation, ob die Appendix frei beweglich ist, ob sie durch ein kurzes Mesenteriolum in ihrer Beweglichkeit behindert wird oder ob sie durch Adhäsionen mit ihrer Umgebung fixiert ist.

Kotsteine in der Appendix sind durch die Röntgenuntersuchung leicht nachweisbar. Kleine Kotsteine sind oft nur ein Zufallsbefund bei der Röntgenuntersuchung und machen oft gar keine Beschwerden. Größere und vor allem zahlreiche Kotsteine können aber sehr heftige, kolikartige Schmerzen bereiten.

Wir erkennen durch die Röntgenuntersuchung, ob eine Appendix ihren Inhalt zur normalen Zeit entleert oder aber ihn lange Zeit in sich behält. Solche sich schlecht entleerende Wurmfortsätze sind sehr oft pathologisch verändert, sicher neigen sie infolge der abnormen Retention leicht zur Entzündung.

Öfters finden wir bei Patienten, die über Schmerzen in der Appendixgegend klagen, Wurmfortsätze, die sich nur im distalsten und im proximalsten Anteile füllen, in ihren mittleren Partien aber keine Kontrastfüllung behalten. Solche Wurmfortsätze zeigen bei der Operation immer Zeichen einer frisch entzündlichen Veränderung der Schleimhaut.

Veränderungen der distalen Appendixpartien wie Stenosen, Empyeme und so weiter verraten sich bei der Röntgenuntersuchung dadurch, daß der Appendixschatten auffallend kurz ist, weil in die veränderten distalen Partien keine Kontrastmasse eintreten kann.

Erzielen wir trotz wiederholter Füllungsversuche keine Füllung der Appendix mit Kontrastmasse, dann müssen wir die Appendix als unfüllbar bezeichnen, dann hat sie ihr Lumen oder dessen Verbindung mit dem Lumen des Zökums verloren. Hieher gehören die am zökalen Ende obliterierten oder stenosierten Wurmfortsätze, die am zökalen Ende abgeknickten und in ihrer Lage fixierten Wurmfortsätze, die frisch entzündeten Wurmfortsätze usw., also alle die Wurmfortsätze, die wegen ihrer schweren Veränderungen für den Arzt und Patienten am wichtigsten sind.

Gewiß haften der Röntgendiagnostik der Appendix noch immer gewisse Mängel an, doch sind wir heute in den allermeisten Fällen in der Lage, die Frage zu beantworten, ob eine Appendix pathologisch verändert ist oder nicht, was in unklaren Fällen für die richtige Diagnosenstellung von der größten Bedeutung sein kann. Selbstverständlich kommt die Röntgenuntersuchung der Appendix nur für die nicht akuten Fälle in Betracht, weil die Untersuchung sich in manchen Fällen auf zwei Tage erstrecken kann.

Czepa (†)

Augenerkrankungen

In welchen Fällen von Iritis kann man mit Atropin schaden?

In erster Linie sind es alte Leute mit seichter Vorderkammer, bei welchen die Verwendung pupillenerweiternder Mittel nur mit größter Vorsicht zu üben ist.

Im allgemeinen ist bei Iritis die Regenbogenhaut manchmal bis auf das Doppelte verdickt, außerdem erhöht sich die Kammerwasserproduktion. Dieser Umstand allein kann schon ohne Rücksicht auf die Kammertiefe ein sekundäres Glaukom bedingen. Handelt es sich um eine ältere Person mit seichter Vorderkammer, so ist diese Möglichkeit viel eher gegeben. Tropft man in diesen Fällen Atropin ein, so wird durch die Erweiterung der Pupille die Iris noch dicker und die Kammerbucht dadurch noch mehr verlegt. Es wird also ein eventuell bestehendes sekundäres Glaukom gesteigert oder eines erzeugt. Durch das Hinzutreten des Glaukoms zur Iritis ändert sich gewöhnlich kaum etwas am klinischen Bild, selbst die subjektiven Beschwerden (Schmerzen) sind nicht wesentlich anders, als bei Iritis allein. Wenn man also bei der Behandlung der Iritis an die Möglichkeit des Glaukoms nicht denkt, so kann man es glatt übersehen, ja durch die Atropinbehandlung verschlechtern. Es ist also unerläßlich, während der Atropinbehandlung bei Iritis den Augeninnendruck stets zu kontrollieren. Wir kennen nun eine ganze Reihe von Iritiden, die mit besonderer Verdickung der Iris einhergehen, dazu gehören alle plastischen Iridozyklitiden (Tuberkulose, sympathische Ophthalmie). Wird bei diesen Iritisformen die Pupille kontinuierlich erweitert, so kommt es zu ausgedehnten peripheren vorderen Synechien, wodurch eine eventuell bestandene Drucksteigerung noch erhöht wird. Durch Pilokarpineinträufelung kann man wohl die Verlötung in der Peripherie der Kammer etwas verhüten, aber es erhöht sich dadurch die Gefahr der ringförmigen hinteren Synechie.

Manche Iritisformen, die der Hauptsache nach mit einer bedeutend erhöhten Kammerwasserproduktion einhergehen, wie die rheumatische, gonorrhoische, stellen an die Abfuhrwege des Kammerwassers größere Anforderungen. Wird durch die Atropinerweiterung der Pupille die Kapazität dieses Sicherheitsventils des Auges vermindert — infolge der bei Erweiterung der Pupille auftretenden Verdickung der Iris — so muß es zur intraokulären Drucksteigerung kommen.

Sehr oft besteht bei Keratitis parenchymatosa Drucksteigerung, die noch durch eventuelle Verwendung von Atropin erhöht wird. Die bei Keratitis parenchymatosa folgende Iritis hat nur wenig Neigung zur hinteren Synechiebildung, so daß Pilokarpin in diesen Fällen nicht gefährlich wird.

Tritt bei einer Iritis nach der Atropineinträufelung ein Glaukom auf, so ist natürlich diese Modikation sofort zu sistieren. Wie ist es nun möglich, gleichzeitig Iritis und Glaukom zu behandeln? Vorerst müssen wir uns darüber im klaren sein, daß der Zweck der Atropineinträufelung der Hauptsache nach die Vermeidung der hinteren Synechiebildung ist. Um diesen Zweck zu erreichen, genügt es, die Pupille in Intervallen von 10 zu 10 Stunden zu erweitern, wodurch die an der inzwischen verengten Pupille entstandenen Synechien zerissen werden. Ein Mittel das eine kurzdauernde Erweiterung der Pupille bewirkt, ist ein Gemisch von Euphthalmin 3$^0/_0$ und Kokain 5$^0/_0$; die Dauer der Erweiterung ist etwa nur 1 bis 3 Stunden und kann sofort durch 2$^0/_0$ Pilokarpin kupiert werden. Besteht also sekundäres Glaukom und Iritis, so wird Euphthalmin-Kokain zweimal des Tages eingeträufelt und jedesmal nach erreichter Pupillenerweiterung sofort 2$^0/_0$ Pilokarpin verwendet. In dieser Weise zerreißt man die jeweils bei der Pilokarpinwirkung entstandenen Synechien, hat aber fast kontinuierliche enge Pupille, die gegen das Glaukom wirkt. Selbstverständlich muß man die Ätiologie der Iritis gleichzeitig bekämpfen. Vielfach nützt in dieser Hinsicht eine oder zwei Milchinjektionen, kombiniert mit der entsprechenden Allgemeinbehandlung (Schwitzkuren, Tuberkulin, Neosalvarsan, Radiumbestrahlung).

Erreicht man mit dieser angegebenen Behandlung kein Abflauen des sekundären Glaukoms, so muß durch Punktion der Vorderkammer die Druckentlastung versucht werden, was ohneweiters ambulatorisch ausgeführt werden kann.

Häufig sieht man Augen, die als einzige Folge einer Kontusion eine weite, starre Pupille mit Irishyperämie aufweisen. Wird in diesen Fällen Atropin gegeben, so tritt eine Lähmung auch der noch nicht völlig zerstörten Muskelfasern ein, wodurch diese teilweise noch regenerationsfähigen

Fasern degenerieren. Nach dem Aussetzen der Atropineinträufelung bleibt in einem solchen Falle die Pupille ständig weit und reaktionslos: der Patient leidet an starker Blendung. Es ist daher besser, in diesen Fällen Pilokarpin zu verwenden.

Fragen: Kann bei starker Blutdrucksteigerung im Auge bei Iritis durch lokale Blutentziehung, z. B. durch Blutegel, genützt werden? Kann man bei Glaukom eine subkonjunktivale Adrenalininjektion versuchen? Welches sind die wirksamen Komponenten bei Euphthalmin? Ist bei älterer Iritis mit Verwachsungen durch Atropininstillation eine Lösung der Synechien zu erreichen? Setzt Ergotamin, resp. Gynergen den Druck des Auges herab? Wie sind Konjunktivitiden mit starker iritischer Reizung zu behandeln? Soll durch die Milchinjektion bei Iritis ein bedeutender Anstieg der Körpertemperatur hervorgerufen werden? Ist bei Erkrankungen vegetativer Natur die Atropinbehandlung am Platz? Warum soll bei luetischen Patienten vor der Neosalvarsanbehandlung die Papille untersucht werden? Kann man aus der Wirkung der Milchinjektion auf die Diagnose rheumatische oder gonorrhoische Iritis einen Schluß ziehen? — Antworten: Die Blutegel wirken schmerzvermindernd, aber nicht blutdruckherabsetzend; wir verwenden in letzterer Zeit gegen Schmerzen Nervocedin (2°/oo wässerige Lösung). Durch Adrenalin erreicht man manchmal Verminderung des sekundären Glaukoms, andersmal aber Erhöhung der Drucksteigerung, so daß bei Adrenalin gewisse Voısicht am Platz ist. Das Euphthalmin ist ein Präparat aus der Gruppe Belladonna, das viel schwächer wirkt als Atropin und dessen Wirkung man durch nachträgliche Pilokarpineinträufelung aufheben kann. Bei älteren Iritiden ist gewöhnlich schon eine so vollständige, bindegewebige Verlötung zwischen Iris und Linse eingetreten, daß durch Atropin keine Zerreißung der Synechien erreicht werden kann. Daher besteht auch keine Gefahr der Drucksteigerung auf dieser Basis. Mit diesen Mitteln wird manchmal der Druck herabgesetzt, aber nicht immer. Hier ist zwischen Hyperämie und exsudativer Entzündung zu unterscheiden; bei Patienten mit Konjunktivitis und Irishyperämie ist Atropin nicht notwendig, es würde lediglich eine stärkere Lichtscheu erzeugen. Ein bedeutender Temperaturanstieg nach der Milchinjektion ist von baldigem Verschwinden des Exsudats begleitet. Die interne Atropinbehandlung ist nur für Glaukompatienten gefährlich; die eventuelle Akkommodationslähmung ist unangenehm, aber nicht gefährlich. Beide hängen von der Atropindosis ab. Besteht eine Neuritis optica auf luetischer Basis, so kann durch Neosalvarsan eine mächtige Schwellung der Papille mit Verschlechterung des Sehvermögens herbeigeführt werden. Auch bei der kleinsten Neosalvarsandosis kann es zu der eben geschilderten Schädigung kommen. Durch die Reaktion auf die Milchinjektion ist eine Diffeıenzierung zwischen rheumatischer und gonorrhoischer Iritis nicht möglich, wohl aber ein Schluß auf das Vorhandensein einer der beiden Erkrankungen gestattet.

Guist

Was für Erscheinungen macht die Arteriosklerose am Sehorgan?

Die Störungen am Sehorgan, die durch Arteriosklerose bedingt sind, werden am besten in zwei Gruppen geteilt: 1. solche Störungen, die durch örtliche Gefäßveränderung am Auge oder in der Sehbahn bedingt sind, und 2. solche Störungen, die nur mittelbar durch Arteriosklerose hervorgerufen sind.

Am sinnfälligsten sind die arteriosklerotischen Veränderungen in den Netzhautgefäßen, die wir mit dem Augenspiegel leicht feststellen können. Es gibt kalkweiße, scharf umschriebene Flecken in der Gefäßwand, allgemeine Verengerung der Arterien, Kaliberschwankungen der Gefäße und weißliche Einscheidung, welche den Gefäßen das Aussehen von „Silberdraht" gibt. Die größere Starrheit sklerotischer Arterien erkennen wir gewöhnlich daran, daß an Kreuzungsstellen zwischen Venen und Arterien die ersteren durch die darüber hinwegziehende Arterie abgepreßt und wie unterbrochen erscheinen.

Die Arteriosklerose der Netzhaut, oft mit kleinen Blutungen vorkommend, macht manchmal keine Sehstörung, manchmal aber ist schwere Sehstörung und Gesichtsfeldeinengung vorhanden. Das ist dann der Fall, wenn infolge der schlechten Blutversorgung die Netzhaut in ihrer Ernährung gelitten hat. In diesen Fällen finden wir dann öfter die Sehnervenpapille von gelblicher Farbe und die Netzhautgefäße beträchtlich verengt: Retinitische Atrophie.

Eine andere Komplikation der Arteriosklerose der Netzhautarterien bei älteren Leuten sind die präretinalen Hämorrhagien, bei denen das Blut in einer Art Lache zwischen der Netzhaut und dem Glaskörper liegt. Die Sehstörung ist dann eine sehr schwere; nach Aufsaugung der Blutung ist aber eine recht weitgehende Wiederherstellung des Sehvermögens wieder möglich.

Die Diagnose der Arteriosklerose der Netzhautarterien ist aber auch von weitgehender Bedeutung für die Beurteilung des Allgemeinzustandes des Patienten, weil dabei nur zu häufig ein ähnlicher Zustand der Gehirnarterien vorhanden ist; daher ist in solchen Fällen die Augenspiegeluntersuchung von besonderer Wichtigkeit. Thrombosen und Blutungen im Gehirn sind bei solchen Patienten oft beobachtet worden.

Als andere Folgen von Gefäßwanderkrankungen in der Netzhaut sind dann die Fälle von Verschluß der Arteria oder Vena centralis retinae oder eines ihrer Äste zu erwähnen. Plötzliche schwere Sehstörung oder Erblindung führt den Patienten häufig sofort zum Arzt. Da aber schon eine kurzdauernde Unterbrechung der Blutzufuhr die Netzhaut endgültig außer Funktion setzt, ist unser therapeutisches Eingreifen gewöhnlich erfolglos. Man wird jedenfalls Massage des Bulbus versuchen, man kann Koffein und Papaverin injizieren, um den Blutdruck zu erhöhen und die Netzhautgefäße zu erweitern, um allenfalls doch das Gefäß wieder durchgängig zu machen und einen eventuell dabei vorhandenen Gefäßkrampf auszuschalten. Aber nur in sehr seltenen Ausnahmsfällen gelingt es uns, das verloren gegangene Sehvermögen wieder zurückzubringen.

Bei Eintritt in die Schädelhöhle zieht der Sehnerv an einer Reihe von größeren Gefäßen vorbei. Alle diese können ihm gefährlich werden. Im Canalis opticus liegt die Arteria ophthalmica gerade unter ihm und eine Verkalkung dieser Arterie kann den Sehnerven schädigen. Eine solche Veränderung kann bei röntgenologischer Aufnahme des Canalis opticus als Schatten sichtbar werden. Noch gefährlicher aber ist die Nähe der

Karotis. Diese wird bei alten Leuten nicht zu selten sklerotisch, verkalkt und erweitert. Dies ist klinisch oft dadurch auffällig, daß der Patient ein rhythmisches Geräusch im Kopfe hört, das, mit dem Puls synchron, den Patienten enorm stört und besonders am Schlafen hindert. Manchmal kann der Arzt dieses Geräusch mit dem Stethoskop durch die Schädeldecken hören. Durch die Seitenstöße der erweiterten Karotis und der benachbarten Gefäße wird der Sehnerv schwer geschädigt und bandartig deformiert; die seltsamsten Gesichtsfelddeformationen und schwersten Sehstörungen können dadurch entstehen. Auch diese Gefäßveränderung kann röntgenologisch nachgewiesen werden. Man sieht dann bei Verkalkung der Karotis im Sinus cavernosus einen bogenförmigen Schatten über den Boden der Sella aufsteigen, der nach oben konvex ist. Da in diesen Fällen oft durch die Erweiterung der Karotis auch der Nervus abducens geschädigt wird, haben wir das Zusammentreffen von Sehnervenatrophie und Abduzenslähmung, was zu Verwechslungen mit tabischer Optikusatrophie führen kann, zumal da bei alten Leuten mit Arteriosklerose die Pupille öfter sehr eng, allerdings nicht lichtstarr zu sein pflegt.

Bei schwerer Arteriosklerose der Karotis im Sinus cavernosus kann die geschädigte Arterienwand bersten und das Blut ergießt sich dann in den Sinus cavernosus und in die klappenlosen Orbitalvenen. Die Folge ist Exophthalmus, der sich rasch entwickelt und als besondere Eigentümlichkeit eine Pulsation aufweist. Die mächtige Pulswelle der Karotis wird nämlich den Venen und damit dem Orbitalinhalt mitgeteilt. Infolge der schweren Störung in der Blutzirkulation kann auch Glaukom am vorgetriebenen Auge auftreten. Der Zustand ist äußerst quälend für den Patienten infolge der lauten Geräusche im Kopf. Die Therapie besteht in der Unterbindung der Karotis, was aber bei solchen alten Leuten mit schwerer Arteriosklerose gefährlich ist, da nur zu leicht Erweichungsherde im Gehirn sich im Anschluß an die Operation entwickeln.

Der weite Weg der Sehbahn von den primären Sehzentren durch die innere Kapsel und die Sehstrahlung zur Sehsphäre ist oft Schädigungen durch Blutungen oder Thrombosen kleiner Gefäße ausgesetzt. Klinisch äußern sich solche Ereignisse an den Augen durch homonyme halbseitige Gesichtsdefekte (homonyme Hemianopsien). Sie kommen vor als Begleitsymptom bei schweren Apoplexien, bei denen die Sehstörung infolge der schweren somatischen Symptome oft erst später entdeckt wird. Der Gesichtsfeldausfall findet sich auf der dem Herd im Gehirn entgegengesetzten Seite, also auf derselben Seite wie die eventuell vorhandene Halbseitenlähmung. Es scheint aber, daß die homonyme Hemianopsie bei rechtsseitiger Hemiparese seltener ist als bei linksseitiger.

Wenn bei einem Patienten mit homonymer Hemianopsie noch ein Herd im anderen kontralateralen Kuneus auftritt, so zeigt sich dies durch plötzliche Erblindung des Patienten. Solche Fälle überleben ihre Erblindung gewöhnlich nicht lange, oft sterben sie wenige Tage nach ihrer Erblindung.

Neben den Schädigungen durch Arteriosklerose, die die Sehnervenfasern auf dem Wege von der Netzhaut bis zur Sehsphäre bedrohen, haben wir dann noch Schädigungen der Augenmuskelkerne; diese manifestieren sich durch Doppeltsehen und Schwindel.   *Fuchs*

Welche Erscheinungen treten am Auge infolge einer Arteriosklerose allgemeiner Lokalisation auf?

An erster Stelle sind hier die Fälle von Hochdruck und Arteriosklerose zu nennen. Bei diesen finden wir häufig Blutungen in der Netzhaut bei anscheinend gesunden Retinalgefäßen. Solche Blutungen sind von besonderer Bedeutung für die Prognose der Erkrankung, denn Blutungen im Auge bei Hypertonie weisen auf eine schwere Erkrankung hin und sind als ungünstiges Zeichen aufzufassen. Die Lebensdauer solcher Patienten ist gewöhnlich keine allzulange. Die Untersuchung des Fundus ist also in diesem Falle sehr wichtig.

Auch die arteriosklerotische Schrumpfniere verursacht nur zu häufig Augenbeteiligung. Zumeist finden wir das klassische Bild der Retinitis albuminurica. Bei akuter Nephritis ist die Netzhautbeteiligung viel seltener, gerade bei den chronischen Schrumpfnieren mit dem hohen Blutdruck finden wir die Retinitis. Das Schicksal solcher Patienten ist oft ein sehr trauriges. Die Prognose quoad vitam ist in solchen Fällen in der Regel eine schlechte und das Netzhautleiden ist ein progressives. Zum Schlusse stellt sich dann manchmal noch Netzhautabhebung ein und der Patient erblindet. Eine nicht zu seltene Funduskomplikation bei chronischer Nephritis sind kleine chorioditische Herde in der Peripherie.

Auch Diabetes auf arteriosklerotischer Grundlage hat nicht zu selten Augenkomplikationen zur Folge. Nicht so sehr, daß Kataraktbildung gerade durch diese Form des Diabetes bedingt wird, begegnen wir öfter Fällen, die vom Typus der senilen Katarakt sind und die wir trotz des Diabetes operieren müssen. Nicht nur, daß solche Operationen wegen der größeren Infektionsgefahr schwieriger sind, stellen sich manchmal nach der Operation Entzündungen ein, die wir in das Gebiet der diabetischen Iritis weisen müssen.

Der Retinitis diabetica nahe steht eine seltenere Form der Netzhauterkrankung, die Retinitis circinata, bei welcher weiße Fleckchen in einem großen Oval um die Makula herumstehen. Sie ist oft doppelseitig, mit feinen Blutungen vergesellschaftet und wird auch auf Arteriosklerose bezogen.

Die durch die Gefäßerkrankungen bedingten Augenkomplikationen sind also wegen der prognostischen Bedeutung besonders wichtig, und es empfiehlt sich daher, bei Erkrankungen des Gefäßsystems auch den Augenhintergrund untersuchen zu lassen.

Fuchs

In welchen Fällen ist der Nachtnebel behandlungsbedürftig?

Unter Nachtnebel verstehen wir das Nichtsehen im Dunkeln bei normalem oder fast normalem Sehen bei Tageslicht mit oder ohne Korrektur. Diese Anomalie kann ein- oder beiderseitig auftreten.

1. Durch den Vitaminmangel kommt es, abgesehen von verschiedenen Augenerkrankungen (z. B. Keratomalazie), auch zum Nachtnebel. Dem Auge sieht man von außen nichts an, der Kranke sieht bei Tag wie vorher. Die Hemeralopie setzt gewöhnlich plötzlich ein und kann lange Zeit dauern, bis eine allmähliche Besserung erfolgt. In den Iahren 1921 bis 1923 wurden sehr viele jugendliche Individuen mit Hemeralopie beobachtet, die durch

ungenügenden Vitamingehalt der Nahrung hervorgerufen war. Durch Verabreichung vitaminreicher Kost konnten innerhalb sechs bis acht Wochen wieder normale Verhältnisse herbeigeführt werden. Bei der objektiven Untersuchung mit dem Augenspiegel ist kein pathologischer Befund zu erheben, die Gesichtsfelduntersuchung ergibt jedoch das „invertierte Gesichtsfeld", d. h. die Grenze für Blau befindet sich innerhalb derjenigen für Rot. Seit der Epidemie im Jahre 1921 bis 1923 beobachteten wir keine Rezidiven und derzeit ist ein Fall von essentieller Hemeralopie an der Klinik eine Seltenheit. Handelt es sich um eine stärkere Schädigung, so treten Bitôtsche Flecken auf, bei noch schwererer Erkrankung kommt es zu einem raschen Zerfall der Hornhaut; die Augen sind dann verloren.

2. Eine weitere Form des Nachtnebels, die aber keiner Behandlung zugänglich ist, tritt bei tapetoretinalen Netzhautdegenerationen als Folge von Konsanguinität oder hereditärer Lues auf. Zu diesen tapetoretinalen Netzhautdegenerationen gehört die Retinitis pigmentosa, die Retinitis pigmentosa ohne Pigment usw. Die Hemeralopie ist bei diesen Patienten immer beiderseitig, verschlechtert sich und kann nicht beeinflußt werden.

3. Einseitiger Nachtnebel wird bei Ablatio retinae angegeben. Handelt es sich nur um eine flache Abhebung, so ist das Sehen bei Tag normal oder fast normal, während es sich Nachts stark verringert.

4. Bei Siderosis bulbi wird auch über einseitige Hemeralopie geklagt. Es handelt sich hier um Fälle, bei welchen der Fremdkörper entweder nicht extrahiert werden konnte oder übersehen wurde. Das Eindringen eines Fremdkörpers in den Augapfel kann manchmal vom Patienten übersehen werden, besonders wenn die Perforationsstelle in der Sklera oder im Limbus liegt und es sich um einen sehr kleinen Fremdkörper handelt. Die nachfolgende Rötung des Augapfels kann so gering sein, daß sie dem Patienten entgeht. Ich konnte zwei Fälle beobachten, bei denen kleinste Eisenteilchen die Sklera glatt durchschlugen, am Ziliarkörper liegen geblieben sind, ohne nach der Verletzung eine ziliare Injektion hervorzurufen. Diese Patienten klagten nach einem halben, bzw. einem Jahr über Nachtnebel bei normaler Sehschärfe des Tages. Das Gesichtsfeld war invertiert. Es ist notwendig, einen derartigen Fremdkörper zu extrahieren, um das Sehvermögen stationär zu erhalten. Bleiben solche Fremdkörper liegen, so kommt es zum Verlust des Auges. Man soll es sich daher zur Regel machen, bei Klagen seitens des Patienten, daß ihm etwas in das Auge geflogen sei, denselben vor den Riesenmagneten zu setzen, um den Fremdkörker, falls er magnetisch ist, zu entfernen. Bei bereits aufgetretener Hemeralopie kann durch die Entfernung des Fremdkörpers das Sehvermögen in dem Maße, wie es vor der Extraktion vorhanden war, erhalten werden.

5. Die Stauungspapille kennzeichnet sich durch Kopfschmerzen, Verdunkelungen (Obskurationen) und Nachtnebel.

6. Die Chorioretinitiden verursachen ein schlechteres Sehen und Hemeralopie, die durch die Behandlung nicht besonders zu beeinflussen sind.

Frage: Was sind Bitôtsche Flecke? Antwort: Es sind milchweiße, reflexlose, trocken aussehende Flecke in der Bindehaut nasal und temporal vom Limbus im Bereich der Lidspalte. Histologisch entspricht dieser Stelle eine Verhornung des Epithels.   *Guist*

Welche Schlüsse kann man aus dem Vorhandensein eines zentralen Skotoms ziehen?

Unter einem Skotom versteht man eine inselförmige Funktionsstörung im Innern des Gesichtsfeldes. Wenn eine solche Störung den Fixationspunkt in sich einschließt, so spricht man von einem zentralen Skotom. Es gehört also untrennbar zum Begriff eines Skotoms, daß die Funktion außerhalb dieser Insel besser ist als in ihrem Innern. Nur wenn im Zentrum eine gewisse Funktion fehlt, die parazentral oder peripher vorhanden ist, kann von einem zentralen Skotom gesprochen werden und nur dann können wir auf das Vorhandensein von gewissen Erkrankungen schließen. Die erste Gruppe dieser Erkrankungen ist jene, wo wir mit dem Augenspiegel die Ursache der zentralen Funktionsstörung sehen können. Es ist selbstverständlich, daß ein Herd vor der Makula, z. B. eine Blutung, daß ferner ein zentraler Herd in der Netzhaut oder in der Aderhaut zu einem zentralen Skotom führen muß. Dahin gehören alle Fälle von zentraler Chorioiditis, zentrale retinitische Veränderungen, die zentralen Veränderungen bei Myopie und seltenere Befunde, wie die Lochbildung in der Makula oder das angeborene Makularkolobom. Eine der schwersten Veränderungen dieser Art ist die senile Degeneration der Makula, die ältere Leute befällt und im Laufe von einigen Jahren zu einem schweren zentralen Skotom führt, in dessen Innern auch die Weißempfindung schließlich erlischt.

Findet man bei jemandem ein zentrales Skotom bei normalem Augenhintergrund, so kann man den Schluß ziehen, daß die Ursache nicht bulbär, also nicht im Augapfel, sondern retrobulbär gelegen ist. Es ist eine besondere Eigenart der meisten Erkrankungen des retrobulbären Sehnervenabschnittes, daß sie trotz verschiedener Ätiologie so häufig zu einem zentralen Skotom führen. Die Ursache dafür liegt in einer besonderen Empfindlichkeit jenes Nervenbündels, das in der Makula seinen Ursprung hat, in der Papille als kompakter Faserzug im äußeren Drittel liegt und auch im retrobulbären Sehnervenabschnitt, d. h. in dem Stück zwischen Augapfel und Eintritt in die Schädelhöhle und auch noch weiter rückwärts ein geschlossener Faserzug bleibt. Dieses papillomakuläre Bündel hat vor allem im retrobulbären Sehnervenabschnitt eine besondere Empfänglichkeit für Schädigungen der verschiedensten Art. So finden wir, daß es bei der rheumatischen retrobulbären Neuritis am schwersten und am längsten erkrankt. Ähnliches beobachten wir bei der multiplen Sklerose. Wenn der Herd auch nicht im Bereich des papillomakulären Bündels selbst liegt, so sehen wir doch, daß es durch die Fernwirkung in der Regel am meisten leidet, was das häufige Vorkommen von zentralen Skotomen bei dieser Erkrankung erklärt.

Auch bei Nebenhöhlenerkrankungen finden wir gelegentlich zentrale Skotome, verursacht durch die elektive Schädigung der die Makula versorgenden Fasern. Auch nach septischen Erkrankungen, z. B. bei Infektionskrankheiten, auch nach Tonsillitis und nach latenten Infektionen, die von Zahnwurzeln ausgehen, sind ähnliche Schädigungen beobachtet. Eine andere Gruppe bilden jene Fälle, wo das papillomakuläre Bündel infolge einer allgemeinen Intoxikation leidet, und es ist auffallend, wie groß dessen Affinität für das Gift auch in diesen Fällen ist. Das bezeichnendste Beispiel dafür ist das Raucherskotom. Wir sehen bei dieser Erkrankung, daß zuerst nur die Farbenempfindung für grün und rot in einem winzigen Teil des zentralen Gesichtsfeldes sich verschlechtert und später erlischt. Solange nur die Farbenempfindung ergriffen ist, können die gewöhnlichen schwarzen Buchstaben auf weißem Grund, wie wir sie bei den Sehprobentafeln benützen, oft noch ganz gut gelesen werden, ein Zeichen, daß eine gute Funktion bei dieser Prüfung das Vorhandensein eines zentralen Skotoms nicht ausschließt. Erst später leidet auch die Weißempfindung, wonach natürlich mittels der Sehprobentafeln eine schwere Herabsetzung der Sehschärfe zu finden ist. Auch bei Diabetes sehen wir gelegentlich bei völlig normaler Netzhaut, zentrale Skotome die auf toxische Einflüsse zurückuführen sind.

Frage: Wie kann man eine ruhige Fixation des Auges erreichen, wenn gerade das zentrale Sehvermögen des Auges fehlt? Antwort: Solange nur Farben ergriffen sind, kann weiß fixiert werden; wenn auch weiß fehlt, läßt man den Patienten die Spitze seines eigenen Fingers fixieren, wobei das Muskelgefühl ihn leitet. Intelligente Patienten können auch ohne jeden Behelf die Mitte eines Campimeters ruhig fixieren. Am besten erreicht man ruhige Fixation mit der stereoskopischen Methode. *Bachstez*

Balneotherapie

Welches sind die wichtigsten klimatischen Faktoren?

Der Begriff Klima bedeutet nichts Einheitliches. Gegenwärtig ist die von Julius Hann gegebene Definition als geltende zu betrachten, welche lautet: „Das Klima ist die Gesamtheit der meteorologischen Erscheinungen, die den mittleren Zustand der Atmosphäre an irgendeiner Stelle der Erdoberfläche charakterisieren.''

Bei Heranziehung des Klimas zu therapeutischen Zwecken ist der Umstand zu bedenken, daß jedes andere Kurmittel nur minuten- oder höchstens stundenlang einwirkt, während das Klima eine beständige Wirkung ausübt. Das Klima hat entschieden einen Einfluß auf den Menschen; dieser setzt sich aus einer Reihe von Komponenten zusammen und wird dadurch ein sehr komplizierter und tiefgreifender, auch erstreckt er sich auf ganze Völker, Rassen und Nationen.

Als wichtigster Faktor ist die Atmosphäre zu nennen. Sie reicht bis in weit größere Höhen als man früher glaubte, und ist kein einfaches Gas, sondern ein Gasgemenge, dessen Bestandteile chemisch nicht in Verbindung treten. Mit der Erhebung in die Höhe nimmt ihre Dichte ab. Da die schwereren Gase in der Tiefe sind, die leichteren sich oben befinden, haben wir drei Schichten zu unterscheiden, und zwar die Stickstoffsphäre bis etwa 70 Kilometer, die Wasserstoffsphäre bis 200 Kilometer und dann eine Schichte eines noch leichteren Gases, über das bisher nichts Näheres bekannt ist. Die hohen Schichten sind für uns nur in bezug auf die Beeinflussung der Sonnenstrahlung von Interesse. Da die Luft für die Atmung unentbehrlich ist, so ist ihre Zusammensetzung wesentlich. An erster Stelle kommt der Sauerstoff in Betracht. Es ist aber ganz irrig zu glauben, daß die Güte der Luft von der Menge des Sauerstoffes abhängt. Die anderen Bestandteile der Luft (Stickstoff, Argon und die

Edelgase) sind für den Atmungsprozeß indifferent. Anders ist es mit der Kohlensäure. Schon eine geringe Erhöhung ihrer Menge ist bedenklich. Eine merkwürdige Rolle spielt in der Kurorteliteratur das Ozon, das dort noch immer als hervorragendes therapeutisches Mittel gilt. Es kommt in so geringen Mengen vor, daß es keinen Einfluß auf die Gesundheit haben kann. Es entsteht aus dem Sauerstoff unter dem Einfluß der ultravioletten Strahlen und dann bei Gewittern. Die vorhandenen Spuren werden schon in den oberen Luftwegen aufgebraucht. Der Geruch von reinem Ozon ist gar nicht angenehm, sondern erinnert an Schwefeldioxyd. Das, was als Ozongeruch bezeichnet wird, ist der von vielen Pflanzen ausgehende Harzduft. Eine ähnliche Beurteilung wie das Ozon hat die ,,salz- und jodgeschwängerte" Luft der Seekurorte erfahren. Salz findet sich in der Luft nur in der Nähe der Meeresbrandung vor und sinkt gar bald durch seine Schwere zu Boden. Jod wurde chemisch nur in der Asche von Meerespflanzen gefunden und erst in jüngster Zeit wurde eine Beobachtung mitgeteilt, daß man es in der Luft eines Kurortes mit einer Jodquelle nach weisen konnte. Es finden sich ferner in der Luft eine Reihe von Substanzen, die teils angenehm, teils unangenehm empfunden werden, und zwar durch den Geruchsinn. Als die wichtigsten Verunreinigungen der Luft sind Rauch, Staub und Ruß anzusehen. Rauch und Ruß entwickeln sich in Großstädten und Industriegebieten in ungeheuren Mengen und in deren Nähe gehen gar bald nicht nur große, kräftige Bäume, sondern sogar ganze Wälder zugrunde. Noch schädlicher ist der Staub, schon der anorganische, da er die Atmungsorgane reizt, mehr noch der organische, welcher alle möglichen Abfallstoffe und pathogene Bakterien in großer Zahl enthält.

Die bisher genannten Bestandteile bilden die trockene Atmosphäre. Hiezu kommt noch der Wasserdampf, der zum Unterschied von den bisher genannten Gasen kein permanentes ist. Die Atmosphäre hat mehrere Aufgaben: Sie ist die Trägerin des Klimas, bildet unser Atmungsmedium und regelt die Licht- und Wärmezufuhr durch die Sonnenstrahlung. Von der von der Sonne ausgehenden Strahlenmenge gelangt nur ein Bruchteil zu uns, ein großer Teil wird reflektiert, ein anderer absorbiert. Die Intensität der Sonnenstrahlung nimmt mit dem Quadrat der Entfernung ab (Perihel und Aphel der Erde). Sie hängt aber auch vom Einfallswinkel der Strahlen ab; daher sind Orte an Berghängen klimatisch begünstigter. Die Lufttemperatur wurde früher als einzig ausschlaggebender Faktor für die Empfehlung eines Ortes für Kranke angesehen; das hat sich jetzt sehr geändert. Wenn wir wissen wollen, ob sich ein Ort für bestimmte Zwecke eignet, so müssen wir genaue Messungen vornehmen, und zwar zu drei verschiedenen Tageszeiten. Weiters ist zu beachten die Häufigkeit und Größe der Veränderungen an aufeinanderfolgenden Tagen, die Andauer bestimmter Temperaturen, sowie die mittleren Extreme. Die Lufttemperatur hängt nicht nur mit der geographischen Breite zusammen, sondern wird auch von örtlichen Momenten — der topographischen Lage, der vertikalen Erhebung usw. — modifiziert. Die Temperaturschwankungen sind nicht überall die gleichen, am geringsten sind sie an der Meeresküste, am stärksten im Innern der Kontinente. Des weiteren wird die Lufttemperatur von der Feuchtigkeit, die als Wasserdampf und Niederschlag in Erscheinung tritt, beeinflußt. Die Luftfeuchtigkeit wird angegeben als absolute, das ist die

Gewichtsmenge, die in einem gegebenen Volumen vorhanden ist, als Dampfdruck und als relative Feuchtigkeit, die für unser Empfinden maßgebend ist. Die Niederschläge bewirken die Reinigung und Abkühlung der Luft; sehr starke Regenfälle sind nicht nachteilig, wohl aber sehr langdauernde und häufige. Die Regenmenge ist im allgemeinen am Meer die größte und nimmt gegen das Innere der Kontinente zu ab. Der Schnee ist das beste Luftreinigungsmittel; die bleibende Schneedecke ist für Winterkurorte von Bedeutung. Meist tritt nach starkem Schneefall längere Windstille ein. An der Schneedecke findet eine sehr starke Sonnenstrahlung und Reflexion statt. Die Zeit der Schneeschmelze ist für Kranke ungünstig. Von hohem therapeutischen Wert ist die Lichtstrahlung der Sonne, die als ein Reizmittel zu vermehrter Sauerstoffaufnahme und Kohlensäureausscheidung anzusehen ist. Die Sonnenscheindauer wird mit Recht als Maßstab für die Eignung eines Ortes zum Aufenthalt für Kranke genommen. Wichtig sind die Luftbewegungen, die nach ihrer Stärke anregend oder reizend wirken. Die Winde bestimmen häufig den Klimacharakter einer Gegend. Bei uns bringen die Ostwinde im Winter Kälte, im Sommer Wärme aus den kontinentalen Gebieten Rußlands, die Westwinde im Winter Wärme und Feuchtigkeit, im Sommer Abkühlung und Regen vom atlantischen Ozean.

Mancherorts gibt es Winde von besonderer Eigenart (Föhn, Bora, Schirokko, Mistral, Samum usw.), die diesen Gegenden einen ausgesprochenen Klimacharakter geben. In der Atmosphäre findet ein ständiger Ausgleich elektrischer Spannungen statt, deren höchster Grad sich in den Gewittern zeigt. Der elektrische Zustand steigert sich bei Wärme und Feuchtigkeit und ist am geringsten bei heiterem Himmel. Bei empfindlichen Personen können diese Schwankungen das Befinden beeinträchtigen.   *Diem*

Wie werden die Klimate eingeteilt?

Die mannigfachen Klimafaktoren lassen schon an sich verstehen, daß sich zahlreiche Kombinationen derselben mit einander ergeben müssen. Hiezu kommen aber überall noch örtliche Verhältnisse, welche das Klima beeinflussen. Die Systematik stellte mit Zugrundelegung einzelner oder mehrerer Klimaelemente sowie geographischer und topographischer Momente usw. verschiedene Hauptgruppen mit zahlreichen Zwischenformen und Übergängen auf. Am häufigsten verwendet wird das Prinzip der Trennung in Land- (kontinentales) und Seeklima (ozeanisches) nach der Verteilung der Erdmassen und Meere. Das Landklima hat weiterhin Unterarten nach der vertikalen Erhebung. Die Grenzen des Niederungsklimas sind 400 Meter, des Mittelgebirges 1000 Meter, darüber hinaus sprechen wir von Hochgebirgsklima. Eine andre Einteilung wird nach den Breitegraden in Tropen-, gemäßigtes und polares Klima vorgenommen. Für uns kommt bisher nur das gemäßigte in Betracht. Auch eine solche nach Jahresschwankungen der Temperatur hat stattgefunden. Die exzessivsten Differenzen finden sich im Innern der großen Kontinente. Die Klimate mit geringen Schwankungen bezeichnet man als konstante, die mit großen als veränderliche. Auch der Ablauf der Jahreszeiten hat Beachtung gefunden und es wurde zwischen Orten mit kaltem oder mildem Winter und solchen mit heißen oder kühlen Sommern unterschieden; diese Umstände sind für die Beurteilung eines

Kurortes von Bedeutung. Ferner wurden die Feuchtigkeitsverhältnisse herangezogen. Man hat weiters Kombinationen mit Berücksichtigung von Temperatur und Feuchtigkeit usw. geschaffen. Endlich wurde nach dem Kulturzustand eine Scheidung in Großstadt- und Landklima getroffen. Am ungünstigsten ist das Klima in der Großstadt infolge der Luftverschlechterung, der Lufterhitzung am Tage und der mangelhaften Abkühlung in den Nächten, der Verkürzung der Sonnenscheindauer, der Nebelbildung und des Lärmes.

Das Gebiet unseres heutigen Staates gehört fast gänzlich den Alpen an, deren Klima in den niedrigeren Teilen in der Mitte zwischen dem ozeanischen Westen und dem kontinentalen Osten Europas steht, demnach einen mittelfeuchtwarmen bis mittelfeuchtkühlen Charakter zeigt, ohne besondere Extreme aufzuweisen. In der Region des Höhenklimas besitzen wir zahlreiche Örtlichkeiten in Tirol und Vorarlberg, welche den besten anderwärts in therapeutischer Hinsicht gleichzuhalten sind. Das Volksgesundheitsamt im Bundesministerium für soziale Verwaltung hat derzeit eine Reihe von klimatischen Beobachtungsstationen errichtet, welche hiefür wertvolles Material ergeben werden.

Fragen: Haben die Barometerschwankungen einen Einfluß auf das Befinden der Kranken? Hat der Radiumgehalt der Luft für gewisse Krankheiten eine Bedeutung? — Antworten: Physiologisch spielen die Veränderungen des Luftdruckes keine besondere Rolle. Die Radioaktivität der Luft ist noch zu wenig erforscht, um ihre Wirkung auf den Menschen angeben zu können. *Diem*

Welche Indikationen sind für die östereichischen Kurorte im allgemeinen und für solche für Lungenkranke im besonderen aufzustellen?

Zunächst kommt der Luftdruck und damit der Partialdruck des Sauerstoffs der Luft in Betracht. Der Luftdruck nimmt mit der Höhe ab. Als physiologische Konsequenz wird Zunahme der Erythrozyten und des Hämoglobins, in großen Höhen auch vermehrte Regeneration gefunden. Unsere „Höhenkurorte" liegen nur in bescheidenen Höhen, nicht im eigentlichen Hochgebirge. Wichtig ist die Größe der Sonnenstrahlung, die Dauer des Sonnenscheines und die Bewölkung. Rote und ultrarote Strahlen dringen durch die Haut in die Tiefe, die ultravioletten Strahlen erschöpfen sich in der Haut und bedingen die Pigmentation. Die ultraviolette Strahlung ist im Sommer von größter Intensität. Es ist eine beliebte Annahme, daß sich diese Hautwirkung auch im ganzen Körper geltend macht, so daß die Hautveränderungen gewissermaßen innersekretorische Wirkungen entfalten. Bestrahlung mit natürlicher Sonne und mit künstlichen Mitteln haben nicht den gleichen Effekt. Schon die Pigmentation nach Röntgen-, Radium- und Quarzlampeneinwirkung ist verschieden von der durch Sonne hervorgerufenen. Neben der Sonnenstrahlung ist auch die des Himmelsblau wichtig. Die Intensität der Gesamtstrahlung ist im Frühling am stärksten, die ultraviolette im Sommer. Die Sonnenstrahlen sind kein indifferentes Mittel. Schon der geringe Sonnenbrand an Gesicht und Nacken nach einem Sonntagsausfluge kann bei Gesunden Temperatursteigerung, Kopfschmerz und Schlaflosigkeit verursachen. Bei Tuberkulösen kann es zu Herdreaktionen

— Vermehrung des Hustens, des Sputums, Rasselgeräuschen und Temperatursteigerung — kommen. In schweren Fällen Aktivierung des Prozesses, Pleuritis, Hämoptoe.

Die Sonnenscheindauer ist bei Beurteilung eines Kurortes von großer Bedeutung. Sie ist vom freien Horizont abhängig. Nun soll der Kurort windgeschützt sein, also von Bergen umgeben; dadurch wird aber der Horizont verkleinert. Man nimmt an, daß die bekannte Frühlingsmüdigkeit und die häufige Aktivierung der chronischen Tuberkulose im Frühjahr mit der Intensivierung der Sonnenstrahlung bei noch nicht ausgebildetem Pigmentschutze zusammenhängen. Die Luftfeuchtigkeit ist ein wichtiger klimatischer Faktor, von ihr ist die Abgabe von Wasserdampf aus der Lunge und von der Haut abhängig.

Für die Beurteilung des Klimas ist ferner die Nebelbildung zu berücksichtigen. Im Großstadtnebel werden die Wassertröpfchen von ultramikroskopischen Dimensionen durch eine Hülle von Ruß und Destillationsprodukten der Feuerung vor Verdampfung und Zusammenfließen zu Regen geschützt. Der Nebel filtriert die ganze Lichtstrahlung ab, er hat ein großes Wärmeleitungsvermögen und bedeutende Wärmekapazität, daher das Frösteln bei nebligem Wetter. Es gibt glückliche Orte, die von Nebel fast frei sind, während manche benachbarte, um weniges höher gelegene Gegenden schon viel mehr Nebeltage im Jahr haben. Viele Berggipfel tragen einen großen Teil des Jahres eine Nebelhaube. Nicht immer sind also die höher gelegenen Orte die bessergelegenen. Schneefall vermehrt die elektrische Strahlung der Atmosphäre. Man sucht die angenehme Stimmungslage nach Schneefall dadurch zu erklären; den bei Föhn auftretenden elektrischen Aufladungen schreibt man den deprimierenden Einfluß dieses Windes zu. Wind und Temperaturschwankung sind kräftige Reize. Der anämische Tuberkulöse verträgt sie schlecht, ebenso nicht hohe Lufttemperatur und Schwitzen. Solche Kranke bedürfen eines milden, windgeschützten Ortes, wie sich Gleichenberg bekanntlich seit langer Zeit in solchen Krankheitsfällen bewährt.

Für Tuberkulöse werden wir zweckmäßig Reizklima und Schonungsklima unterscheiden. Höhenklima ist Reizklima und eignet sich für schwächliche, hereditär belastete Personen, vorausgesetzt, daß sie genügend lange dort bleiben können, denn einige Wochen sind zur Akklimatisation erforderlich. Ferner sind geeignet die verschleierten Formen der Tuberkulose unter dem Bilde der Anämie, Formen ohne Progression, stationäre Kavernen ohne höheres Fieber, Pleuritis und Pleuraschwarten, wenn die Atmungsfläche der Lunge nicht allzusehr reduziert ist. Rasch progrediente Formen, sehr ausgedehnte Pleuraschwarten, Komplikationen mit Emphysem, mit schwereren Krankheiten des Herzens, mit Atherosklerose bilden eine Kontraindikation. Die akute Lungenblähung nach Asthma ist dagegen für ausgesprochenes Hochgebirge geeignet, wie überhaupt jugendlichere Asthmatiker sich in sehr großen Höhen vorzüglich zu befinden pflegen. Kontraindikation des Höhenklimas bildet eine starke Labilität des Nervensystems, Reizbarkeit, Schlaflosigkeit usw. Bei diesen Kranken kann man im Mittelgebirge oder in der Ebene bessere Erfolge erzielen. Sache des Hausarztes ist es, diese Fälle zu beurteilen, da sie mitunter nicht auf den ersten Blick in ihrem psychischen Habitus erkannt werden können. Besonders einzuprägen

ist den Kranken, daß Hotelzimmer, Speisesaal, Hotelhalle und Gesell-
schaftsräume kein klimatischer Aufenthalt sind, daß sich die Wirkungen des
Klimas nur in freier Luft äußern und Aufenthalt in solcher, ferner Freiluft-
liegekur, eventuell Luftbad und Sonnenbad, alles unter ärztlicher Leitung,
unerläßliche Voraussetzungen für einen Erfolg sind.

Frage: Hat man auf die Klimaallergene Rücksicht zu nehmen und
wie sind dieselben zu erklären? — Antwort: Die Klimaallergene sind
eigentlich noch nicht faßbare, aber von der Luft abfiltrierbare Dinge, die
man früher als Miasmen bezeichnet hat. Storm van Leeuwen hat
Kammern konstruiert, in denen die Luft filtriert eingeleitet wird; in solchen
Räumen konnten auch Tuberkulöse entfiebert werden. Es ist anzunehmen,
daß mit Zunahme der Höhenlage und bei Nebelfreiheit die Klimaallergene
verschwinden. *M. Sternberg*

Welche österreichischen Kurorte sind für Herz- und Gefäßkrankheiten geeignet?

Über den Einfluß der Heilquellen ist eigentlich noch sehr wenig bekannt, was über die primitivste Empirie hinausgeht. Die chemischen Analysen
geben nur sehr geringen Aufschluß. Über die ungarischen Bitterwässer mit
ihrem ungeheuren Gehalt an Magnesiumsulfat ist man sich freilich im
Klaren, aber über die Vorgänge bei der unzweifelhaften Heilwirkung anderer
Quellen tappen wir völlig im Dunkeln. Die Tassiloquelle in Bad Hall hat
0,027 Gramm Jodnatrium im Liter. Wollte man die im Spital übliche Menge
von 2 Gramm Jodnatrium im Tage verabreichen, müßte der Kranke 74 Liter
täglich trinken. Die sichergestellte vorzügliche Wirkung bei Lues ist demnach nicht durch die quantitative Analyse zu erklären. In Mineralquellen
ist im frischen Zustande eine Menge von Gasen und sogar von Schwer-
metallen, wie Antimon und Zinn, gelöst. Dazu kommt, daß sehr viele Mineralquellen beträchtliche Mengen von radioaktiver Emanation, manche auch
von sogenannten Edelgasen, wie Helium, enthalten. Bei der Verordnung
von Heilquellen können wir uns daher nicht auf die chemische und pharmakologische Forschung verlassen, sondern müssen uns auf die rein klinische Empirie stützen.

Im Höhenklima erfährt der Blutdruck bei Gesunden und Leicht-
erkrankten keine nennenswerten Veränderungen; sehr hoher Blutdruck
(über 200 Millimeter Hg) bleibt besser vom Hochgebirge ausgeschaltet.
Der Puls zeigt im Hochgebirge eine Frequenzzunahme, und zwar dadurch,
daß die Luft dünner ist, daher sauerstoffärmer. Die verminderte Sauerstoffaufnahme wird durch Beschleunigung der Herzarbeit und durch Vermehrung
des Schlagvolumens des Herzens kompensiert. Nach kurzem Aufenthalte
tritt ein Ausgleich der Pulsfrequenz ein. Daß das Herz im Hochgebirge mehr
zu leisten hat, gilt nicht nur für den Menschen, sondern auch für das Tier.
So gibt es eine Schneehuhnart, das Moorschneehuhn, das bis zu 600 Meter
Höhe lebt. Ihm nahe verwandt ist das Alpenschneehuhn, das in Höhen von
2000 bis 3000 Meter vorkommt. Bei ganz gleichem Körperbau verhält sich
das Herzgewicht zum Körpergewicht beim Moorschneehuhn wie 12 : 1000,
beim Alpenschneehuhn wie 16,3 : 1000. Die näheren Untersuchungen ergeben, daß sich die Vergrößerung hauptsächlich auf den rechten Ventrikel

erstreckt. Die Atmungsfrequenz ist im Anfange in der Höhe vermehrt, gleicht sich aber bald wieder aus. Die Vitalkapazität ist anfangs herabgesetzt; es wird darunter die Luftmenge verstanden, die nach maximaler Inspiration maximal ausgeatmet wird. Es kommt also zu einem Zustande vermehrter Residualluft. Auch das gleicht sich bei Akklimatisation aus. Der Gaswechsel ist vermehrt, wodurch es zu einem gesteigerten Appetit und dem günstigen Einfluß auf schwächliche Personen kommt. Hinzu tritt dann noch die psychische Wirkung, die die Landschaft ausübt.

Bezüglich der Indikationen des Höhenklimas für Herz- und Gefäßkranke ist folgendes zu sagen: Eine strenge Gegenanzeige bildet sehr hoher Blutdruck, da die Höhenlage große Anforderungen an den Kreislauf stellt. Auch vor Badeprozeduren, besonders Kohlensäurebädern, ist bei solchen Kranken zu warnen. Diese Kranken gehören ins Mittelgebirge und in windgeschützte Täler. Besonders geeignet hat sich für diese Fälle Bad Hall gezeigt, das eine längere Sonnenscheindauer aufweist und dessen Jodquellen nicht nur für luetische Erkrankungen der Arterien, sondern auch für andere Gefäßerkrankungen angezeigt sind. Kontraindiziert sind hochgelegene Kurorte auch für chronisch Nierenkranke, da dieselben starken Temperaturwechsel nicht vertragen. Überhaupt bildet Temperaturwechsel und Wind einen starken Reiz und sind Kranke, die einen solchen vermeiden sollen, vor Höhenklima zu warnen. Bezüglich der Trink- und Badekuren bei Nierenkranken sind diese nicht absolut zu verbieten, besonders bei vorsichtiger Anwendung von Trinkkuren in kleinen Mengen (insbesonders abführenden Mineralwässern) und bei Fehlen einer wesentlichen Salz- oder Wasserretention. Ich glaube nicht, daß Wärmeprozeduren bei Nephritiden oder Urämiegefahr stets verboten sind, ich sah im Gegenteil bei schweren urämischen Fällen mit Bewußtlosigkeit von Schwitzprozeduren und Pilokarpin lebensrettende Wirkung. Natürlich bedarf es hier einer strengen Auswahl. Zu heiße Prozeduren werden ebenso wie langdauernde Kohlensäurebäder zu vermeiden sein.   *M. Sternberg*

Blasenkrankheiten

Wie sind Katheterismus und Blasenspülungen auszuführen?

Wenn eine Blasenspülung indiziert ist — wann und bei welchen Erkrankungen muß hier unerörtert bleiben — so müssen wir uns zuerst klarmachen, ob wir sie als Druckspülung mittels Spritze oder Irrigator, als sogenannte Janet-Spülung, oder mittels Katheters durchführen wollen. Auch bei der Janet-Spülung kommt die Spülflüssigkeit in die Blase, wir sind aber nicht imstande, auf ihre Entleerung einen Einfluß zu nehmen; der Patient muß sie vielmehr selbst wieder ausurinieren. Die Schwierigkeit, bei manchen Patienten den Widerstand des Sphincter externus zu überwinden, die dabei oft auftretenden Spannungsschmerzen und schließlich der früher genannte Übelstand lassen es rätlich erscheinen, die Janet-Spülung vor allem nur für die gonorrhoischen Erkrankungen der Blase und der Harnröhre zu reservieren.

Die Blasenspülung soll normalerweise mittels Katheters vorgenommen werden. Die Fehler bei der Wahl der Katheterart gehören sicherlich zu den am häufigsten begangenen. Wenn nicht eine enge Harnröhrenstriktur vorliegt, zu deren Sondierung wir entweder einen an eine filiforme Bougie angeschraubten Metallkatheter oder eigens geformte Seidengespinstkatheter heranziehen müssen, so sollen stets nur Gummikatheter Verwendung finden. Hier stehen uns zwei Formen, der Nelaton- und der Tiemann-Katheter, zur Verfügung. Letzterer unterscheidet sich bekanntlich vom Nelaton-Katheter, abgesehen von seiner etwas härteren Wandbeschaffenheit, durch die Gestalt seines vorderen Endes: Der Nelaton-Katheter ist stumpf, der Tiemann-Katheter trägt eine leicht abgebogene, mit einer olivenförmigen Anschwellung versehene (geknöpfte) Spitze. Der Grund, warum der Tiemann-Katheter dem Nelaton-Katheter so sehr vorzuziehen ist, daß ich sowohl zu Hause wie auch in meinem Spitalbetrieb ausschließlich nur Tiemann-Katheter verwende, liegt darin, daß bei richtig eingeführtem Katheter seine Spitze längs der oberen glatten Harnröhre gleitet, sich daher nicht im Bulbus urethrae verfängt und auch den Widerstand des geschlossenen Sphincter externus leicht überwindet. Bei der Prostatahypertrophie, bei der bekanntlich die hintere Harnröhre durch in ihr Lumen vorragende Adenomknoten verändert ist, ist es in den meisten Fällen sehr schwer oder unmöglich, einen Nelaton-Katheter durchzubringen, der Tiemann-Katheter dagegen gleitet, wenn er lege artis mit nach aufwärts gerichteter Konkavität eingeführt wird, mit Leichtigkeit in die Blase, da seiner Spitze die obere, nicht veränderte glatte Harnröhrenwand als Führung dient. Ein Kunstgriff bei der Einführung eines Tiemann-Katheters sei noch angeführt: Findet sich beim Vorschieben des Katheters an irgend einer Stelle ein Hindernis, so soll man nicht versuchen, es mit Gewalt zu überwinden, vielmehr ziehe man den Katheter 1 cm weit zurück, drehe ihn um seine Längsachse und schiebe ihn neuerlich vor. Auf diese Weise kommt dann die Katheterspitze an eine andere, neue Stelle der Harnröhre zu liegen; durch Wiederholung dieses Manövers tastet die Spitze des Katheters die Harnröhreninnenfläche gleichsam ab und findet damit eine Stelle, die den Durchtritt des Instrumentes gestattet.

Was das Kaliber des zu verwendenden Katheters betrifft, so ist als Normaltype Charrière 16 bis 17 zu bezeichnen; zu dünne Katheter zu gebrauchen, ist ebenso ein Fehler wie zu dicke.

Der Katheterismus bei der Frau muß nicht nur zwecks Blasenspülung, sondern auch zur Harngewinnung für die mikroskopische Sedimentuntersuchung vorgenommen werden, da es entschieden als Fehler zu werten ist, einen von der Patientin selbst gelassenen Harn, der stets durch die massenhaft Bakterien enthaltenden Sekrete aus der Vulva verunreinigt ist, hiefür zu verwenden. Zu diesem Zweck sind fast allgemein Glas- oder Metallkatheter im Gebrauch. Ich möchte beide ablehnen, da sie bei empfindlichen Blasen leicht Schmerzen hervorrufen und da weiterhin Glaskatheter feiner, nicht bemerkter Sprünge wegen leicht abbrechen können. Man verwende daher lieber den erwähnten Tiemann-Katheter, wenn man die Anschaffung eines kurzen, nach Art eines Nelaton-Katheters beschaffenen „weiblichen" Gummikatheters scheut (Fa. Leiter, Wien IX).

War ein Gummikatheter längere Zeit außer Gebrauch, so überzeuge man sich noch vor seiner Sterilisierung durch Kochen, ob er nicht schon brüchig geworden ist. Morsche, ausgetrocknete Gummikatheter erlangen durch das Auskochen wieder eine gewisse Geschmeidigkeit, sind aber gerade in diesem Zustand besonders leicht zerreißlich und brüchig.

Bezüglich der Sterilisierung ist es sicherlich als Fehler anzusprechen, den Katheter nicht durch Kochen, sondern durch Einlegen in Lysol oder Sublimat oder durch Formalindämpfe keimfrei machen zu wollen. Nicht nur, daß diese Methode der Sterilisierung keine absolute Sicherheit gewährt, bringt sie auch noch die Gefahr einer chemischen Reizung der Harnröhrenschleimhaut mit sich.

Als Gleitmittel darf keinesfalls Vaseline verwendet werden, da kleine Partikel davon in die Blase gelangen können, dort infolge seiner Wasserunlöslichkeit bleiben und Anlaß zu einer Steinbildung, zumindest aber zu einer nicht endenwollenden Zystitis abgeben.

Glauben wir, den Katheter genügend tief eingeführt zu haben und fließt dennoch kein Harn ab, so kann dreierlei dafür die Ursache sein: Das Katheterauge liegt noch in der Urethra prostatica, es liegt gut in der Blase, die aber leer ist, oder der Katheter ist zu tief eingeführt. In diesem Falle wird die elastische Blasenwand handschuhfingerförmig vom Katheter vorgestülpt, wodurch das Katheterauge verschlossen wird. An diesen so überaus häufigen Fehler muß man nur denken, um ihn zu vermeiden. Beginnt nach Einführen des Katheters Harn oder aber die eingespritzte Spülflüssigkeit abzufließen, so ziehe man den Katheter so weit zurück, bis der Abfluß aufhört, die Katheterspitze also bereits in der Urethra prostatica liegt; schiebt man ihn jetzt wiederum um ein Geringes in die Blase, so kann man sicher sein, daß das Katheterauge gerade am Blaseneingang sich befindet. Es ist die auf diese Weise erzielte richtige Lage des Katheters deshalb von größter Wichtigkeit, da nur bei dieser Lage die in der Blase befindliche Flüssigkeit bis auf den letzten Tropfen abfließt. In dieser Stellung soll der Katheter festgehalten werden und nun nehme man die Spülung vor.

Die in die Blase einzubringenden medikamentösen Lösungen kann man einteilen in Spülungen und Instillationen; bei der Spülung verwendet man eine größere Menge einer Lösung, die die Blase reinigen und gleichzeitig eine chemische Wirkung ausüben soll; die Instillation (gewöhnlich nach einer Spülung vorgenommen) besteht in der Einbringung einiger weniger Kubikzentimeter einer zumeist beruhigenden, gleichzeitig aber auch bakteriziden Lösung oder Suspension in den Blasenhohlraum, in dem sie nach Entfernen des Katheters möglichst lange verbleiben soll.

Die bequemste und nicht die schlechteste Spülflüssigkeit ist abgekochtes Wasser, dem man übrigens 9 Gramm gewöhnliches Kochsalz — ungefähr ein gestrichener Kaffeelöffel — auf 1000 Kubikzentimeter zufügt. Die am meisten verbreitete Spülflüssigkeit ist die 3%ige Borlösung; ich muß jedoch gestehen, daß ich von ihr niemals eine auch nur um ein Geringes bessere Wirkung als von reinem Wasser oder Kochsalzlösung gesehen habe. Sie sei daher, schon in Anbetracht der Umständlichkeit ihrer Selbstherstellung, keineswegs empfohlen. Viel und mit gutem Nutzen wird die Lapislösung verwendet; man beginne hier mit der geringen Konzentration von $1/4000$, um die recht verschiedene Toleranz der Patienten gegen das Silbernitrat auszuprobieren. Später dann steige man auf $1/2000$. Ich bereite mir, da dies einfacher und billiger ist, die Lapislösung stets selbst, indem ich von einer 1%igen Stammlösung 5 Kubikzentimeter mit 100 Kubikzentimeter abgekochten warmen Wassers in der Blasenspritze mische. Auf diese Weise hat man es auch in der Hand, gegebenenfalls die Konzentration nach Belieben zu ändern, und vermeidet die Unbequemlichkeit, mehrere große Flaschen vorrätig halten zu müssen, deren Erwärmung überdies stets auf Schwierigkeiten stößt. Hat man die Absicht, eine Lapisspülung vorzunehmen, so ist es ein Fehler, vorher die Blase mit einer Kochsalzlösung rein zu spülen, da dann das Silbernitrat allzu schnell in der Blase, bzw., wenn die Spritze nicht gewechselt wurde, schon in dieser ausgefällt wird. Außer gekochtem Wasser und den Silbernitratlösungen verwende ich noch gerne Rivanollösung $^1/_{5000}$ und Pregllösung. Besonders das Rivanol sei wärmstens empfohlen, da es nicht reizt, eine gut bakterizide Wirkung besitzt und außerdem in seiner Anwendung außerordentlich einfach und ökonomisch ist. Rivanol kommt in Fläschchen zu 5 Gramm zum Verkauf. Da es vorteilhaft ist, stets nur eine frisch bereitete Lösung davon zu verwenden, gehe ich so vor, daß ich in ein ausgekochtes Gefäß 300 bis 500 Kubikzentimeter gekochtes warmes Wasser einfülle und darauf eine kleine Portion Rivanolpulver aufstreue. Die Flüssigkeit erhält dadurch eine hellgelbe Farbe. Der große Vorteil der nicht reizenden, kalmierenden Wirkung des Rivanols fehlt der Pregllösung. Man soll daher stets im Beginne einen Teil Pregl mit drei Teilen Wasser verwenden. Wenn diese Konzentration gut vertragen wird, dann gehe man allmählich auf die unverdünnte Originallösung über. Statt der Pregllösung kann man auch einem abgekochten Wasser einige Kubikzentimeter der für die Gram-Färbung notwendigen Lugolschen Lösung hinzufügen; man erhält dadurch auf einfache Weise eine recht brauchbare Spülflüssigkeit. Daß jede in die Blase injizierte Flüssigkeit zuerst auf Körpertemperatur erwärmt werden muß, versteht sich von selbst.

Mit diesen erwähnten Spülflüssigkeiten habe ich stets das Auslangen gefunden. Als Fehler ist es zu bezeichnen, Oxyzyanatlösung zur Blasenspülung zu verwenden, da bereits mehrere Fälle von schwerer und auch tödlicher Intoxikation bei Gebrauch dieses Quecksilbersalzes berichtet wurden. Auch von der Hypermanganlösung sehe ich ab; diese birgt wohl keine Gefahren in sich, reizt aber oft die Blase und bringt meiner Erfahrung nach kaum jemals wirklich Nutzen.

Zu Blaseninstillationen verwendet man vor allem Suspensionen von Medikamenten in Öl: Agoleum, in Ampullen zu 10 Kubikzentimeter oder in Fläschchen zu 100 Gramm im Handel oder billiger und von gleicher Wirkung das magistraliter verschiedene Kollargolöl (Ol. oliv. steril. 70.0, 20%ige wässerige Kollargollösung 30.0, vor Gebrauch kräftig zu schütteln, in Fläschchen mit breitem Hals); weiters Novojodin-Anästhesinöl (Novojodin, Anästhesin aa 2.0, Ol. oliv. steril. 100.0); auch diese Suspension ist vor Gebrauch kräftig zu schütteln. In ähnlich beruhigender Weise wie die ölige Flüssigkeit wirkt auch das 4%ige Chlorsilbermetem, eine Suspension feinstverteilten Silberchlorids in Wasser. Mittels einer kleinen Hartgummispritze injiziert man, zumeist nach vorhergegangener Reinspülung der Blase, 10 Kubikzentimeter einer dieser Lösungen in die Blase und weist den Patienten an, möglichst lange nachher nicht zu urinieren.

Bei der Behandlung von Veränderungen des Trigonums und des Blasenhalses bei der Frau, des Trigonums und der Urethra prostatica des Mannes verwenden wir Lapisinstillationen in einer Menge von 5 bis 10 Kubikzentimeter, beginnend mit 0,25%iger Lösung, die wir dann allmählich bis auf 1% steigern; höhere Konzentrationen sind nur in seltenen Ausnahmsfällen zulässig. Entsprechend dem Orte ihrer Wirksamkeit müssen wir trachten, sie tatsächlich auf das Trigonum zu deponieren; das erreichen wir beim Manne durch Verwendung des dünnen Guyonschen Olivenkatheters; beim Einführen fühlen wir deutlich den Widerstand des Sphincter externus und internus und injizieren dann unter langsamem Zurückziehen die Lapislösung. Bei der Frau geben Epithelverdickungen am Trigonum recht häufig Anlaß zu sehr heftigen dysurischen Beschwerden, die wir durch Lapisinstillationen mit ausgezeichnetem Erfolge behandeln können. Wir führen den kurzen, früher erwähnten Gummikatheter bis in die Blase, lassen den Harn ablaufen, spülen mit einer Spritze abgekochten Wassers nach und ziehen nach Ablaufen der Spülflüssigkeit den Katheter so weit heraus, daß sein Auge gerade den Sphincter passiert hat. Wenn wir dann langsam die 10 Kubikzentimeter Silbernitrat einspritzen, können wir sicher sein, daß diese direkt auf Blasenhals und Trigonum tropft.

Als letzter beachtenswerter Punkt sei noch die Menge der zur Spülung verwendeten Flüssigkeit besprochen. Bei herabgesetzter Blasenkapazität darf stets nur so viel injiziert werden, wie der Patient, ohne das Gefühl der vollen Blase zu erlangen, verträgt. Handelt es sich aber nicht um eine akute Entzündung oder um eine Schrumpfblase, so ist es am vorteilhaftesten, mit halben Spritzen, also mit je 50 Kubikzentimeter zu spülen; nachdem diese abgelaufen sind, fülle man neuerlich und setze dies so lange fort, bis die ablaufende Flüssigkeit vollkommen klar zum Vorschein kommt. Verwendet man Silbernitrat, so fülle man, nachdem die Blase mit Wasser reingespült worden ist, 100 Kubikzentimeter, um die Blasenwand gut zu entfalten, lasse sie aber wieder abfließen. Von der Rivanollösung kann man 100 bis 200 Kubikzentimeter zum Schluß in der Blase zurücklassen, die der Patient fünf bis zehn Minuten behalten soll.

Eine Art der Harnröhren-Blasenspülung sei der Vollständigkeit halber noch kurz erwähnt, die sogenannte Diday-Spülung. Bei dieser wird der Katheter so weit zurückgezogen, daß sein Auge zwischen Sphincter internus und externus zu liegen kommt. Die eingespritzte Spülflüssigkeit reinigt demnach zuerst die Urethra prostatica — von Wichtigkeit z. B. nach einer Prostatamassage — und fließt dann in die Blase ab. Durch Hineinschieben des Katheters in die Blase können wir sie entweder wieder ausfließen lassen, oder aber der Patient uriniert sie aktiv nach Beendigung der Spülung aus.

Hryntschak

Was ist, wie entsteht und wie behandelt man eine Schrumpfblase?

Unter Schrumpfblase versteht man eine Blase, deren Fassungskraft fast gänzlich verloren gegangen ist; demzufolge besteht bei solchen Fällen quälender oftmaliger Harndrang, der natürlich vielfach auch Inkontinenz zur Folge hat. Überdies sind auch initiale und terminale Schmerzen bei der Miktion vorhanden. Der Harn ist gewöhnlich blutig-eitrig.

Es gibt eine Reihe verschiedener Erkrankungen, bei welchen der gleiche

Symptomenkomplex vorhanden ist, aber durch Behebung der Ursache, z. B. Entfernung eines Steines, einer tuberkulösen Niere, Heilung der Zystitis, Heilung eines hartnäckigen Ulkus, wieder normalen Verhältnissen weicht; man kann in solchen Fällen von einer symptomatischen Schrumpfblase sprechen.

Die Schrumpfblase im eigentlichen Sinne entsteht aus verschiedenen Ursachen, eine der häufigsten ist die Tuberkulose, doch gibt es auch seltene Formen des Blasenkarzinoms, die anfangs unter dem Bilde einer chronischen Zystitis einhergehend, allmählich zu einer Schrumpfblase führen; man kann solche Fälle als tuberkulöse, karzinomatöse Schrumpfblase bezeichnen. Doch kommen gelegentlich Schrumpfblasen zur Beobachtung — die Schrumpfblase ist an sich eine recht seltene Erkrankung — für die nur postgonorrhoische Zystitiden oder chronische Zystitis unbekannter Ursache als Grundlage in Betracht gezogen werden können. Eine andere, seltenere Art der Entstehung ist die durch chemische Einwirkung auf die Schleimhaut der Blase, wie eine solche einmal durch Einspritzung einer als Abortivum gedachten Mischung von Essig und Seife beobachtet wurde.

Die Behandlung ist zunächst nur eine symptomatische, d. h. Behandlung der Zystitis. Spülungen, Instillationen von antiseptischen und anästhetischen Mitteln, interne und intravenöse Darreichung von Harndesinfizientien. Der Dauerkatheter kann für kürzere oder längere Zeit die Beschwerden verringern, bis früher oder später die Anlegung einer suprapubischen Blasenfistel erforderlich wird. Wird auch durch diese nicht der gewünschte und erhoffte Erfolg erzielt, so treten die verschiedenen Methoden der Blasenausschaltung in ihre Rechte, das sind die Ureterostomie oder Nephrostomie; bei gutem Allgemeinbefinden sind eine Reihe plastischer Operationen möglich und auch schon öfter mit Erfolg ausgeführt worden; so hat man nach Ausschaltung einer Dünndarm- oder Dickdarmschlinge eine Anastomose dieses ausgeschalteten Darmstückes mit der geschrumpften Blase angelegt. *Paschkis*

Blutbefunde

Welche diagnostischen und prognostischen Schlüsse kann man aus der Blutkörperchensenkung ziehen?

Nach den ausgedehnten Erfahrungen, die in den letzten Jahren mit der Blutkörperchensenkungsreaktion (SR.) gemacht worden sind, sind wir in der Lage, die für den Praktiker in Betracht kommenden Ergebnisse zusammenzufassen:

Die Methodik ist äußerst einfach. Das Blut wird aus der Vene entnommen. Nüchternzustand des Patienten ist nicht notwendig. Eine allzulange Stauung soll nicht bestehen. Die Spritze wird vor der Blutentnahme mit 0,20 Kubikzentimeter einer 3,8%igen Natriumzitratlösung beschickt. Sodann wird 0,8 Kubikzentimeter Blut der Vene entnommen und mit dem in der Spritze vorgelagerten Natriumzitrat gut durchgemischt, wodurch die Blutgerinnung verhindert wird. Nun wird das Blut in die von Westergren angegebenen fein eingeteilten Röhrchen getan und die Senkung der Blutkörperchensäule nach einer Stunde abgelesen. Für den Praktiker sind die kleinen Eprouvetten, wie sie Linzenmaier für seine von dieser Methode abweichende Ablesung verwendet, vorzuziehen. Diese Linzenmaierschen Eprouvetten haben nur Marken bei 6, 12, 18, 24 Millimeter, in welche Einteilung man sich eine Unterteilung machen kann. Die Eprouvetten sind sehr handlich und benötigen nur ein kleines Eprouvettengestell. Die Senkungsreaktion beträgt beim normalen Manne 2 bis 5 Millimeter, bei der Frau 3 bis 7 Millimeter.

Bevor wir auf die spezielle Diagnostik mit Hilfe der Senkungsreaktion eingehen, müssen wir einige allgemeine Momente hervorheben, welche die Senkungsreaktion beeinflussen. Die beschleunigte Senkungsreaktion zeigt eine Fibrinogen- und eine Globulinvermehrung im Blute an und diese ist wieder das Zeichen eines gesteigerten Eiweißzerfalles. Umgekehrt finden wir bei Fibrinogenverminderung herabgesetzte Sedimentierung der Erythrozyten. Da nun diese Verschiebung im Bluteiweißbild bei einer Reihe von physiologischen und pathologischen Zuständen vorkommt, zeigt uns die Senkungsreaktion nicht in bestimmter Weise eine Erkrankung an und kann nur wie die Fiebermessung, Harnuntersuchung usw. zusammen mit den anderen Krankheitssymptomen verwertet werden.

Welche physiologischen und pathologischen Momente beeinflussen im allgemeinen die Senkungsreaktion? Wir finden in der Gravidität eine stark erhöhte Senkungsreaktion. — Ferner kann jegliche Anämie zu vermehrter Senkungsreaktion führen. Ebenso die Vornahme einer unspezifischen Therapie, ferner Vakzine und Typhusschutzimpfung, endlich Frakturen und Verbrennungen. Jeglicher Zellzerfall führt zu gesteigerter Senkungsreaktion. Thyreoideazufuhr geht mit gesteigerter Senkungsreaktion einher, ebenso Ausfall der Geschlechtsdrüsen; daher ist auch im Alter die Senkungsreaktion erhöht. Eine herabgesetzte Senkungsreaktion finden wir bei Polyzythämie, im anaphylaktischen Schock (auch im Malariaanfall), ferner herabgesetzt finden wir die Senkungsreaktion bei Störungen des Leberparenchyms, bei Leberzirrhose und speziell beim Icterus catarrhalis (im Gegensatz zu anderen Ikterusformen, wie Icterus haemolyticus, Cholezystitis usw.). Eine beschleunigte Senkungsreaktion kann durch starken Marasmus oder durch Kachexie zurückgehen.

Gehen wir nun zu den einzelnen Krankheitsgruppen über: Akute Infektionskrankheiten steigern die Senkungsreaktion; desgleichen chronische, wie Tuberkulose und Syphilis. Spezielle Bedeutung kommt der Senkungsreaktion für die Klinik der Tuberkulose zu. Indurierende Prozesse steigern weniger als exsudative. Aber auch die Ausdehnung der tuberkulösen Prozesse ist zu berücksichtigen. Die Senkung geht ungefähr parallel dem Gewebszerfall. Senkungsreaktion und Fieber gehen nicht immer parallel. Die gesteigerte Senkungsreaktion grenzt die aktive von der nicht aktiven Tuberkulose ab. Unter Zugrundelegung aller dieser Momente kommt der Senkungsreaktion eine prognostische Bedeutung bei der Lungentuberkulose zu. Wichtiger aber noch ist die Bedeutung der Senkungsreaktion für die Formendiagnose, für den Immunitätszustand (speziell während der Behandlung) und für die Behandlungsbedürftigkeit der Tuberkulose. Pneumothorax führt zur Herabsetzung der Senkungsreaktion, vielleicht durch Hyperglobulie.

Andere Erkrankungen: Die Senkungsreaktion ist bei Magen- und

Duodenalulkus erhöht, jedoch weniger als bei Magenkarzinom. Auch bei Habitus asthenicus finden wir erhöhte Werte. Hohe Werte bei Magenerkrankungen erwecken immer den Verdacht auf Magenkarzinom. Allerdings zeigen die Karzinome nicht immer hohe Werte.

Bei Leberkrankheiten ist, wie bereits oben erwähnt wurde, die Senkungsreaktion von besonderer Bedeutung: Man findet eine Senkungsverlangsamung bei Icterus catarrhalis, auch bei Leberzirrhose. Primäre Schädigung des Leberparenchyms ruft Senkungsverzögerung hervor. Lues, lokale Infektion der Leber, Sepsis, Karzinom der Leber rufen durch Fibrinogenvermehrung im Blute eine beschleunigte Senkungsreaktion hervor.

Nephrosen gehen häufig, Nephritis nicht selten mit beschleunigter Senkungsreaktion einher.

Diabetische Azidose erniedrigt, Glykämie beschleunigt die Senkungsreaktion. Thyreotoxikosen zeigen eine geringe Senkungsbeschleunigung. *P. Saxl*

Wie unterstützt das weiße Blutbild die Diagnostik am Krankenbett?

Die Heranziehung des weißen Blutbildes ist uns heute eine unentbehrliche Untersuchungsmethode geworden. Ich will kurz besprechen, was wir aus den Befunden herauslesen können.

Physiologisch finden wir eine Leukozytose bei der Verdauung, der Muskelarbeit und in der Gravidität. Pathologisch finden wir Leukozytose bei infektiös-toxischen Zuständen, wobei jedoch die Zahl der Leukozyten allein keineswegs immer der Schwere der Krankheit entspricht. Wir finden Vermehrung der weißen Blutkörperchen bei Sepsis (ausgenommen die besonders schweren oder chronischen Fälle), Angina follicularis und Eiterungen aller Art, Diphtherie, Pneumonie, Meningitis epidemica, Morbilli, ferner posthämorrhagisch, weiters bei Karzinomen und Leukämien, endlich bei Kali chloricum- und Pilzvergiftungen und nach Salvarsan-, Kollargol- und Digitalistherapie. Leukopenie finden wir bei Typhus abdominalis, bei Paratyphus, Miliartuberkulose, der Bangschen Anämie, nach Röntgenbestrahlung.

Wichtiger als die Zahl ist die jeweilige Verteilung der Leukozyten, wobei jedoch auch wieder die Gesamtzahl zu berücksichtigen ist. Diese Verteilung der verschiedenen Leukozyten spielt speziell bei Infektionskrankheiten eine große Rolle und hängt sowohl von der Art der Infektion als auch von der Intensität derselben ab. Die einzelnen Gruppen der Leukozyten spielen hier eine verschiedene Rolle. Ein kurzes Schema der Leukozyten sieht etwa so aus (wir haben die Zahlen bei Normalen hier eingesetzt):

	Myeloblasten	Myelozyten	Polynukleäre Leukozyten					Monozyten	Lymphozyten
			Stabkernige	Jugendliche	Segmentkernige	Eosinophile	Basophile		
%	0	0	1	2—4	65—75	2—4	$^{1}/_{2}$	4—6	15—20
abs.	0	0	60	120—240	3400—4000	120—240	30	240—360	800—1200

Eine Vermehrung der neutrophilen Leukozyten finden wir bei Lymphogranulomatose und bei vielen Infekten: bei Pneumonie, bei Skarlatina, Meningitis usw., auch bei Abszessen, welche das Knochenmark zur Tätigkeit anregen. Eine Neutropenie findet sich bei der perniziösen Anämie, bei Sepsis (Agranulozytose, Aleukie), bei den typhösen Erkrankungen, bei Morbus Bang, bei Morbilli, Rubeola und nach Atophan- oder Röntgenbehandlung.

Treten neben segmentkernigen Leukozyten jugendliche und stabkernige, also die unreifen Formen, in erheblicher Zahl auf, erscheinen ferner Myelozyten oder gar Myeloblasten im Blut, so sprechen wir von Linksverschiebung; finden wir im Gegenteil hiezu ausschließlich stark segmentierte Leukozyten, so sprechen wir von einer Rechtsverschiebung der Leukozytenreihe.

Eine Linksverschiebung finden wir bei starker Reizung des Knochenmarks durch septische Prozesse und durch Allgemeininfektionen. Aber auch sonstige Eiterungsprozesse können zur Linksverschiebung führen, falls das Knochenmark stärker gereizt wird. Eine Rechtsverschiebung finden wir bei gealterten Leukozyten, z. B. bei der perniziösen Anämie. Sind die Granulationen der Leukozyten gequollen und schlecht tingiert, so sprechen wir von toxischen Granulationen; dies spricht für toxisch-infektiöse Schädigung.

Wir kommen nun zu den anderen Gruppen. Eine Vermehrung der Eosinophilen finden wir bei Neurosen, Spasmophilie, bei der Serumkrankheit, Anaphylaxie (Asthma bronchiale, Heufieber, Urtikaria usw.), bei Wurmkrankheiten, bei verschiedenen Hautkrankheiten, Muskelrheumatismus, im akuten Stadium des Scharlachs, postinfektiös nach vielen Infektionskrankheiten, bei malignen Tumoren, bei leukämischen Myelosen, nach Milzexstirpation usw. Aneosinophilie zeigt sich bei Typhus abdominalis und Paratyphus, beim Typhus exanthematicus, Pneumonie, Masern, Sepsis, akuten Eiterungen, perniziöser Anämie, Miliartuberkulose, schwersten Fällen von Scharlach, Trichinose, Morbus Bang.

Monozytose finden wir als Ausdruck gesteigerter Abwehr bei akuter Infektion, speziell der Sepsis, bei chronischen Infektionen, wie der Malaria, der Lues usw. Monopenie findet sich bei der Sepsis als Zeichen versagender Abwehr, ferner bei Miliartuberkulose, bei lymphatischer Leukämie und bei Perniziosa.

Lymphozytose findet sich postinfektiös, speziell bei Sepsis als lymphatische Heilphase, bei prognostisch gutartiger Tuberkulose, bei Basedow, im Alter, bei leukämischer Lymphadenose, als Ausdruck sogenannter lymphatischer Reaktion. Lymphopenie sehen wir bei Lymphogranulomatose, Lymphknotentuberkulose, Lymphosarkom, Miliartuberkulose und prognostisch ungünstiger Tuberkulose, ferner im Beginn des Typhus und anderer Infektionskrankheiten auftreten.

Daß wir aus dem Blutbild auch gewisse prognostische Schlüsse ziehen können, geht aus dem oben Angeführten hervor. Fehlende Lymphozytose spricht für prognostisch ungünstige Tuberkulose, fehlende Eosinophilie für prognostisch schweren Scharlach usw. Bei den septischen Erkrankungen können wir eine Prognose aus dem Blutbild allein nicht stellen. Es gibt uns das Blutbild nur einen Einblick in die jeweilige Infektionslage. Wir erkennen: erstens die neutrophile Kampfphase mit

Neutrophilie, Linksverschiebung, Aneosinophilie, Lympho- und Monopenie; zweitens die monozytäre Abwehr- und Überwindungsphase mit absinkender Neutrophilie und Kernverschiebung, wieder erscheinender Eosinophilie, steigender Lymphozyten- und hoher Monozytenzahl; drittens die lymphozytäre Heilphase mit Lymphozytose, Eosinophilie und fehlender Linksverschiebung.

Immer empfiehlt es sich, wiederholte Blutuntersuchungen vorzunehmen.

P. Saxl

Blutkrankheiten

Was ist der Unterschied zwischen lymphatischer Leukämie und lymphatischer Reaktion?

Wir finden nicht so selten bei Anginen als Komplikation Drüsenschwellungen am Halse und im Blutbilde eine hochgradige Leukozytose und Lymphozytose (20000 bis 30000 Gesamtleukozyten, dabei 70 bis 90% Lymphozyten); das Blutbild ist somit mit dem bei lymphatischer Leukämie im großen und ganzen identisch, doch handelt es sich hier um keine leukämische Erkrankung, sondern nur um einen vorübergehenden Zustand, der nach einigen Wochen wieder schwindet. Wir bezeichnen dies als lymphatische Reaktion. In neuerer Zeit nehmen einzelne Autoren an, daß es sich hier um ein selbständiges Krankheitsbild handelt, das als Drüsenfieber bezeichnet wird. Diese Frage ist heute noch nicht endgültig entschieden. Da die lymphatische Leukämie unter Umständen manchmal auch ziemlich plötzlich einsetzt, so ist die Differentialdiagnose der lymphatischen Reaktion und lymphatischen Leukämie oft erst im Verlaufe der weiteren Beobachtung möglich und die Prognosestellung ist mit einer gewissen Vorsicht zu handhaben.

Jagić

Welche Rolle spielen die Thrombozyten bei den hämorrhagischen Diathesen?

Die Zahl der Blutplättchen beträgt beim Normalen 250000 bis 800000 im Kubikmillimeter Blut. 5% derselben sind beim Normalen große Plättchen (Riesenplättchen); unter pathologischen Verhältnissen nimmt die Zahl der Riesenplättchen erheblich zu. Die Thrombozyten stammen aus dem Knochenmark. Das Grab der Thrombozyten unter normalen und pathologischen Verhältnissen ist die Milz. Milzexstirpation führt zu starker Thrombozytenvermehrung im Blute.

Die Thrombozyten haben einen bedeutenden Anteil an der Blutgerinnung, jedoch ist dieser Anteil nicht völlig aufgeklärt. Früher glaubte man, daß sie die Thrombokinase erzeugen und so zur Blutgerinnung unbedingt notwendig sind. Heute weiß man jedoch, daß auch im plättchenarmen Blute die Gerinnung sich normal vollzieht. Hingegen sind die Plättchen zur Thrombenbildung unbedingt notwendig. Die agglutinierten Plättchen bilden den Kopf eines jeden Thrombus. Eine normale Blutstillung ohne Plättchen ist nicht möglich. Bei Plättchenmangel finden wir verlängerte Blutungszeit bei normaler Gerinnungszeit, ferner eine mangelhafte Retraktion des gebildeten Blutkuchens.

Da nun die Thrombozyten einen so wesentlichen Anteil an der Blutstillung und wohl auch an der Blutgerinnung haben, ist es selbstverständlich, daß bei Plättchenmangel hämorrhagische Diathesen entstehen. Wir wollen nun der rein klinischen Fragestellung nachgehen: Welche Rolle spielen die Thrombozyten bei den hämorrhagischen Diathesen und umgekehrt, welche hämorrhagischen Diathesen haben mit den Thrombozyten zu tun?

Eine große Reihe hämorrhagischer Diathesen geht ohne Thrombopenie einher: die avitaminösen hämorrhagischen Diathesen Skorbut und Barlowsche Krankheit, die eine Endotheliose sind, die echte familiäre Hämophilie, die eine Störung der Blutgerinnung ist, und endlich die Schönlein-Henochsche Purpura, die gleichfalls mit Gefäßschädigungen einhergeht, mit Gelenksschmerzen und mit Ödemen, — eine Krankheit, die ausgesprochen anaphylaktischen Charakter hat —, Darmblutungen, Albuminurie und hämorrhagische Nephritis kommen vor.

Mit Thrombopenie geht einher die essentielle Thrombopenie (thrombopenische Purpura oder Morbus maculosus Werlhofii). Im Vordergrund dieser Krankheit steht die hämorrhagische Diathese. Bluttransfusionen, eventuell auch Milzexstirpation helfen. Meist hören die Blutungen auf, wenn die Zahl der Plättchen auch noch niedrig ist. Es ist daher neben dem Plättchenmangel auch noch eine Gefäßschädigung anzunehmen.

Eine symptomatische Thrombopenie und durch sie bedingte hämorrhagische Diathese kann verursacht werden durch hormonale Einflüsse (Prämenstruum), Infektionskrankheiten, wie Typhus, Sepsis, Lues, Malaria, Scharlach und Pocken, durch schwerste und langandauernde Herzinsuffizienz, durch Urämie, Knochenmarkstumoren, Intoxikationen (Benzol, Jodoform usw.), im Endstadium von Leukämien, beim Drüsengranulom, bei aplastischer Anämie und der Aleukie. *P. Saxl*

Worin besteht das Wesen nervöser Störungen bei perniziöser Anämie und was leistet die Leberbehandlung für deren Beseitigung?

Die nervösen Störungen bei der perniziösen Anämie haben den Charakter von spinal bedingten Symptomen. Ihre klinische Bedeutung liegt in folgenden Punkten:

1. Sie sind als eine sehr häufige Komplikation der Erkrankung an perniziöser Anämie anzusehen, kommen in ungefähr 75% der Fälle vor.

2. Sie gehören neben der Glossitis und Achylie zu den frühesten Symptomen der perniziösen Anämie und

3. haben sie an der Schwere des Krankheitsbildes und dem schließlichen unglücklichen Ausgang einen hervorragenden Anteil.

In typischen Fällen besteht eine Degeneration im Bereiche des Hinterstrangs, der zerebellaren Bahnen und der Pyramidenbahn und je nach der Intensität der Erkrankung in den verschiedenen Bahnen entstehen die verschiedenen Formen der nervösen Störungen: mit tabesähnlichem Charakter, mit ataktischen Symptomen, mit Symptomen einer spastischen Parese. Eine Erkrankung in der Gegend der Wurzeleintrittszone, bzw. im intramedullärenVerlauf der hinteren Wurzeln bedingt die besonders häufigen Parästhesien. Das Studium der bezüglichen Präparate ergibt, daß die Erkrankung ursprünglich einen herdartigen Charakter hat und daß erst durch die Konfluenz dieser Herde und durch sekundäre Degenerationen der Anschein einer systematischen Erkrankung des Rückenmarks erweckt wird. Der herdartige Charakter der Erkrankung muß aber mit Rücksicht auf die Frage der Beeinflußbarkeit des Prozesses durch therapeutische Maßnahmen besonders hervorgehoben werden. Ein wesentlicher Erfolg jeder Behandlung ist a priori dort auszuschließen, wo es bereits zu einer vollständigen Degeneration ganzer Bahnen gekommen ist. Wenn es sich aber um Fälle handelt, in welchen nur kleinere Herde im Bereiche einer Bahn entstanden sind, so ist die Wiederherstellung ihrer Funktion infolge der Kompensationsmöglichkeiten durch die übriggebliebenen Fasern möglich. Die bisherige Erfahrung bezüglich der Leberbehandlung zeigt auch, daß diese in leichteren Fällen von nervösen Störungen sehr viel geleistet hat. Anderseits muß aber hervorgehoben werden, daß Fälle bekannt sind, in denen trotz Besserung der perniziösen Anämie selbst die nervöse Erkrankung unbeeinflußt blieb oder selbst ein weiteres Fortschreiten gezeigt hat.

Fragen: Sind anatomische Veränderungen an den Gefäßen ähnlich wie an der Netzhaut vorhanden und können sie durch die Therapie günstig beeinflußt werden? Werden die nervösen Störungen durch die Lebertherapie besser beeinflußt als durch die früher geübte Bluttransfusion? — Antworten: Die Ansichten hinsichtlich der Abhängigkeit der Rückenmarksherde von den Gefäßen sind geteilt; sicher ist, daß die Veränderungen im Gehirn, insbesondere die bekannten punktförmigen Blutungen, die bei der perniziösen Anämie vorkommen, die unmittelbare Folge einer Gefäßerkrankung sind. Die bisherigen Erfahrungen lehren, daß die Lebertherapie auf die nervöse Erkrankung einen günstigeren Einfluß ausübt als die Bluttransfusion. *Sträussler*

Welches ist die moderne Behandlung der Biermerschen Anämie?

Die überraschend gute Wirkung der Lebertherapie bei Biermerscher perniziöser Anämie ist allgemein bekannt. Wir haben jedoch in neuerer Zeit nach Angaben amerikanischer Autoren die Behandlung dieser Erkrankung mit Magenpräparaten durchgeführt. Es handelt sich hier um Präparate aus getrocknetem Schweinemagen. Das von uns verwendete Präparat heißt Ventraemon (Degewop, Berlin). Wir geben pro Tag 30 bis 50 Gramm dieses Präparates pulverisiert und eingerührt in kalten oder lauwarmen Speisen oder Getränken; gleichzeitig natürlich Pepsin und Salzsäure zu den Mahlzeiten, am besten nach folgender Vorschrift: Acid. hydrochlor. dilut., Pepsin aa 10,0, Aqu. destill. 150,0, ein Kaffeelöffel voll auf $^1/_2$ bis 1 Trinkglas Wasser zu den Mahlzeiten wie ein Tafelgetränk schluckweise zu trinken. Die Erfolge mit der Ventraemontherapie sind als ganz ausgezeichnete zu bezeichnen und der Lebertherapie als mindestens gleichwertig an die Seite zu stellen. *Jagić*

Bluttransfusion

Geben die Blutgruppen Disposition zu bestimmten Erkrankungen und können daraus praktische Folgerungen gezogen werden?

Wenn man die Tatsache der bestimmten Blutgruppenstruktur des einzelnen Menschen ein „kennzeichnendes Individualphänomen" nennt, ist der Gedanke normaler und pathologischer, mit den Blutgruppen parallel gehender Erbvorgänge naheliegend. Beim normalen Erbgang ließ sich nichts Überzeugendes feststellen, auch bei pathologischen Vorgängen sind alle bisherigen Ergebnisse noch anfechtbar. Kubanyi untersuchte die berühmte Bluterfamilie Mampel in Heidelberg. Er stellte fest, daß alle lebenden Bluter der Familie der Gruppe o (IV) angehören und auch die Umkehrung besteht zu Recht, daß kein der Gruppe IV Angehöriger nicht hämophil wäre. Wir selbst glaubten bei der perniziösen Anämie ein Überwiegen der Gruppe A zu finden; es hat sich als Zufallsbeobachtung herausgestellt. 1925 errechnete Weitzner, daß die Gruppe A B unter den Karzinomen überwiegt; andere Autoren konnten es nicht bestätigen. 1927 finden Hermanns und Kronberg die Gruppe o bei den Thyreotoxikosen vorherrschend. Viele Autoren beschäftigten sich mit den Beziehungen der Blutgruppen zur Lues. Einige fanden, daß die Wassermann-positiven hauptsächlich der Gruppe A B angehören, andere, daß bei antiluetischer Behandlung der Wassermann bei dieser Gruppe am längsten positiv bleibt, während er bei der Gruppe o rasch schwindet. Auch unter den Paralytikern wurde die Gruppe A B besonders häufig gefunden. Pilcz konnte das nicht bestätigen. Bemerkenswert sind die Untersuchungen über Impfmalaria, wobei Fehlimpfungen und Verzögerung der Inkubationszeit bei Gruppenunstimmigkeit von Spender und Empfänger festgestellt wurde. Praktische Folgerungen können daraus in begrenztem Umfange gezogen werden, wie sie heute schon bei Transplantationen üblich sind. Die Verwertung in der Kriminalistik ist bekannt. Die eigentliche Frage ist eine rein biologische, deren Studium wir vornehmlich Dungern und Hirszfeld verdanken. Als Ausgangspunkt dient die „konstitutionelle Bedingtheit der isoagglutinablen Substanzen". Für das Diphtherieproblem ergab sich daraus, daß die Blutgruppenzugehörigkeit eines Individuums von größter Bedeutung für seinen Immunitätszustand sein kann. Beispiel: Schicksche Probe. Vielleicht wird für die Brockmannsche Reaktion und für die Dicksche Reaktion ähnliches erweisbar sein. Hirszfeld dehnt die Schlußfolgerungen auf anthropologische und Rassenfragen aus und spricht von dem Selektionswert der Blutgruppenzugehörigkeit und von der Rassengewöhnung an Krankheitserreger. Bei aller Problematik müssen wir diese zum größten Teil theoretischen Erwägungen unbedingt als eine Bereicherung bezeichnen. Die Mithilfe der praktischen Ärzte zur Klärung dieser Fragen ist von größter Bedeutung. Bis jetzt ist nur ein kleiner Teil der Bevölkerung untersucht. Erst seit wenigen Jahren verfügen wir über ein einheitliches Testserum (Serotherapeutisches Institut, Wien). *Breitner*

Inwieweit ist bei den verschiedenen septischen Erkrankungen, bei akuten und bei chronischen, eine Bluttransfusion indiziert und inwieweit vermag sie eine günstige Wirkung auszuüben?

Wenn sich im Verlaufe einer Sepsis eine schwere Anämie entwickelt, ist die Bluttransfusion als Substitutions- und Reiztherapie sicherlich indiziert. Inwieweit durch diesen therapeutischen Eingriff eine direkte Einwirkung auf den septischen Prozeß erfolgt, läßt sich schwer entscheiden, theoretisch wäre es denkbar, praktisch ergeben die diesbezüglichen Beobachtungen keine sicheren Resultate. Es liegen Berichte vor, nach denen insbesonders bei otogener Sepsis eine günstige Einwirkung festzustellen war.

Besonders zu erwähnen sind die Fälle septischer Erkrankungen, bei denen ein Granulozytenschwund (A g r a n u l o z y t o s e) eintritt. Die Agranulozytose ist kein Krankheitsbild sui generis, sondern nur ein Symptom schwerster Knochenmarksschädigung; wenn gleichzeitig schwere Anämie und Thrombopenie hinzutritt, so bezeichnen wir den Zustand auch als A l e u k i e. Diese schwerste Knochenmarksschädigung kann bei den verschiedensten bakteriellen Infektionen (Staphylo-, Strepto-, Pneumokokken usw.) auftreten. Besonders erwähnenswert erscheint mir ein Fall, bei dem im Verlaufe einer schweren nekrotisierenden Angina ein Leukozytensturz auf 200 Leukozyten im Kubikmillimeter erfolgt war. Im Blute konnte bakteriologisch Staphylococcus mucosus nachgewiesen werden. Neben anderen therapeutischen Maßnahmen, insbesonders Salvarsaninjektionen, wurde eine Bluttransfusion in der üblichen Weise durchgeführt, worauf die Leukozyten in kurzer Zeit in die Höhe gingen, es entwickelte sich sogar in einigen Tagen eine typische infektiöse Leukozytose mit Neutrophilie. Wir hatten ganz bestimmt den Eindruck, daß die Bluttransfusion zum Verschwinden der Agranulozytose das meiste beigetragen hatte. Nach einigen Wochen hatte Pat. einen normalen Blutbefund und war geheilt. Ähnliche, wenn auch spärliche Beobachtungen liegen noch vor. Ich erwähne z. B. den Fall, der jüngst in Prag beobachtet wurde, bei dem im Verlaufe einer Staphylokokkensepsis (bakteriologischer Blutbefund war positiv) die Zahl der Leukozyten von 600 (Granulozytenschwund) nach drei Bluttransfusionen auf 20.000 (überwiegend Granulozyten) gestiegen war. Auffallend häufig finden wir eine Agranulozytose in Fällen mit nekrotisierenden gangränösen Geschwüren an der Mundschleimhaut. Nach den bisherigen Beobachtungen gelingt es, wenn auch nicht regelmäßig, den Granulozytenschwund zu beheben und damit den Allgemeinzustand und auch den Lokalbefund im Munde günstig zu beeinflussen. Es genügt eine Transfusion, die eventuell bei nicht genügendem Erfolg auch wiederholt werden kann. Ich halte die Agranulozytose für eine besonders wichtige Indikation zur Transfusionstherapie. *Jagić*

Brandwunden

Wie behandelt man Brandwunden?

Bei kleinen Brandwunden kann man bei der alten Behandlungsmethode auch heute noch verbleiben, d. i. Bedecken der verbrannten Hautpartien mit Salben, Paraffin oder auch mit der Bardelebenschen Brandbinde Bardella. Wenn man eventuell vorhandene Brandblasen bei solchen kleineren Verbrennungen eröffnen will, so muß man immer dabei bedenken, daß man dadurch der Infektion Tür und Tor öffnet, daß es daher bei erster Hilfeleistung oder auch im Hause des Patienten meistens vorzuziehen ist, diese Brandblasen uneröffnet zu lassen. Bei größeren Verbrennungen haben wir früher die Überzeugung gehabt, daß Verbrennungen, die sich weiter

als über ein Drittel der Körperoberfläche ausdehnten, tödlich verlaufen
sind. Der Tod erfolgte als Frühtod im Schock oder nach Ablauf von mehreren
Tagen oder Wochen als Spättod, der sich als durch Resorption der zersetzten
Eiweißkörper hervorgerufener Gifttod herausgestellt hat. Wir haben also
gleich nach der Verbrennung gegen den Schock aufzutreten, wir werden
schmerzlindernde Mittel anwenden, von Flüssigkeitszufuhr per os, subkutan
oder rektal Gebrauch machen; intravenöse Injektionen von Glukoselösungen
sind dabei auch von Vorteil. Um den Spättod hintanzuhalten, müssen wir
trachten, die Resorption der verbrannten Gewebsteile zu verhindern.
Das wurde auf verschiedene Weise versucht: Die einen haben die verbrannten Partien mit Bürste und heißem Wasser bearbeitet und so entfernt, die anderen sind radikaler vorgegangen und haben die verbrannten
Partien exzidiert. Beides Verfahren, welche in schweren Fällen nicht gut
durchführbar sind, da der Schock durch dieselben ungünstig beeinflußt
wird. Durch das Verfahren von Davidson sind wir aber heute in die Lage
versetzt, auf schonende Weise die Giftwirkung der verbrannten Partien
hintanzuhalten. Es geschieht dies durch Gerben der verbrannten Partien
mit 2- bis 5prozentiger wässeriger Tanninlösung. Der Patient wird in einen
leichten Äthylchloridrausch versetzt, die Blasen werden nach Reinigung
abgetragen und nun wird das ganze verbrannte Gebiet mit in Tanninlösung
getränkten Kompressen bedeckt und der Verletzte zu Bett gebracht. Alle
zwei bis drei Stunden wird Tanninlösung auf die Kompressen nachgegossen
und kann so binnen 24 bis 36 Stunden die ganze verbrannte Partie durch-
gegerbt werden. Die Kompressen werden hierauf entfernt und der Patient
nur mit sterilen Tüchern bedeckt ohne jeden weiteren Verband. Der Tanninschorf stößt sich dann im Laufe von zwei bis drei Wochen ab, die Überhäutung
stellt sich überraschend rasch ein. Der Vorteil dieser Behandlung besteht
nicht nur darin, daß die Giftresorption unmöglich gemacht wird, sondern
auch darin, daß die Patienten sehr rasch schmerzfrei werden und daß in
der Nachbehandlung der so häufige lästige Verbandwechsel wegfällt. In
schweren Fällen wird 20%ige Natriumthiosulfatlösung intravenös gegeben,
eventuell auch eine Bluttransfusion gemacht. So können auch schwerste
Fälle gerettet werden.   .

Fragen: Soll das Tannin auch als Spray verwendet werden? Ist das
Wasserbett durch die Tanninbehandlung obsolet geworden? Könnte man
nicht auch Tanninbäder geben? Hat man bei der Tanninbehandlung auch
die offene Wundbehandlung zu üben? — Antworten: Von der Spray-
behandlung sind wir abgekommen, da der Tanninspray für die Augen und
Atemwege sehr unangenehm ist. Die Wasserbettbehandlung ist für den
Patienten wohl sehr angenehm, aber es kommt bei ihr zu einer Zerstörung
des Eiweißes und daher zu einer vermehrten Eiweißresorption, die für den
Organismus nicht belanglos ist. Tanninbäder haben wir bis jetzt nie verwendet. Solange der Tanninschorf besteht, ersetzt derselbe den Verband
und haben wir nur den ablösenden Schorf eventuell mit der Schere zu
korrigieren; nach Abstoßung des Schorfes müssen wir natürlich einen Verband anlegen.   *Salzer*

Cholelithiasis

Wie groß ist die Verläßlichkeit des positiven Ausfalles der Cholezystographie?

Als Kriterien normaler morphologischer und funktioneller Verhältnisse betrachten wir das Auftreten eines birnförmigen, zylindrisch-sackförmigen oder häkchenförmigen Schattens von Pflaumen- bis Hühnereigröße im Bereich des rechten Hypochondriums, den wir bei der ersten Aufnahme feststellen. Der Schatten soll homogen, d. h. frei von Aussparungen und so intensiv dicht sein, daß wir in der Lage sind, ihn auch bei der Durchleuchtung gut wahrzunehmen. Lassen wir nun eine Fettmahlzeit, etwa einen Grießbrei mit Butter oder eine Eierspeise mit einer Buttersemmel einnehmen und fertigen nach einer Stunde eine zweite Aufnahme an, so sollen wir nunmehr einen kleineren und wenn möglich noch dichteren Schatten erhalten.

Mit dieser aus zwei, eventuell aus drei Aufnahmen, die nach 13, 15 und 16 Stunden angefertigt werden, bestehenden Serie ist der Beweis für eine gute Konzentrations- und Kontraktionsfähigkeit der Gallenblase gegeben. Es kann dann mindestens ein Steinverschluß, das Vorhandensein von größeren Konkrementen in der Gallenblase und das Bestehen einer ernster zu nehmenden Cholezystitis ausgeschlossen werden. Es ist aber auch unwahrscheinlich, daß Veränderungen überhaupt vorliegen. In dieser Hinsicht verschafft die Untersuchung des Magen-Zwölffingerdarms und des Kolons noch weitere Sicherheit, indem wir feststellen können, daß an diesen Organen keine Verziehungen bestehen, wie sie durch pericholezystische Verwachsungen herbeigeführt werden. Es sind dies die älteren sogenannten indirekten Symptome der Gallenblasenentzündung. Vergessen dürfen wir nicht, daß auch durch Magen-Darmuntersuchungen das Vorhandensein eines Ulcus duodeni mit großer Wahrscheinlichkeit nachgewiesen und damit eine große Zahl von Fällen mit Schmerzen im rechten Hypochondrium als Ursache klar gestellt werden kann.

Aber auch bei gefüllter Gallenblase mit schönem Schatten sind noch Feststellungen pathologischer Zustände der Gallenblase möglich. Die Gallenblase kann zu klein sein, indem ein Schrumpfungsprozeß besteht, der nicht zu Unfüllbarkeit geführt hat und ohne daß Steine nachweisbar wären.

In einem anderen Falle ist die Gallenblase schmal, birnförmig, in der Mitte erscheint sie wie torquiert, die obere Hälfte ist dauernd abnorm schmal.

Die Gallenblase kann auch zu groß sein. In einem solchen Falle hat die Operation Stauungsgallenblase ergeben, und zwar eine dünne, intakte Wand der Gallenblase bei spitzwinkeliger Einmündung des Ductus cysticus in den Ductus choledochus. Ich füge ein, daß bei der Stauungsgallenblase aus schwerwiegenden pathologischen Gründen die Gallenblase sich mit dem Kontrastmittel zumeist nicht anfüllt und nicht selten einen zarten, direkt sichtbaren Schatten gibt, der durch die verdickte Wand der Gallenblase und den eingedickten Inhalt hervorgerufen wird.

Die Senkblase ist eine abnorm lange Gallenblase, bei der im Stehen der untere Pol unter den fünften Lendenquerfortsatz herabreicht.

Schließlich kann die Gallenblase durch Adhäsionen abnorm hoch und lateral zu liegen kommen oder in ihrer Mitte oder am unteren Pol knickförmig verzogen sein.   *Haudek* (†)

Wie groß ist die Verläßlichkeit des negativen Ausfalls der Cholezystographie?

Durch das Verfahren von Graham und Cole gelangt bei der intravenösen Injektion der Farbstoff mit dem Halogen auf dem Wege der Blutbahnen in die Leber und wird von hier in die Gallenblase ausgeschieden. Nach fünf Stunden tritt bereits ein Schatten auf, nach 12 bis 16 Stunden hat er seine größte Dichte erreicht.

Ungefähr ebenso liegen die Verhältnisse bei der peroralen Methode. Der Farbstoff gelangt hier durch Resorption vom Darm, und zwar vorwiegend vom Dünndarm aus ins Blut und durch den Pfortaderkreislauf in die Gallenblase. Kleine Schwankungen hinsichtlich der zeitlichen Füllung der Gallenblase werden dadurch ausgeglichen, daß eine zweite, eventuell eine dritte Aufnahme nach mehreren Stunden gemacht wird, wenn nicht schon die erste, die durchschnittlich nach 13 Stunden vorgenommen wird, einen Gallenblasenschatten von entsprechender Dichte ergeben hat. Kommt nun eine Füllung der Gallenblase bei Zuwarten bis zu 16 Stunden nicht zustande, so berechtigt die Erfahrung dazu, auf ein pathologisches Hindernis zu schließen. Dieses liegt in erster Linie in einem Verschluß des Zuleitungsweges der Galle zur Gallenblase oder in einer Wanderkrankung der Gallenblase. Der Verschluß des Gallenblasenhalses oder des Ductus cysticus kann durch einen Stein, durch entzündlich-narbige Schrumpfung oder durch einen Tumor erfolgen. Die Gallenblasenwanderkrankung, in den meisten Fällen eine Cholezystitis, muß einen höheren Grad erreicht haben, um die Konzentrationsfähigkeit und Kontraktilität der Gallenblase so herabzusetzen, daß die Kontrastfüllung nicht zustande kommt.

Für die intravenöse Injektion besagt nun die Erfahrung, daß das Symptom des negativen Ausfalles der Cholezystographie vollkommen verläßlich ist.

Der Umstand, daß auch eine Störung der Leberfunktion das Zustandekommen der Kontrastfüllung verhindern kann, fällt praktisch nicht allzu sehr in die Wagschale. Leberzirrhose und andere schwere Lebererkrankungen können sich der klinischen Diagnose kaum entziehen. Beim Karzinom der Papilla Vateri, des Pankreaskopfes und des Choledochus, welche mit retrograden Stauungen in den Gallenwegen einhergehen, sind es der Ikterus und die Kachexie, welche die Diagnose erleichtern. Letzten Endes können die Funktionsprüfungen der Leber, unter denen die Galaktoseprüfung bevorzugt wird, herangezogen werden.

Bei der peroralen Methode ist die Verläßlichkeit geringer, gibt doch hier die Komponente der Darmmotilität und Darmresorption für das Gesamtergebnis den Ausschlag. Die Kapseln oder Pillen, in denen das Mittel verabreicht wird, sollen sich nicht zu früh, d. h. im Magen lösen, wo das Kontrastmittel mit dem sauren Magensaft eine unlösliche und nicht resorbierbare Verbindung bildet, sie sollen sich aber auch nicht zu spät, d. h. im Dickdarm lösen, oder überhaupt ungelöst abgehen. Die Beschaffenheit der Kapselhülle, für die jetzt fast ausschließlich Keratin herangezogen wird, spielt daher eine bedeutende Rolle. Die intravenöse Injektionsmethode stellt nach wie vor die Methode der Wahl dar und manchenorts wird das perorale Verfahren wegen der zu geringen Verläßlichkeit abgelehnt.

Tatsächlich ist Skepsis und strenge Kritik gerade den negativen Ergebnissen gegenüber am Platz. Es ist doch eine nicht geringe Verantwortung damit verbunden, aus dem als optische Methode einen großen Kredit genießenden Röntgenverfahren ein Untersuchungsergebnis herauszubringen, das vielleicht vollkommen wertlos ist, weil die Kapselhülle zu fest war oder irgendein anderer Zufall, wie Durchfall und Erbrechen, die Untersuchung gestört haben. Wir dürfen uns hier mit einer anderen als einer hohen perzentuellen Verläßlichkeit nicht begnügen. 50% bestätigte Diagnosen würden ja gar nichts bedeuten. 90 bis 95% müssen schon von einem Wahrscheinlichkeitssymptom gefordert werden, ganz besonders bei einem negativen Symptom, wie es die fehlende Füllung der Gallenblase darstellt. Denn man kann schon die Sicherheit der klinischen Diagnose bei den schwereren entzündlichen Affektionen der Gallenblase mit mindestens 80% einschätzen. So oft würde also der negative Ausfall Bestätigung finden, auch wenn die Untersuchungstechnik vollkommen verfehlt wäre.

Erfreulicherweise können wir nun zwei bedeutungsvolle Fortschritte verzeichnen, die im Laufe der letzten Jahre gemacht worden sind. Einerseits ist das intravenöse Verfahren völlig gefahrlos geworden. Die Lösung wird frisch bereitet, sorgfältig filtriert. Die Injektion erfolgt mit einer Lösung von zirka 4 Kubikzentimeter Jod-Tetragnost (statt mit Brom-Tetragnost), gelöst in zirka 40 Kubikzentimeter Wasser; das Einfließenlassen dauert zirka 20 Minuten. Eine Vorrichtung sorgt dafür, daß die Nadel während der Injektion vollkommen ruhig liegt und die Injektionsflüssigkeit nur in das strömende Blut und nicht in das umgebende Unterhautzellgewebe gelangt.

Ich habe das Verfahren nicht nur im Spital, sondern auch in meiner Privatpraxis ambulatorisch oftmals anwenden lassen. Es hat sich nie ein Zwischenfall ergeben, der die am nachfolgenden Tag angesetzte Untersuchung verhindert hätte.

Nebenerscheinungen treten so gut wie gar nicht auf.

Das Verfahren ist also als durchwegs vollwertig zu bezeichnen.

Die zweite erfreuliche Tatsache ist, daß die Sicherheit der peroralen Methode den Grad erreicht hat, den ich vorhin als wünschenswert bezeichnet habe, nämlich einen hohen Grad von Wahrscheinlichkeit, mit einer schätzungsweisen Fehlerbreite von nur 5%.

Die Keratinierung der Gelatinekapseln wird nach einem von Stewart, New York, empfohlenen Verfahren in unserem Institut kurz vor der Anwendung vorgenommen, so daß die Kapseln immer in frisch bereitetem Zustand zur Verfügung stehen.

Die Schatten der Gallenblase stehen an Dichte kaum hinter denen der intravenösen Injektion zurück. Das Verlorengehen kleiner Quantitäten im Darm wird dadurch ausgeglichen, daß anstatt 3 bis 4 Gramm 5 bis 6 Gramm des Farbstoffes verwendet werden. Nebenerscheinungen, wie Übelkeiten und Brechreiz, werden durch Eumydrinstuhlzäpfchen hintangehalten.

Ich verwende jetzt primär die perorale Methode und nur gelegentlich, in zweifelhaften Fällen, oder wo es von vornherein verlangt wird, die intravenöse Methode. *Haudek* (†)

Darmkrankheiten

Welche Folgerungen kann man aus dem makroskopischen Aussehen des Stuhles ziehen?

Bei der Beurteilung des Stuhles ist immer auch die Art der Nahrung zu berücksichtigen. Es empfiehlt sich daher, bei bestimmten Untersuchungen auch eine bestimmte Probekost nehmen zu lassen. Bei der makroskopischen Stuhlbetrachtung leistet ein schwarz-weißer Stuhlteller gute Dienste.

Es ist wichtig, sich immer die gesamte Stuhlmenge vorzeigen zu lassen, denn schon aus dieser können gewisse Schlüsse gezogen werden. So erwähne ich die großen Stuhlmengen bei starken Essern, bei länger dauernder Verstopfung, bei Pankreasinsuffizienz und bei Basedow mit Pankreasbeteiligung. Auch ist aus der Stuhlmenge sowohl der gesamten wie der im Laufe eines Tages mehrmals entleerten die Beurteilung der Art der Entleerung möglich, wie z. B. bei der Ruhr. Auch nach Stuhlverstopfung ist die durch eine Irrigation herbeigeführte Stuhlentleerung in ihrer Gesamtheit zu betrachten und wird einen Rückschluß auf die Wirkung der Irrigation im Zusammenhang mit dem Krankheitsbilde gestatten. Daß nicht nur große Stuhlmengen, sondern auch abnorm geringe in 24 Stunden vorkommen können, möge an dem Beispiel einer Fettsucht dargelegt werden, die ihre Ursache in der zu guten Verdauung der aufgenommenen Nahrungsmittel hat; solche Patienten sind imstande, sogar die Zellulose zu verdauen.

Neben der Quantität ist die Form des Stuhles zu beachten. Der eigentliche bandförmige Stenosenstuhl findet sich verhältnismäßig wohl selten, dagegen ist sehr häufig derjenige Stuhl, welcher infolge der zu großen Sphinkterwirkung in dünnen, säulenförmigen Stückchen entleert wird. Weiter ist charakteristisch der kleinknollige, harte, schafkotartige Stuhl, welcher die spastische Obstipation kennzeichnet. Ist ein solcher knolliger Stuhl ohne Irrigation vermischt mit flüssigen Darmentleerungen, so weist dies meist auf eine entzündliche Affektion der Darmschleimhaut hin, wie sie z. B. bei der chronischen Obstipation (eben als mechanischer Reiz) sich findet. Die flüssigen Entleerungen sind für ihre Herkunft namentlich durch ihre Farbe bestimmt, so daß die größere oder geringere Beimengung von mehr minder verändertem Gallenfarbstoff auf bestimmte Darmabschnitte hinweist. Sehr bekannt ist die Erbsenpüreefarbe des Typhusstuhles, der dazu meist flüssig ist.

Der Farbe des Stuhles ist auch deswegen besondere Aufmerksamkeit zu schenken, weil der Wechsel in der Farbe im Zusammenhalt mit dem übrigen Krankheitsbild wichtige Schlüsse gestattet. So kennen wir den teerfarbigen, kohlschwarzen Stuhl bei Blutungen im oberen Abschnitt des Magen-Darmtraktes, wobei allerdings nicht zu vergessen ist, daß auch mit der Nahrung eingeführtes tierisches Blut dieselbe Farbe hervorrufen kann. Es ist zu erwähnen, daß diese schwarze Farbe auch nicht den ganzen Stuhl betreffen muß, sondern daß nur einzelne Partien untermischt mit normal gefärbten sich finden können. Die eigentümlich grünliche Verfärbung, die sich bei geringerem Blutfarbstoff öfter findet, kann auch wieder eingenommener Grünnahrung, z. B. Spinat, entsprechen. Die Farbe des normalen Stuhles ist ja auch je nach ihrem Gallegehalt verschieden, abhängig auch von der Nahrung und ist ja der lichtgelbe Milchstuhl der Kinder bekannt. Hier gibt es alle Verminderungen bis zum schließlichen vollständigen Abschluß der Galle, so daß dann der acholische, weiße, mörtelige Stuhl erscheint. Wie weit dabei auch die Pankreassekretion behindert ist, ist häufig aus dem Silberglanz des nicht verarbeiteten Nahrungsfettes zu erkennen. Gerade bei Cholelithiasis mit eventuellem wandernden Steinverschluß kommt der häufigen Stuhlkontrolle auf die Beimengung von Gallenfarbstoff diagnostische, aber auch therapeutische Bedeutung zu; das gleiche ist der Fall bei Icterus catarrhalis, bei dem der wieder erscheinende Gallenfarbstoff den Beginn der Rekonvaleszenz anzeigt.

Dem Stuhl außen anhaftende Blutteilchen stammen immer aus den tiefen Darmabschnitten, in erster Linie aus den Hämorrhoiden.

Aber der Stuhl kann auch Besonderheiten darbieten, so die Beimengung von Bandwurmgliedern, von kleinen Fadenwürmern, von Schleimpartikeln in kleinerer oder größerer Menge (Colica mucosa); während diese außen auf dem meist geformten festen Stuhl haften, sehen wir schon in dem breiigen oder flüssigen Stuhl grob- oder kleinflockigen Schleim bei Katarrhen der unteren oder oberen Darmabschnitte in großer Menge. Auch Eiter läßt sich makroskopisch oft erkennen. Ebenso liefern erkennbare große Nahrungsreste, Obsthäute, Obstkerne, größere Fleisch- und Bindegewebsfasern ein Zeugnis sowohl von dem schlechten Kauakt, wie auch von der mangelnden Magenarbeit. Neben dem Gesichtssinn kann auch durch den Geruchsinn einiges erkannt werden. Der faulige Eiweißstuhl ist von dem säuerlichen Gärungsstuhl zu scheiden und gestattet die Diagnose der Art der Dyspepsie. Allerdings unterstützt die reichliche Gasblasenbildung des schaumigen Gärungsstuhles die Diagnose.

Wenn es möglich ist, den Stuhl zu waschen und zu sieben, so können auch Gallensteine, Kotsteine, Konkremente von Magnesia (bei zu reichlicher Einnahme dieser) oder Fettseifen-Konglomerate nach Ölkuren erkannt und gefunden werden.

Fragen: Wie unterscheidet man Gallensteine von Darmsteinen und Pankreassteinen? — Antwort: Gallensteine sind, weil meist zahlreich, klein und facettiert, mäßig hart, braun gefärbt und weisen auf der Schnittfläche Radiär- und Schalenstruktur auf. Die Kotsteine sind abgerundet, weich, braun, lassen keinerlei Zeichnung am Durchschnitt erkennen; die Magnesiakonkremente sind weiß, weich, bröckelig, von rauher Oberfläche, beim Einschneiden zerfällt das Konkrement. Die Fettseifenkonglomerate sind rundliche, erbsen- bis bohnengroße, weiche, zerdrückbare, fettige, grünliche Gebilde, welche ebenfalls keinerlei Struktur erkennen lassen.　　*Reitter.*

Welche Bedeutung haben Schleimbeimengungen zum Magensaft und zu den Fäzes?

Der Magenschleim ist ein normal physiologisches Sekret der Magenschleimhaut, das den sogenannten Becherzellen der Schleimdrüsen entstammt, alkalisch reagiert und einerseits verdauungshemmend, anderseits zellschützend wirkt. Seine Sekretion ist eine lokale in dem Sinne, daß z. B. beim Hunde mit Magenblindsack die Schleimsekretion des großen Magens keine solche des kleinen Magens zur Folge hat. Deshalb ist eine Beimengung von Schleim zum Magensaft an und für sich kein pathologisches Zeichen und nicht für eine Entzündung der Magenschleimhaut (Gastritis) charakteristisch. Man muß ferner bedenken, daß im Magen als einem Aufnahmsorgane auch fremder Schleim angetroffen wird: Mundschleim, Sputum, Ösophagusschleim usw. Die Unterscheidung zwischen echtem Magenschleim und Schleimbeimengungen aus den oberen Luft- und Verdauungswegen ist nicht leicht, jedoch scheint innig mit dem Speisebrei gemischter Schleim für im Magen produzierten Schleim zu sprechen. Läßt man einen Magensaft, der Schleim enthält, längere Zeit in der Wärme stehen, so ergibt sich das interessante Phänomen, daß der Schleim verschwindet, durch salzsaures Pepsin verdaut wird.

Der Duodenalschleim unterscheidet sich vom Magenschleim durch sehr charakteristische Eigenschaften, er ist flöckchenförmig, meistens mit Bilirubin gefärbt und nie in größeren zusammenhängenden Massen zu finden. Dem Umstande, daß Pepsinsalzsäure und Trypsin den Schleim verdauen oder lösen, ist es zu verdanken, daß im Stuhle nur unter außergewöhnlichen Verhältnissen Dünndarmschleim, dagegen regelmäßig Dickdarmschleim bei Störungen der Dickdarmschleimhaut vorgefunden wird.

Welche Bedeutung hat nun der Schleim als Beimengung zu den Fäzes?

Viel Mühe ist aufgewendet worden, um Dünn- und Dickdarmschleim zu unterscheiden. Charakteristisch sind zwei Umstände:

Der Dünndarmschleim zeigt keine Fetzen oder Flocken, sondern nur sagoartige Körperchen; das Protoplasma der Schleimzellen ist verschwunden, nur die Kerne sind vorhanden. Der Dünndarmschleim ist häufig grünlich gefärbt (Biliverdin) und die grünen Entleerungen der Säuglinge sind nichts anderes als biliverdingefärbte Jejunalschleimentleerungen.

Der Dickdarmschleim zeichnet sich dadurch aus, daß er in verschiedenen Formen auftritt: als glasige, durchscheinende Flocken und Klumpen, als Fetzen mit unregelmäßigen Rändern, als den Fäzes von außen anhaftende Membranen, als undurchsichtige weiße Häute, die ihren Zustand Beimengungen von Eiweiß, Fett und zelligen Bestandteilen verdanken, als bandartige Streifen, röhrenförmige Gebilde, oft von lederartiger Konsistenz.

Oft wird nur Schleim entleert oder Schleim und Kot sind innig gemengt. Der Schleim ist eine strukturlose Masse im Mikroskop, die schwachstreifig ist, durch Zusatz von 30%iger Essigsäure streifig gefällt wird. Durch Thionin wird er violett, durch Triazid grün gefärbt. Der große Zellreichtum und die verschollten Zellen zeichnen den Dickdarmschleim vor allen anderen Schleimarten aus. Schleim in den Fäzes beweist einen entzündlichen Zustand der Schleimhaut. Ist der Schleim neben dem Kot vorhanden, so spricht das für Sitz der Affektion im Rektum und Flexur, ist er innig gemischt, für höhere Partien. Die Enteritis mucosa und die Colitis membranacea sind entzündliche Vorgänge der Dickdarmschleimhaut, die hauptsächlich durch enorme Schleimproduktion ausgezeichnet sind und von manchen Autoren als nervöse Affektionen, von anderen als Vorstufen schwererer Dickdarmveränderungen gedeutet werden. *Glaeßner*

Wie wird die Stuhlträgheit behandelt?

Es soll hier über die funktionelle Stuhlträgheit gesprochen werden, die Nothnagel seinerzeit als abnorme nervöse Einstellung der Kolon- und Mastdarmperistaltik bezeichnet hat. Damit ist jedoch das Krankheitsbild nicht erschöpft; ich habe schon vor längerer Zeit die Bezeichnung erweitert in „abnorme Einstellung des neuromuskulären Apparates des Dickdarms und Mastdarms". Hier soll nur auf die praktisch-therapeutische Bedeutung der ganzen Frage eingegangen werden. Vor allem sei daran erinnert, daß der Darm ebenso wie andere Teile des Verdauungsapparates und vegetativen Systems versagen, wenn die antagonistisch eingestellten Teile des vegetativen Systems, der Sympathikus und Parasympathikus, sich nicht das Gleichgewicht halten und nicht in physiologischer Weise tätig sind.

Was den Sympathikus betrifft, so wissen wir, daß er für die Darmbewegungen den Hemmer darstellt; eine Reizung desselben bringt alle Spasmen zum Schwinden und hat eine Lähmung des Darmes zur Folge. Sympathikuslähmung kommt namentlich bei akuten Erkrankungen, teils auf toxischer, teils auf psychogener und teils auf reflektorischer Grundlage vor. Auf den psychogenen Faktor ist besonderes Gewicht zu legen, da ja bekanntlich die psychotherapeutische Behandlung der chronischen Stuhlträgheit eine ganz außerordentliche Stellung einnimmt und es jedem Arzte bekannt ist, daß man nicht allein medikamentös und diätetisch, sondern auch durch psychotherapeutische Maßnahmen im weitesten Sinne die chronische Stuhlträgheit beeinflussen kann. Besonders hervorheben möchte ich, daß ich hiebei auf die durch Psychoanalyse geleitete Psychotherapie am wenigsten Gewicht lege. Darmlähmungen finden sich aber auch bei Peritonitis, paralytischem Ileus usw.; wie stark hier der Sympathikus beteiligt ist, geht aus den klinischen Beobachtungen von G. A. Wagner hervor, der zeigen konnte, daß durch lumbale Injektion von Tropakokain in die Gegend der Rami communicantes bei paralytischem Ileus und bei Peritonitis der Darm, wenn er durch Lähmung der sympathischen Fasern ruhiggestellt ist, in heftige Tätigkeit versetzt und dadurch das Leben des Kranken gerettet werden kann. Ist der Sympathikus gelähmt, so treten die parasympathischen Nerven in Kraft, beginnen zu arbeiten und den Darm zu erregen. Welche Funktion wir bei chronischen Zuständen dem Sympathikus zuzuweisen haben, ist noch nicht genauer bekannt. Hinsichtlich des vagischen Einflusses ist hervorzuheben, daß das parasympathische System den Auerbachschen Plexus erregt. Der chemische Vermittler dabei ist das Cholin. Diesen fördernden Einflüssen können sich jedoch von seiten des Parasympathikus selbst hemmende Kräfte entgegenstellen, und zwar deshalb, weil durch den Parasympathikus auch die lokalen Kontraktionen des Darmes zustandekommen, die die Segmentierung veranlassen. Nun ist gerade die Segmentierung besonders wichtig, da ohne sie bei Erregung des Auerbachschen Plexus der ganze Darminhalt wie durch ein offenes Rohr herausstürzen würde. Daß die spastische Hemmung an richtiger Stelle mit richtiger Energie und mit richtiger Dauer einsetzt, ist physiologisch von besonderer Bedeutung. Es kommen Abweichungen von der Norm in dem Sinne vor, daß die Spasmen zu stark, zu heftig, mit zu großem Widerstand und von zu langer Dauer verlaufen, wodurch es dann zur spastischen Obstipation kommt. Eine Abschwächung der parasympathischen Innervation des Auerbachschen Plexus hemmt die Peristaltik; anderseits entwickelt sich aber auch ein direkter hemmender Einfluß durch Erregung vagischer Fasern, die der Segmentierung vorstehen. Es kommt hiedurch einerseits zur atonischen, anderseits zur spastischen Obstipation, die sich beide gewöhnlich gemeinsam vorfinden. Fälle von reiner atonischer Obstipation und reiner spastischer Obstipation sind Seltenheiten. Auch auf die vagische Beeinflussung von Spasmus und Peristaltik sind psychogene Einflüsse von großem Belang. Jeder weiß, wie stark durch psychische Erregung die Peristaltik in Tätigkeit versetzt werden kann. Es kommen die verschiedensten Abstufungen von stürmischer Erregung einerseits, Abschwächung der vagischen Innervation anderseits vor. Daraus geht schon hervor, daß durch psychotherapeutisches Einwirken sehr viel bei der Behebung der Obstipation zu erreichen ist.

Therapeutisch gilt bei Obstipation als oberster Grundsatz: Principiis obsta! Das ist jedoch oft unmöglich, weil die Patienten die Stuhlverspätung, bevor sie den Arzt aufsuchen, bereits lange Zeit geduldet haben und allerlei Medikamente, ja selbst Klistiere, verwendeten. Selbst chronisch verschleppte Fälle von Obstipation können diätetisch geheilt werden, wenn nicht gewohnheitsmäßig große Klistiere gegeben wurden; letztere erzeugen Trägheit des unteren Darmabschnittes, die oft durch nichts mehr zu beheben ist. Ungemein wichtig, manchmal für sich allein wirksam ist psychische Erziehung, dahingehend, daß der Kranke auf regelmäßige Stuhlentleerung zur gleichen Tageszeit achte; ist dieselbe an einem Tage zur festgesetzten Minute nicht möglich, so muß die Erziehung so weit gehen, daß die Stuhlentleerung erst am nächsten Tage um die festgesetzte Zeit zu erfolgen hat. Dies klingt wohl paradox, aber, wie ich aus eigener Erfahrung sagen kann: probatum est. Im Beginn einer Obstipation gelingt es sehr leicht, den Darm zur Pünktlichkeit zu erziehen. Kommt der Kranke in einem späteren Zeitpunkt zur Behandlung, so ist das schon viel schwerer, weil ein willkürliches Aufhalten des Stuhles von einem Tage bis zum nächsten für den Darm schädlich sein könnte und psychische Erziehung nicht mehr in solchen Massen wirksam ist, wie anfangs. In Frühfällen müssen Medikamente durchaus vermieden werden; sie sind ganz unnötig und töten das Gesundheitsgewissen. Selbst von einfachen Medikamenten ist aus diesem Grunde abzusehen. Man unterrichte sich vor allem genau über die bisherige Kost, bei der sich die Stuhlträgheit entwickelt hat; die Patienten geben sehr oft an, daß dieselbe aus sogenannten leichten Speisen bestand, d. h. gut magenverdaulichen, schlackenarmen, die aber für den Darm wenig Material liefern. Sie werden schon in den obersten Teilen des Verdauungsapparates vollständig verarbeitet und resorbiert. Deshalb werden den unteren Darmabschnitten quantitativ nur geringe Mengen geliefert, und auch in bezug auf chemische und physiologische Bestandteile bekommt der Dickdarm nur Stoffe, die seine Bewegungszentren nur in geringem Maße anregen. In solchen Fällen spricht man von „alimentärer Obstipation". Sehr oft reicht deren Ursprung bis in die Kindheit zurück und ist daher von seiten der Hausärzte besonderes Gewicht darauf zu legen, daß der Darm bereits in der Kindheit geröbere Kost zur Verarbeitung erhält. In leichten Fällen gelingt es, durch einfache diätetische Mittel die Obstipation

zu beheben. Ich warne bei Frühformen vor Mineralwässern; sie sind als
Abführmittel zu vermeiden, vor allem schon deshalb, da sie von dem
Patienten als Medikament angesehen, das Gesundheitsgewissen schwächen.
Dagegen darf man dem Patienten zu einfachen fördernden Maßnahmen
raten, die im Bereiche der Normalkost liegen; wie z. B. zum Trinken kalten
Wassers vor dem Frühstück oder von Obstsäften, oder zum Genuß von
Honig, süßen Marmeladen beim Frühstück. Auch stärkerer Kaffee wirkt
infolge seiner Röstprodukte stuhlfördernd; es spielt hierbei das Koffein
kaum eine Rolle; daher wirken Vollkaffee und koffeinfreier Kaffee annähernd
gleich stark auf den Darm. Beim Malzkaffee wirken die stärker gerösteten
mehr als die lichten Sorten. Tee wirkt, obzwar er bei starkem Aufguß mehr
Koffein als Kaffee enthält, weniger erregend, da ihm die Röstprodukte
fehlen. Die Wirkung besteht in der Auslösung sogenannter langer Wellen,
die vom obersten Teile des Jejunum über den ganzen Darm sich fortsetzen
und auf das Kolon übertreten; sie sind für die schnelle Auswirkung der
Stuhlentleerung von besonderer Wichtigkeit. Daneben empfiehlt es sich,
den Kranken ganz allgemein mehr Gemüse und Obst verzehren zu lassen.
Sehr wichtig ist der Genuß von Normalroggenbrot statt des weißen
Weizenbrotes; hier ist jedoch darauf zu verweisen, daß im städtischen
Roggenbrot das Getreide zu fein vermahlen ist und daher in sehr geringem
Maße kotbildend wirkt. Das sogenannte Bauernroggenbrot entfaltet eine
viel bessere Wirkung; es besteht aus einem ganz anders gemahlenen Getreide;
auch die Backart ist anders. Die Umstellung der Kost von unterwertiger
auf normale Erregungskraft ist in leichten Fällen bereits genügend, um eine
Obstipation zu beheben. Bei schweren und verschleppten Fällen von Obstipation müssen wir jedoch zu energischeren Maßnahmen greifen. Vor
allem müssen wir bedenken, daß der Darminhalt die physiologische Reizquelle für die Kotbeförderung darstellt; einer anderen Reizquelle bedarf
er nicht. Die Massage des Bauches, die namentlich in früherer Zeit vielfach
zur Behebung chronischer Obstipation ausgeführt wurde, halte ich für un-
physiologisch. Oberster Grundsatz sei stets, möglichst mit diätetischen
Maßnahmen auszukommen, um eine physiologische Erregung bei qualitativ
richtiger Beschaffenheit des Darminhaltes zu erreichen. Auch hier leistet
oft die sogenannte Belastungskost gute Dienste. Man muß dabei von
dem Standpunkt ausgehen, daß durch einen größeren Reiz die Peristaltik
angeregt wird, wenn sie auch bei kleinem Reiz versagt; es ist daher eine
Kost zu verabreichen, bei der eine größere Menge von Resten in den Darm
gelangt. Größerem und wasserreicherem Inhalte öffnen sich auch die
spastischen Verengerungen williger, als kleineren und trockeneren Kot-
mengen. Von starkem Belang ist, daß die Kost Material enthält, dessen
in das Kolon gelangende Schlacken noch durch ihre kolloidale Beschaffenheit
wasserbindende Kraft haben. Dies ist viel wichtiger als grobe Beschaffenheit des Genossenen. Nicht Grobstückigkeit des genossenen
Materials spielt hier die ausschlaggebende Rolle, sondern mehr seine
chemisch-physikalische Struktur. Das angeforderte Material soll im Dickdarm, selbst bei erheblicher Verzögerung des Kotlaufes, pomadenartige
Konsistenz bewahren, die für Weiterbeförderung sehr günstig ist. Die Auswahl des Materials muß sich nach der Leistungskraft des Magens und des
oberen Darms richten, daneben muß noch Rücksicht genommen werden

auf die Erfordernisse aller sonstigen Organe und des Allgemeinzustandes. Die Auswahl wird anders sein bei mageren, mästungsbedürftigen Personen und anders bei Fettleibigen. Vom Zustande des Magens, Dünndarms, der Leber und des Pankreas wird es abhängen, ob wir die Reiznahrung in Form einer grobstückigen Kost, also als Grobkost im engeren Sinne geben dürfen; Grobkost ist nur eine besondere Form der Dickdarmbelastungskost. Bei Grobkost wird z. B. das Brot aus grobgeschrotteten Getreidekörnern gewählt, daneben rohe Karotten, Sellerie u. dgl. Darauf kommt es aber gar nicht an; wesentlich ist, daß die Nahrungsmittel reich an Zellulose, Hemizellulose, Pentosen und Pektinen sind (Gemüse, frisches Obst, Dörrobst, Vollkornbrot, Leguminosen u. dgl.), die dem Dickdarm genügend reichlich quellbare Masse liefern, auch wenn sie mechanisch teilweise oder vollkommen zerkleinert gereicht und genommen werden. Bei richtiger Auswahl kann eine für den Darm berechnete Belastungskost für den Magen gleichzeitig Schonungskost sein. Bei Fällen mit Aszendenstypus der Obstipation muß, je mehr dieser Typus überwiegt, auf grobstückiges Material verzichtet werden. Das gleiche gilt für schwerere Formen von Darmspasmen im Querkolon und Deszendens mit gleichzeitiger Beschleunigung der Magen- und Dünndarmpassage; diese Fälle sind gar nicht selten. Wird solchen Kranken das Material in zu grober Form verabreicht, so gelangt dasselbe wohl bis an den spastischen Darmteil, kann jedoch hier das Gegenteil veranlassen, nämlich eine starke Zusammenziehung, veranlaßt durch den mechanischen Reiz.

Zur Überwindung der Spasmen ist manchmal die Verordnung von Medikamenten notwendig. An erster Stelle steht hier das Atropin; wir verordnen hier die eben noch wirksame Menge, da sonst eine Schwächung der Peristaltik eintritt; ein Viertelmilligramm, zwei- bis dreimal täglich, leistet meist schon vorzügliche Dienste; Höchstmengen: morgens $1/_2$ Milligramm und abends 1 Milligramm. Von der Kombination mit Papaverin oder der alleinigen Anwendung desselben habe ich keinen Vorteil gesehen. Atropin kann man längere Zeit geben, selbst monatelang, um die spastische Stuhlträgheit zu beheben und nach Überwindung derselben Rückfälle zu vermeiden. An Stelle langdauernder Atropinkur verwende ich nunmehr oft das Rivanol (I. G. Farbenindustrie, Hoechst), 25 Milligramm zwei- bis dreimal täglich in Kapseln. Dieses Präparat wurde zuerst bei der Amöben- und Bazillenruhr angewendet; es hat die Eigentümlichkeit, die Spasmen zu lösen, und kann als starkes Antispasmodikum gelten. Erst nach gewisser Anreicherung im Körper übt das Rivanol seine Wirkung aus. Die Kapseln werden eine Stunde nach dem Frühstück, Mittagessen und Abendessen genommen.

Auf die pharmakologische Wirkungsweise der Abführmittel soll hier nicht eingegangen werden, es sei nur hervorgehoben, daß die Cholinpräparate eigentlich das beste physiologische Abführmittel darstellen sollten; sie werden jedoch noch nicht in vollkommener Weise hergestellt, und zwar aus dem Grunde, weil das Cholin innerhalb des Verdauungstraktes leicht abgebaut wird. Mit Cholininjektionen lassen sich wohl schöne Resultate erzielen; es eignet sich jedoch, wegen Nebenwirkungen, diese Anwendungsweise nicht für die Allgemeinpraxis. Von Hormonpräparaten sind hier vor allem das Thyreoidin und das Hypophysin zu erwähnen. Besonders bei Patienten mit Schilddrüseninsuffizienz wirkt das Thyreoidin oft ausgezeichnet. Das Hypophysin (Hoechst) ist in manchen Fällen von gutem Einfluß, es hat jedoch gleichfalls zu viele Nebenwirkungen, um längerem Gebrauch dienen zu dürfen.

Von den Mineralsalzen bewähren sich am besten diejenigen, die im Darm bleiben und den übrigen Körper nicht beeinflussen. Hier sind als einzige die Magnesiapräparate zu nennen, da alle anderen resorbiert werden und auf ihrem Wege andere Organe beeinflussen. Das Magnesium sulfuricum entfaltet eine rasche Wirkung, während das Magnesia usta langsamer den Darm beeinflußt.

Von Medikamenten, die den Stuhl geschmeidiger halten und daher besonders bei Bestehen von Spasmen wichtig sind, ist an erster Stelle zu nennen das Agar-Agar und das ihm verwandte Regulin. Die Verwendung vom Paraffinum liquidum bei der Behandlung chronischer Stuhlträgheit spielt gleichfalls eine große Rolle. Von Mitteln, die den Auerbachschen Plexus erregen, ist hier besonders das Phenolphthalein zu erwähnen, das in den verschiedensten Handelsmarken auf den Markt kommt; die dadurch bedingten Schädlichkeiten werden sicher überschätzt.

Sehr oft wird behauptet, daß bettlägerige Patienten wegen der konstanten Ruhe Stuhlträgheit haben; ich möchte diese Meinung bestreiten. Bei bettlägerigen Kranken tritt keine Stuhlträgheit ein, wenn die Patienten entsprechend ernährt werden und die nötigen Reizstoffe zugeführt erhalten. Bei der durchschnittlich üblichen Kost Bettlägeriger werden Nahrungsmittel mit unterwertiger Reizkraft gegeben, die natürlich Stuhlträgheit bedingen. Öfters wird gesagt, daß Patienten mit Obstipation viel Bewegung machen sollen. Das ist sicher sehr gesundheitsförderlich und wirkt dadurch auf den Darm, aber es kann dadurch auch viel geschadet werden, wenn es sich um nervös erschöpfte Kranke handelt, die an starker spastischer Obstipation leiden. Es mag wohl manchmal dadurch für den Augenblick genützt werden, aber die Nachteile, die sich später auswirken, sind dann oft schwer zu beseitigen. *Noorden*

Was weiß man über die Ursachen der Colitis ulcerosa?

Vor allem ist die Vorfrage zu beantworten, ob es sich bei der Colitis ulcerosa überhaupt um eine einheitliche Krankheit handelt. Die Autoren sind sich darüber nicht einig. Ich glaube aber, daß es genügend Gründe gibt, an dem Krankheitsbegriff Colitis ulcerosa und gravis festzuhalten, und halte es sogar für möglich, daß für einen großen Teil dieser Fälle sich eine einheitliche Ätiologie feststellen lassen wird.

Der Grund für diese Stellungnahme liegt darin, daß sich geradezu gesetzmäßig eine sehr charakteristische Lokalisation und ein ebenso charakteristischer Verlauf der Erkrankung konstatieren läßt. Die Krankheit befällt fast regelmäßig bloß die tieferen Partien des Dickdarmes, vor allem das Sigma und steigt nur selten im Colon descendens bis etwa zur Flexura lienalis hinauf. Der Verlauf ist fast immer chronisch rezidivierend, meist fieberhaft. Gewiß gibt es viele Bakterien, die in dieser Weise pathogen wirken können, und es ist gar nicht zu bezweifeln, daß in ganz ähnlicher Weise sich auch Fälle von echter Amöbendysenterie darbieten können.

Ich zweifle auch gar nicht, daß der oder die gesuchten Erreger in die Gruppen der Dysenterieerreger fallen werden. Dagegen scheint es mir fast sicher, daß gewöhnliche Dyspepsien und motorische Funktionsstörungen eine ausreichende Ursache für das Entstehen dieser schweren Darmprozesse nicht abgeben können.

Für die Abgrenzung einer eigenen Colitis ulcerosa war für Schmidt die Tatsache maßgebend, daß in diesen Fällen die eigentlichen Dysenterieerreger nicht nachzuweisen sind. Wenn wir aber bedenken, daß auch bei echter Dysenterie die Erreger vielfach nicht zu finden sind, namentlich dann, wenn es sich um ältere Prozesse handelt, wird man diesem negativen Befunde den Wert eines prinzipiellen Unterscheidungsmerkmales nur mit größter Vorsicht zubilligen können. Zudem ist durch das Studium der letzten Jahre die Anzahl der dysenterieerzeugenden Protozoen- und Bakterienarten ganz außerordentlich gestiegen und es ist gar nicht abzusehen, was uns zukünftiges emsiges Studium in dieser Beziehung bieten wird. So kamen zu den altbekannten Dysenteriebazillen von Shiga-Kruse und Flexner noch die Y-Bazillen, die Bazillen von Hiss und Russel, die Kolitisbazillen, der Gärtnersche Bazillus, die verschiedenen Pseudo- und Paradysenteriebazillen. Wir lernten auch verschiedene Spirochäten kennen, die für entzündliche Darmprozesse ätiologisch verantwortlich gemacht werden. Auch bei der Amöbendysenterie finden wir neben der altbekannten Entamoeba histolytica die Entamoeba tetragena und die Entamoeba dysenteriae europaeae, und es zeigte sich, daß auch andere Protozoen, wie Lamblien, namentlich in Symbiose mit den oben besprochenen Spirochäten für einzelne ulzeröse Prozesse im Darm verantwortlich zu machen sind. Noch öfter fand sich Balantidium coli bei ulzerösen Dickdarmerkrankungen. Da in diesen Fällen die Erreger oft sehr schwer zu finden sind, liegt der Gedanke nicht so ferne, daß die chronisch entzündlichen Prozesse, die wir als Colitis ulcerosa bezeichnen, zu einem großen Teil irgend einem dieser Erreger ihren Ursprung verdanken könnten. Dementsprechend haben sich seit dem Kriege auch die Fälle von echter Amöbendysenterie und Balantidiendysenterie in unseren Gegenden, wo sie früher eine Seltenheit waren, ganz außerordentlich vermehrt. Alle diese Umstände legen den Gedanken nahe, daß in jedem Falle von Colitis ulcerosa Infektion mit irgendeinem Dysenterieerreger anzunehmen wäre. Es ist aber mit Rücksicht darauf, daß eben in den meisten Fällen die gewöhnlichen Dysenterieerreger nicht gefunden werden, gewiß nicht fernliegend, daß diesen Fällen von Colitis ulcerosa ein anderer, zur Zeit unbekannter, spezifischer Erreger zugrunde liege. Jedenfalls haben wir allen Grund, an dem infektiösen Charakter der Colitis ulcerosa festzuhalten, auch wenn sich herausstellen sollte, daß für die verschiedenen Fälle jeweils ein anderer Erreger verantwortlich wäre, sie, um es kurz zu sagen, für eine Form der chronischen Ruhr im weitesten Sinne des Wortes anzusehen. Für die Verwandtschaft der Colitis ulcerosa mit Affektionen dysenterischen Charakters spricht auch der Umstand, daß sich sehr oft wie nach Dysenterie gastrische Achylie nachweisen läßt und daß Strauß öfters gesteigerte Agglutinationsfähigkeit des Serums gegenüber Dysenteriebazillen feststellte.

Daß es neben dieser Form der ulzerösen Dickdarmveränderungen auch anatomisch ähnliche Formen anderer Ätiologie gibt, soll nicht geleugnet werden, so die ulzerativen Prozesse nach Quecksilbervergiftungen oder bei rektaler Gonokokkeninfektion oder als Folge von Lues und ähnlichem. Häufiger und ernster sind diagnostische Schwierigkeiten bei der Unterscheidung von Sigmakarzinom. Meist wird der rektoromanoskopische Befund die Entscheidung bringen. Die Unterscheidung von echter bazillärer oder Protozoenruhr kann bei negativem Stuhlbefund direkt unmöglich werden. Nur die Balantidienruhr scheint auch durch die Form und eigenartige Gelbfärbung der Geschwürchen einigermaßen sicherer charakterisiert zu sein. *Schur*

Wie gestaltet sich die Behandlung der Colitis ulcerosa?

Man hat natürlich seit jeher, da das Hauptsymptom der Colitis ulcerosa die blutig-schleimigen Diarrhöen sind, Adstringentien angewendet. Es möge genügen, hier auf die Tanninpräparate, besonders das Tannalbin, das Pankreon und verschiedene Wismutpräparate hinzuweisen. Da der Prozeß sich in den untersten Abschnitten des Dickdarmes abspielt, hat man natürlich auch immer versucht, durch lokale Behandlung Erfolge zu erzielen. Selbstverständlich spielen auch hier wieder Adstringentien die Hauptrolle. Ich selbst verwende meistens Dermatol in öliger Aufschwemmung (ein Eßlöffel auf 100 Kubikzentimeter Olivenöl); öfters auch schwache Tanninlösungen (2⁰/₀₀) oder Argentum nitricum (1 bis 5 : 10000). Von einer Reihe von Autoren wird für solche Spülungen ein Extrakt der Kamillen, der unter dem Namen Kamillosan in den Apotheken erhältlich ist, gerühmt. Opium, dessen stopfende Wirkung wegen der enorm frequenten diarrhoischen Stühle oft erwünscht erscheinen würde, wird von den meisten Autoren abgelehnt, und ich selbst möchte es nur zur Behebung besonders großer Kolikschmerzen ganz ausnahmsweise verwenden, weil mir gerade die stopfende Wirkung zweckwidrig erscheint. Im Gegenteil scheint die Entlastung des Darmes von Exkrementen der Heilung des Prozesses viel förderlicher zu sein, und ich suche diese Darmentleerung außer durch die jeder lokalen Behandlung vorausgeschickten Reinigungsklysmen auch öfters durch leichte Abführmittel zu erzielen. Den absolut günstigen Verlauf, den Hausmann bei seinen Fällen als Folge der Abführbehandlung betrachtete, konnte ich freilich bei meinen Beobachtungen nicht bestätigt finden.

Die Bakteriophagenbehandlung, welche bei der Dysenterie gute Erfolge gezeitigt haben soll, wurde bei der Colitis ulcerosa aus dem begreiflichen Grund nicht verwendet, weil sie nur bei bekanntem Erreger möglich ist. Dasselbe gilt von der Behandlung mit Antiserum. Dagegen werden von der Autovakzinebehandlung auch bei der Colitis ulcerosa außerordentlich günstige Erfolge mitgeteilt. Ich war in der Lage, bei einem eigenen Falle die gute Wirkung dieser Behandlung, die von anderer Seite durchgeführt worden war, zu konstatieren.

In neuerer Zeit wird das Antivirus Besredka, das ist die durch fortgesetztes Impfen mit einer bestimmten Bakterienart für diese erschöpfte Kulturflüssigkeit, ganz allgemein als Mittel gegen verschiedene Infektionen angewendet. Vielfach wurde versucht, der toxischen Bakterien auf andere Weise Herr zu werden, und zwar durch Umstimmung der Bakterienflora des Darmes überhaupt. Es wurde hiezu vor allem die Ernährung mit Yoghurt verwendet, und man erwartete, daß der Yoghurtbazillus die Infektionserreger verdrängen würde. Dasselbe suchte man durch ein Bakterienpräparat zu erreichen, das unter dem Namen Mutaflor vielfach in Verwendung stand. Die Erfolge bei der Colitis ulcerosa waren nicht befriedigend. Auch durch spezifisch wirkende Farbstoffe suchte man die Infektionskeime unschädlich zu machen. Man verwendete hiezu zwei Farbstoffe, das Gentianaviolett und das Akriflavin, von denen das erstere bei Gram-positiven, das letztere bei Gram-negativen Infektionserregern wirksam sein sollte. Gute Wirkung wurde hier auch bei Einverleibung per Klysma beobachtet.

Selbstverständlich war bei der Behandlung der Colitis ulcerosa auch ein Erfolg von jenen Medikamenten zu erwarten, die bei der Protozoendysenterie mit Erfolg verwendet werden, von Emetin und von Yatren. Das Emetinum hydrochloricum wende ich jetzt schon seit Jahren bei jedem Falle von Colitis ulcerosa neben der adstringierenden Behandlung an. Meine Erfolge sind so gut, daß ich seit längerer Zeit jede Behandlung einer Colitis ulcerosa mit der Emetinbehandlung beginne. Ich verwende meist Einzeldosen von 0,02 Gramm und gebe diese Dosis in subkutaner Injektion (per os wirkt diese Dosis unbedingt erbrechenerregend) dreimal täglich. Sie kann in hartnäckigen Fällen auch auf das Doppelte gesteigert werden. Diese Behandlung kann ohne Schaden einige Wochen fortgesetzt werden, meist so lange, bis vollkommene Heilung eingetreten ist. Gleichzeitig verwende ich regelmäßig Wismutpräparate in großen Dosen in verschiedener Applikation. In einer kleineren Anzahl von Fällen habe ich das Yatren verordnet, und zwar sowohl per os in Dosen bis zu 9 Gramm täglich, als auch per anum in 2,5%igen Lösungen, war aber mit den Resultaten dieser Behandlung viel weniger zufrieden. Vielfach wurde bei der Dysenteriebehandlung auch das Stovarsol-Spirocid in Tagesdosen von 1 bis 2 Gramm per os verwendet, und es wurde namentlich über gute Erfolge bei jenen Fällen berichtet, die von Spirochäten herrühren sollten.

Die günstige Wirkung, die ich bei der Behandlung mit Emetin, dem Spezifikum gegen Amöbendysenterie, gesehen habe, legt sicher den Gedanken nahe, daß in vielen Fällen von Colitis ulcerosa Protozoen die Erreger seien. Jedenfalls erscheint es mir zweckmäßig, alle gegen Protozoeninfektionen verwendeten Mittel gegebenenfalls auch bei Colitis ulcerosa zu versuchen. So vor allem Chininspülungen in 1 bis 5%iger Lösung, eventuell auch Traubenzuckereinläufe. Selbstverständlich werden auch seit jeher die allgemeinen Adsorptionsantiseptika, fein gepulverte Tierkohle und Bolus alba verwendet.

Das leider sehr oft zu beobachtende Versagen aller internen Therapie hat die Anwendung chirurgischer Methoden veranlaßt. Das Um und Auf fast aller Operationen ist Ausschaltung des entzündeten Darmteiles aus den Verdauungsvorgängen und Erleichterung der Behandlung des erkrankten Darmabschnittes mit wirksamen Medikamenten. Angewendet wurden Appendikostomie zum Zwecke der Durchspülung, Anlegung eines widernatürlichen Afters an verschiedenen Darmabschnitten. Öfters entstanden bei der letzten Operation stenosierende Verwachsungen im ausgeschalteten Darmabschnitt, die diesen dauernd unpassierbar machten und entweder eine dauernde Aufrechterhaltung des Anus praeternaturalis oder eine neuerliche gefährliche Operation, die in der Exstirpation des ganzen erkrankten Darmabschnittes oder in einer schwer anzulegenden Darmanastomose mit Ausschaltung des Dickdarmes bestand, erzwangen. Es ist einleuchtend, daß die chirurgische Behandlung nicht die Behandlung der Wahl sein kann, und wir zu ihr erst nach sicher erkannter Aussichtslosigkeit jeder anderen Behandlung greifen werden. Ich selbst habe es seit Jahren nicht für nötig gehalten, bei ulzeröser Kolitis eine operative Behandlung einzuschlagen, da ich mit der internen Behandlung vollkommen befriedigende Erfolge erzielte. *Schur*

Welche Behandlung ist bei Colitis ulcerosa zu empfehlen?

Die Ätiologie der Colitis ulcerosa ist keine einheitliche. Wir haben es immer mit einer Infektion zu tun, die von unten ausgeht und allmählich ansteigt. Daraus folgt, daß wir mit der richtigen Therapie der Colitis ulcerosa zu dem Zeitpunkte einsetzen müssen, in dem wir das Gebiet des ulzerösen Prozesses noch beherrschen. Ist es bereits zu einem wesentlichen Ansteigen des Krankheitszustandes im Kolon gekommen, so ist die Sachlage bereits eine bedenklichere. Die Krankheit setzt mit heftigem, quälendem Tenesmus ein und mit Stühlen, die, an Quantität sehr gering, hauptsächlich aus Schleim, Blut und Eiter bestehen. Die Zahl der Stühle ist eine sehr große. Der Patient kommt sehr herunter. Die alte Methode bestand in Stillstellung des Darmes mit Opiaten. Das Opium wirkt auf den untersten Teil des Darmabschnittes, es kommt zu einem Kontraktionszustand und dadurch werden in den Nischen der Schleimhaut die Keime kultiviert. Es sind nicht immer die bekannten Dysenteriebazillen, die Anlaß zu diesem Prozesse geben, oft sind es Paratyphus A- und B-Bazillen. Nur ganz vereinzelt konnte ich bei solchen Patienten unter Serumbehandlung eine Besserung auftreten sehen. Um den unteren Teil des Darmabschnittes zur Erschlaffung zu bringen und den Tenesmus zu sistieren, habe ich das Papaverin angewendet. Aber auch andere krampflösende Präparate, wie der Kampfer, Atropin auf subkutanem Wege, sowie rektale Injektion von Adrenalin können denselben Effekt erzeugen.

Als zweite Maßnahme empfehle ich die Darmentleerung, und zwar am zweckmäßigsten mit Rizinusöl. Nach einer ausgiebigen Darmentleerung ist erst der Darm zu spülen, jedoch ist ein hoher Druck zu vermeiden, da wir sonst die infizierten Massen hinauftreiben. Am zweckmäßigsten ist es, Irrigationen vornehmen zu lassen, bei denen die Flüssigkeit sofort wieder ausfließen kann. Ich verwende am liebsten 30 Tropfen Jodtinktur auf einen halben Liter Wasser von 28° R Temperatur. Gibt man eine halbe Stunde vor der Irrigation ein Spasmolytikum, so ist eine Bespülung der Falten besser zu erreichen. In zwei Fällen, die unabhängig von der Kolitis zur Obduktion kamen, konnte ich mich von der günstigen Wirkung dieser Therapie überzeugen. Die Schleimhaut war abgeheilt, zeigte ein harmloses Aussehen. Es muß nur nochmals darauf hingewiesen werden, daß sich diese Behandlungsart nur in frischen Fällen besonders erfolgreich zeigt. Kommt der Fall zu spät zur Behandlung, so nützen die Maßnahmen von unten nichts, da wir die Flüssigkeit nicht leicht in das Cöcum hinaufbringen.

Bei den vorgeschrittenen Fällen wende ich ein Verfahren an, das vorzügliche Dienste leistet. Das ist die Appendikostomie. Vor vielen Jahren habe ich sie zum ersten Male in Vorschlag gebracht. Einige Zeit später hat Prof. Eiselsberg über meinen Wunsch in einem solchen Falle eine Cökostomie ausgeführt. Der Effekt war sehr befriedigend. Die Kolostomie konnte mich jedoch nicht voll befriedigen und so schritt ich denn zur Appendikostomie. Von diesem Zeitpunkte wurden alle meine Fälle von ulzeröser Kolitis im vorgeschritteneren Stadium der Appendikostomie zugeführt. Wird die Operation zum richtigen Zeitpunkte, nämlich bei relativem Wohlbefinden des Kranken ausgeführt, so ist es ein kleiner Eingriff. Der Zugang ist möglichst lange offen zu halten und das Kolon u. a. mit verdünnter Jodtinktur (1 bis 2⁰/₀₀), Tierkohle oder Chlorkalzium täglich ein- bis zweimal durchzuspülen. Der günstige Einfluß zeigt sich bald im ganzen Verhalten des Kranken. Die Appetenz nimmt zu, die Temperatur fällt ab, und in keinem einzigen Falle habe ich weitere erhebliche Störungen gesehen. Ein Moment muß jedoch stets berücksichtigt werden: Die Patienten drängen darauf, daß sie vom Drain befreit werden. Die Wunde ist jedoch erst dann zu schließen, wenn die Stühle normal sind und tadelloses Wohlbefinden eingetreten ist. Das kann ein bis eineinhalb Jahre in Anspruch nehmen. In der Diät sind auch weiter alle Maßnahmen wie bei der Colitis ulcerosa einzuhalten und vor allem eine Hintanhaltung der Eiweißzersetzung zu erzielen. Die Kranken sind daher fleisch- und tunlichst eiweißfrei zu ernähren und ist ihnen vor allem Gemüse in Püreeform und viel Fett und Mehlkost zu gestatten. Wird die Appendikostomie frühzeitig vorgenommen, so kommt es weder zur Stenose noch zu weiteren Beschwerden von seiten des Dickdarmes. Im Anfangsstadium kann man wohl auch einen Versuch mit der Romanoskopie machen, durch die es gelingt, den untersten Darm abzuleuchten und die Geschwüre örtlich zu behandeln.

Frage: Haben Sie Erfahrung über Behandlung mit Emetin? — Antwort: Ich habe Gelegenheit gehabt, mit Emetin behandelte Fälle mit Papaverin und Jodspülung mit besserem Ergebnis nachzubehandeln. Bezüglich des Emetin lauten die Resultate widersprechend. Papaverin und Emetin haben auf die glatten Muskeln die gleiche Wirkung. Beide sind Benzyl-Isochinolin-Verbindungen. Das Emetin hat bekanntermaßen eine stark toxische Wirkung und wird von dessen Anwendung abgeraten. Kleine Dosen sind unwirksam, größere gefährlich.   *Pal*

Wie wird die Colitis ulcerosa behandelt?

Als Colitis ulcerosa bezeichnet der Kliniker diejenigen Fälle von Diarrhöen mit blutig-schleimiger Stuhlentleerung, bei denen Dysenterie, Carcinom, Tuberkulose u. dgl. als Ursache ausgeschlossen werden kann. Der Krankheit liegt eine Schleimhauterkrankung des Darmes unbekannter Ätiologie zugrunde. Die Bezeichnung „Colitis ulcerosa" ist jedoch ungenügend, die Diagnose hätte festzustellen, welche Abschnitte des Dickdarmes erkrankt sind, ob die Veränderungen nur den Mastdarm und das Sigma, den distalen Dickdarm oder das gesamte Kolon betreffen. Die Colitis ulcerosa gilt als schwere Erkrankung ungünstiger Prognose. Diese Auffassung ist jedoch nur für die Fälle berechtigt, bei denen der gesamte Dickdarm erkrankt ist. Dagegen ist die Prognose der Fälle von Proctosigmoiditis ulcerosa, weitaus die Mehrzahl aller Erkrankungen, nicht so ungünstig.

Wenn ich Ihnen über die Erfahrungen berichten soll, die wir in der Therapie dieser Krankheit gemacht haben, so möchte ich zunächst die wichtigsten Behandlungsmethoden kritisch besprechen und dann erst das von uns geübte Verfahren erläutern. Die am meisten verbreitete Behandlung ist die Spülung des Darmes mittels Einläufen. In der Form, in der sie gewöhnlich geübt wird, wobei größere Mengen verschiedenartiger Lösungen einfließen gelassen werden, bringt sie keinen Nutzen, im Gegenteil, wir haben oft nach solchen Einläufen erhebliche Verschlechterungen beobachtet. Am harmlosesten sind diesbezüglich noch indifferente Lösungen, während größere Konzentrationen von Adstringentien oder Desinfizientien großen Schaden stiften können. Eine andere Behandlungsmethode ist die Proteinkörpertherapie, welche sich in der letzten Zeit großer Beliebtheit erfreut. Ich hatte von ihrer Anwendung da und dort einen gunstigen Eindruck, ohne daß ich diesbezuglich ein abschließendes Urteil fällen möchte. Sie ist jedoch nicht ungefährlich, denn wiederholt sahen wir nach einer Injektion wochenlang dauernde hohe Fiebertemperaturen, welche das Allgemeinbefinden des Patienten so verschlechterten, daß wir nicht den Mut hatten, die Injektionen zu wiederholen. Schließlich sei die Behandlung mit Antidysenterieserum erwähnt, welche neuerdings auch bei Fällen angewendet wird, bei denen keine Dysenterie vorangegangen ist. Wir haben bei der Anwendung dieses Mittels keinen Erfolg gehabt, auch nicht bei intravenöser Applikation großer Dosen von Dysenterieserum.

Unsere eigene Behandlungsmethode ist, kurz gesagt, eine Spülungsbehandlung mit kleinen Mengen von physiologischer Kochsalzlösung. Wie schon angeführt, bringt die Anwendung großer Einläufe keinen Erfolg, was damit zusammenhängt, daß die eingelaufene Flüssigkeit nicht wieder abläuft, so daß eigentlich keine Spülung erfolgt. Das Stagnieren von Flüssigkeit im Darm leistet aber dem Bakterienwachstum und den Zersetzungsprozessen Vorschub. Will man tatsächlich spülen, so kann man nur kleine Mengen, etwa 100 Kubikzentimeter, auf einmal einlaufen lassen. Dieser Einlauf fließt wieder durch das Darmrohr zurück, er gelangt nicht höher als in das Rektum und Sigma. Man muß darauf verzichten, die höheren Darmabschnitte spülen zu wollen, aber es genügt, den Enddarm in dieser Art zu behandeln, denn die meisten Fälle sind nur eine Proctosigmoiditis, und auch dort, wo höhere Darmabschnitte mitbefallen sind, hören durch die Heilung der Proctosigmoiditis die Diarrhöen auf Wir lassen gewöhnlich zweimal täglich jedesmal drei- bis viermal je 100 Kubikzentimeter physiologische Kochsalzlösung einlaufen und wieder ablaufen. Sobald die Blutung aufgehört hat, schließt sich an die Spülung der Einlauf von 100 Kubikzentimeter einer milden, adstringierenden Lösung an, einer Tanninlösung 1 bis 2⁰/₀₀ oder einer 1%igen Dermatolsuspension. Man muß diese Therapie oft monatelang in gleicher Weise fortsetzen, Arzt und Patient müssen Geduld haben, aber man sieht oft bei scheinbar schwersten Fällen Heilungen, selbst bei Fällen, bei denen der Prozeß hoch in das Kolon hinaufreicht.

Diätetisch hat man meist nicht viel zu tun. Dort, wo der Prozeß nur das distale Kolon betrifft, kann man so ziemlich alles zu essen geben. Wenn das proximale Kolon mitbefallen ist, sind zellulosehaltige Nahrungsmittel zu verbieten. In dieser Richtung werden oft Fehler begangen, die Kost der Patienten wird zu sehr eingeschränkt, die Kranken verlieren den Appetit und magern ab.

Per os darzureichende Mittel sind nur dort erfolgreich, wo der Prozeß in den oberen Dickdarm hinaufreicht, da kann man die adstringierenden Tanninpräparate geben.

Zu einer chirurgischen Behandlung hatten wir nur sehr selten Veranlassung. Die Spülungsbehandlung mittels Appendicostomie ist meist unrationell, da der Prozeß hauptsächlich im distalen Kolon sitzt und durch die Einlaufspülung leichter erreicht werden kann. Nur dort, wo der proximale Dickdarm erheblich befallen ist, erscheint eine solche Behandlung eventuell angezeigt. Ein Anus praeternaturalis ist ein schwerer Eingriff, der nur gerechtfertigt ist, wenn alles andere versagt. Bei Komplikationen, wie Stenosierung, immer wiederkehrenden schweren Blutungen, ist eine Resektion des befallenen Darmabschnittes angezeigt.   *Porges*

Wie gestaltet sich die interne Nachbehandlung nach Operationen im Bereiche des Magen-Darmtraktes?

Die interne Nachbehandlung des Operierten fängt mit einer richtigen Vorbehandlung an. Diese muß speziell auf das Herz, die Lunge und den Magen-Darmtrakt gerichtet sein.

Das Herz. Schwache Herztätigkeit muß vor der Operation medikamentös behandelt werden. Hiebei sind größere Digitalisdosen zu meiden, da sie die Flimmerbereitschaft des Herzens erhöhen. Kleinere Digitalisdosen und Koffein kommen in Betracht. — Eine mäßige Hypertension ist kein Gegenstand einer besonderen Behandlung. Leichte Hypertoniker mit hypertrophischem, aber leistungsfähigem l. Ventrikel vertragen Narkose und Operation relativ gut. Prophylaktische Aderlässe haben keinen Sinn. Hochgradige Hypertonien sind eine Kontraindikation gegen die Vornahme jeder Operation.

Die Lunge. Gerade bei Abdominaloperationen kommt durch Ausschaltung der Zwerchfellatmung eine Pneumonie als Nachkrankheit der Operation besonders in Betracht. Bronchitis und Tracheo-Pharyngitis müssen daher sorgfältig vor der Operation behandelt werden, sonst ist die Möglichkeit gegeben, daß sich auf ihrer Basis eine Pneumonie, Lungengangrän usw. entwickeln. — Höhergradige Varizen an den Beinen bilden die Grundlage für postoperative Thrombosen, von denen aus eine Lungenembolie entstehen kann.

Magen-Darm. Es ist für ausgiebige Entleerung des Darms vor der Operation zu sorgen. Abführmittel sollen vermieden werden, Irrigationen sind entsprechender. Diarrhöen vor der Operation sollen beseitigt werden, da sie sonst eine ernste Gefahr für den Operierten bedeuten. — Im Falle einer Pylorusstenose muß am Abend vor der Operation eine Ausheberung des Magens, bzw. Auswaschung erfolgen.

Unmittelbar nach der Operation drohende Gefahren: Wir können uns natürlich hier nur auf die wichtigsten Ereignisse beschränken.

Störungen von Seite des Herzens und des Kreislaufes. Es

kann sich um Herzschwäche oder um Kreislaufinsuffizienz handeln. Namentlich letztere wird durch das Anästhesierungsverfahren bedingt, wobei Allgemeinnarkose und Lokalanästhesie in gleicher Richtung schädigend auf den Kreislauf wirken können. Insbesondere gilt dies im Falle der Lokalanästhesie für die Lumbalanästhesie. Im Falle der Kreislaufinsuffizienz kommt es zur Herabsetzung des Gefäßtonus, kenntlich an der Rotfärbung des Gesichtes, Kühle der Extremitäten, Pulsbeschleunigung und niedrigem Blutdruck. — Auch das Operationstrauma als solches und die durch die Operation freigewordenen Gewebegifte wirken schädigend auf den Kreislauf. Diesen können sich bakterielle Gifte zugesellen. Die Atmungserschwerung durch Peritonitis, ferner durch Zwerchfellhochstand, welcher durch akute Magen-Darmdilatation oder durch meteoristische Därme bedingt wird, verschlechtern gleichfalls den Kreislauf. Auch bloße Schmerzen im Gefolge der Laparotomie gestalten den Kreislauf ungünstig. Es kann auch z. B. im Falle des paralytischen Ileus zur Durchwanderung und zur Resorption verschiedener Darminhaltsbestandteile kommen, die den Kreislauf schwer schädigen. Schönbauer hat hier besonders auf das Trypsin hingewiesen. — Die Therapie besteht in der Darreichung von Kardiazis (Digitalis, Koffein) und von peripheren Kreislaufmitteln (Strychnin, Adrenalin, Pituitrin, Ephetonin, Kampferpräparaten). Traubenzuckerinfusionen leisten oft Gutes. Der Zwerchfellhochstand muß durch Darmrohr usw. bekämpft werden, falls er durch Gasblähung bedingt ist.

Störungen von Seite der Lunge. Die Pneumonie und Pleuritis sind hier gefürchtete Komplikationen. An ihnen ist die Äthernarkose nur zum Teil schuld. Vielfach spielen hier andere Faktoren mit, die sich auch bei Lokalanästhesie geltend machen. Abkühlung, Aspiration, embolische Infarkte, pulmonale Fettembolien, eine schon vor der Operation vorhandene Bronchitis oder Emphysem müssen als Gelegenheitsursache der Pneumonien, die sich gerade nach der Laparotomie einstellen können, bezeichnet werden. — Eine Pleuritis findet sich oft auf der Seite der Baucherkrankung (bei Appendizitis, subphrenischen Abszessen usw.); hier dürfte die Infektion per continuitatem vom Peritonealraum her auf dem Lymphwege erfolgen. — Die nach Venenthrombosen auftretenden Embolien in die Lunge sind besonders gefürchtet. Die Thrombosebereitschaft soll angeblich in letzter Zeit ganz bedeutend erhöht sein. Diese erhöhte Neigung zur Thrombose wurde von mancher Seite auf die heutzutage vielfach geübte intravenöse Injektionstherapie zurückgeführt. Von Dietrich wird auf die große Bedeutung der Sensibilisierung des Gefäßendothels für die Thrombenbildung hingewiesen. Eine solche Sensibilisierung findet nicht nur durch Bakterien, sondern auch durch Eiweißkörperinjektionen statt.

Die Prophylaxe der Lungenkomplikationen ergibt sich von selbst. Möglichst geringe Narkose, ferner Kohlensäureeinatmung nach der Narkose sind von großer Bedeutung. Die Schmerzen, speziell sofern sie die Atmung hindern, müssen beseitigt werden. Von Opiumpräparaten ist es besser, Eukodal zu verwenden und das atmungslähmende Morphium zu vermeiden. Es ist für Lagewechsel nach Tunlichkeit zu sorgen. — Die postoperative Pneumonie wird wie alle anderen Pneumonien behandelt, wobei auch gerne Transpulmin und ähnliche Chininpräparate verwendet werden. Auch Eigenblutbehandlung wird empfohlen. Die Ätherinjektionsbehandlung der postoperativen Bronchitis, die Bier empfohlen hat, scheint sich nicht sehr eingebürgert zu haben. — Bei Pleuraergüssen wird wohl zunächst die Spontanresorption abgewartet werden und, falls diese sich nicht einstellt, zur Punktion geschritten werden.

Störungen von Seite des Magen-Darmtraktes unmittelbar nach der Operation: Mit einer mehr minder ausgeprägten Magen-Duodenumatonie müssen wir nach allen Bauchoperationen rechnen. Es kommt zum Erbrechen galliger Flüssigkeit, der Oberbauch ist stark aufgetrieben, der Meteorismus begünstigt den Zwerchfellhochstand, unter welchem wiederum der Blutkreislauf leidet. Eine Darmatonie macht sich häufig geltend. Ein hoher Grad der Darmatonie führt zum paralytischen Ileus, wo wir ein starkes Aufgetriebensein des Bauches, peritoneale Erscheinungen usw. finden. Es sei darauf hingewiesen, daß bei all diesen Zuständen die Darmauskultation von großer Wichtigkeit ist, daß sich speziell die erste nach der Operation einsetzende Peristaltik als ein Gurren ankündigt, das von den Patienten selbst gehört wird.

Allzu intensives Fasten oder Abführen vor der Operation begünstigt das Auftreten von Magen-Darmatonie. Die Operation soll möglichst kurz gestaltet werden. Allzu frühe orale Aufnahme von Flüssigkeiten ist kontraindiziert. Sie soll frühestens am Abend des Operationstages erfolgen, falls aber Erbrechen oder starkes Aufstoßen anhält, erst später; nach größeren Operationen im Bereich des Magen-Darmtraktes gleichfalls erst später, etwa nach 48 Stunden. Das darmlähmende Morphium ist zu meiden und durch Cibalgin oder Eukodal, eventuell durch Pantopon zu ersetzen. — Der Durst ist mit Traubenzucker-Salzklysmen und Infusionen zu bekämpfen. Zur Anregung der Peristaltik wird das Abdomen des Patienten nach der Operation mit Heißluft, Glühkasten usw. angeheizt. Gegen das postoperative Erbrechen geben wir Nautisanzäpfchen. Bei Magenatonie bewähren sich Magenspülungen außerordentlich gut. Selbstverständlich müssen wir bei allen diesen Zuständen der Herztätigkeit unser höchstes Augenmerk zuwenden. Gegen den Meteorismus verwenden wir ein Darmrohr. Abführmittel werden parenteral gegeben. Es kommen in Betracht: subkutane Injektionen von Sennatin, Peristaltin, Atropin, Strychnin, Physostigmin ($^1/_2$ bis 1 Milligramm), Pituitrin; letzteres hat bei intravenöser Injektion eine fast absolut sicher abführende Wirkung; doch werden gelegentlich Kollaps, wenn auch leichterer Natur, gesehen; ferner werden Hormonal und Cholin injiziert. — Die Anregung der Peristaltik geschieht auch zur Verhinderung von Adhäsionen. — Bei anhaltender Darmparalyse muß gelegentlich zur Enterostomie geschritten werden.

Einige Worte noch über allgemeine Ernährungsfragen nach Bauchoperationen. Ist die orale Ernährung durch einige Tage unmöglich, so müssen wir Nährklystiere versuchen. Manche Kliniker beschränken sich hiebei auf Zufuhr von Traubenzucker, Salz und Wasser in Form eines Tropfklysmas, da andere Substanzen vom Rektum her schlecht resorbiert werden und überdies eine Reizung des Darmes bedingen. Die Frage der subkutanen Ernährung ist noch nicht gelöst. Stejskal hat den Vorschlag gemacht, Öl kutan in Form des Dinutrons einzureiben. Ausgiebige Nachprüfungen dieses Verfahrens liegen noch nicht vor.

Gelegentlich wurde auch behauptet (Sauerbruch), daß eine saure Diät die Wundheilung begünstige. Doch sind hierüber auch noch zu wenig Erfahrungen gesammelt.

Wenden wir uns nun der Besprechung der Nachbehandlung spezieller Operationen des Magen-Darmtraktes zu.

Magenresektion: Die Flüssigkeitszufuhr erfolgt durch drei Tage nach der Operation subkutan oder als Tropfklysma mit Kochsalz und Traubenzucker. Am dritten oder vierten Tag werden stündlich kaffeelöffelweise Tee oder Kaffee mit etwas Milch zugeführt, eventuell auch etwas Schleimsuppe. Am fünften Tage werden die Einläufe fortgelassen und größere Mengen Tee, Kaffee, Schleimsuppe gegeben. Am sechsten Tage Ei in die Suppe zweimal täglich. Am siebenten Tage ein Eßlöffel gewiegtes Fleisch in der Suppe. Am achten Tage ein weiches Ei, gut gekauter Zwieback dazu. Das Kauen von Zwieback, Kakes usw. ist viel zweckmäßiger als das zumeist geübte „Einbröckeln" in Milch usw. Nur das Kauen läßt die Mundverdauung zur Geltung kommen und unterstützt die so oft schwierige und doch so wichtige Mundpflege. Ferner Milchbrei und Kompott, Kartoffelpüree, gewiegtes Fleisch (nach Rost). Von da erfolgt durch längere Zeit eine Ulkusschonungsdiät, um das Auftreten eines Ulcus pepticum jejuni zu verhindern. Diese Diät soll mindestens durch eine Reihe von Monaten fortgesetzt werden. Bei den Magenresezierten ist ferner auf das Bestehen des kleinen Magens Rücksicht zu nehmen, der im Falle voluminöser Nahrungsaufnahme zu Magendrücken, Herzklopfen usw. führt. Die Mahlzeiten müssen daher klein sein und öfters erfolgen.

Gastroenterostomie. Die extrabukkale Ernährung kann etwas kürzer erfolgen als nach Magenresektionen. Die Gefahr eines Ulcus pepticum ist hier noch größer als bei der Magenresektion, da bei letzterer die Magensaftproduktion aufgehört hat. Daher ist hier die Ulkusschonungsdiät noch dringender. Nicht selten treten nach Gastroenteroanastomose akute und chronische Gärungs- und Fäulnisdyspepsien auf. Im ersten Falle ist eine kohlehydratarme Ernährung und Kalkdarreichung angezeigt, im letzten Falle bei akutem Bestehen ein- bis mehrtägiger Hunger, bei chronischem relative Eiweißbeschränkung angezeigt.

Appendix- und Hernienoperationen. Bei ersterer Operation wird am Abend des Operationstages eine geringe Menge (kaffeelöffelweise) Tee gegeben, ebenso am nächsten Tag. Am dritten und vierten Tag flüssige Kost, eventuell am vierten Tag Eier oder gewiegtes Fleisch. Am fünften Tag kann mit Kartoffelbrei, Milchspeise usw. begonnen werden. — Nach Hernienoperationen kann man bereits den ersten und zweiten Tag flüssige Kost mit einzelnen Breien geben und am dritten Tag, nach eingetretenem Stuhlgang, mit leichter konsistenter Nahrung beginnen.

Dünndarmresektionen und Anlegung eines Anus praeternaturalis. In der Ernährung ist auf die Schonung der Nähte besondere Rücksicht zu nehmen. Man gebe zwei Tage nach der Operation eine flüssige Kost unter Vermeidung von Diarrhöen. Man wird daher mit Milch und Fruchtsäften äußerst vorsichtig sein müssen. Am Ende der ersten Woche werden Pürees gegeben, Omelette, Bisquit. Nach zwei Wochen Hackfleisch.

Dickdarmresektionen. Man vermeide festen Stuhl, damit die Nähte halten. Man wird reichlich Fruchtsäfte geben. Ebenso sind Irrigationen zu

meiden, da sie die Nähte sprengen können. Zweig empfiehlt als Gleitmittel Paraffin zu geben.

Gastrotomie und Jejunumfisteln. Vielfach wird empfohlen, um
die Magen-Darmsekretion anzuregen, dem Vorschlag Trendelenburgs
zu folgen, der rät, auf die aktive Mitwirkung des oberen Verdauungstraktes nicht ganz zu verzichten und die Nahrung dem Patienten per os
zu geben, wo sie zunächst gekaut und eingespeichelt wird und dann erst
durch den Trichter in die Fistel eingegossen wird. Zunächst werden sehr
kleine Portionen, etwa 100 Gramm 10%igen Traubenzuckers oder Tee
oder Sahne verabreicht, denen Salzsäure und Pankreatin zugesetzt wird.
Dann wird nach dem Schema von Rost vorgegangen, wo die Einzelportion
etwa 250 Gramm beträgt, welche aus Milch, Kakao, Zucker, Ei, Butter,
Schleimsuppe, Bouillon, Hygiama, Mehlzusätzen, endlich aus Vitaminen
zu bestehen hat.

Hämorrhoidaloperationen. Der übliche Vorgang ist, fünf Tage
lang nach der Operation flüssige Kost mit Opium zu geben. Gleichzeitig
wird das Stopfrohr eingeführt. Dann erfolgt nach Rizinusdarreichung und
Entfernung des Stopfrohres am siebenten Tage Stuhlentleerung, wobei
gegen die Schmerzen Belladonna oder Anästhesin-Suppositorien eingeführt werden. Auch auf Morphium ist gelegentlich nicht zu verzichten.
Zweig gibt kein Opium, kein Stopfrohr und bereits am Tage nach der
Operation Rizinus.

P. Saxl

Defloration

Wie soll der Nachweis der Defloration erbracht werden?

Noch vorhandene Virginität kann nur beim Nachweis eines unversehrten
Hymens mit kleiner Öffnung behauptet werden. Der Befund eines unverletzten Hymens gilt zwar seit jeher als wertvollstes Zeichen noch bestehender
Virginität, ist jedoch allein keineswegs absolut zuverläßig, da erfahrungs-
gemäß beim ersten Koitus die Scheidenklappe nicht ausnahmslos einreißt.
Zur Beantwortung der Frage, ob bereits ein Beischlaf stattgefunden hat,
sind daher auch Form und Dehnbarkeit des Hymens, sowie Weite der Öffnung
desselben in Betracht zu ziehen. Ist der Hymen gut dehnbar und seine
Öffnung entsprechend weit, muß auf die Möglichkeit eines bereits erfolgten
Beischlafes hingewiesen, doch kann von einer Defloration im eigentlichen
Sinne des Wortes nicht gesprochen werden. Entgegen einer weitverbreiteten
irrigen Anschauung gestaltet sich der Nachweis der Defloration, abgesehen
natürlich von frischen Fällen der Entjungferung, oftmals sehr schwierig,
erfordert große Erfahrung und genaue Kenntnis der Gestalt des Hymens,
welcher hinsichtlich Form, Breite der Hymenalsubstanz, Dicke und Dehnbarkeit, Beschaffenheit des Innensaumes und Größe seiner Öffnung ungemein
variiert. Bei derartigen Untersuchungen sind vor allem Läsionen des Hymens
in Gestalt verheilter Deflorationsrisse zu suchen, wobei eine Verwechslung
mit angeborenen, meist seitlich und symmetrisch gelegenen Kerben zu
vermeiden ist. Als sichere Deflorationskerben sind nur solche anzusehen, welche die Scheidenklappe in voller Breite bis zum Ansatz an der
Schleimhaut des Scheideneinganges durchsetzen. Solche Kerben liegen

meist im hinteren seitlichen Anteil des Hymens. Narben sind in der Überzahl der Fälle nicht feststellbar, unter Umständen dann, wenn der Einriß sich auf die Schleimhaut der Scheide oder des Scheidenvorhofes fortgesetzt hat. Die Deflorationskerben behalten nahezu die ursprüngliche Gestalt der Risse, da dieselben nicht von den Rißrändern aus verwachsen, sondern an jedem Rißrand die Vereinigung vom inneren und äußeren Blatt der Scheidenklappe erfolgt. Unter Umständen können bei unvollständigen Einrissen, welche also die Breite der Scheidenklappe nicht völlig durchgreifen, die Rißränder durch Streckung ihrer Schenkel in die erweiterte Hymenalöffnung einbezogen werden. An solchen Stellen ist der Hymenalsaum häufig plump und abgerundet. Bei Feststellung der Weite der Hymenalöffnung und Dehnbarkeit des Hymens sind grobe Manipulationen unter allen Umständen zu vermeiden, da sonst im Falle einer Verletzung der Scheidenklappe dem Arzt die Gefahr zivilrechtlicher Ansprüche droht.

Bei der Untersuchung ist auf gutes Licht und zweckmäßige Lagerung der Person, womöglich auf einem Untersuchungstisch, zu sehen. Im Falle der Menstruation hat vorher eine genaue Reinigung der Geschlechtsteile zu erfolgen. Da der Hymen bei normaler Organlage keineswegs ein straff gespanntes Häutchen ist, sondern in Falten zusammengelegt ist, muß die Untersuchung in der Weise vor sich gehen, daß die Scheidenklappe möglichst gespannt und vor allem ihr freier Rand in voller Ausdehnung zur Ansicht gelangt. In vielen Fällen wird dies häufig schon durch Lagerung der Person in Steißrückenlage bei an den Körper angezogenen und gespreizten Beinen und Entfaltung der Schamlippen zu erreichen sein. Immerhin gelingt dies oftmals wegen der verschiedenen Formen des Hymens nicht. Bei Kindern kann es die relative Höhe des Hymenalsaumes sein, welche der übersichtlichen Darstellung der Scheidenklappe hinderlich ist. In solchen Fällen bedient man sich eines vielfach bewährten Mittels, durch vorsichtiges Einführen eines dünnen Glasstabes oder einer Sonde in den Scheideneingang die Faltungen des Hymens streckenweise auszugleichen und auf diese Weise vorhandene Kerben zur Darstellung zu bringen. Das Instrument muß stumpf sein und Körperwärme besitzen. Bei Kindern gelingt es auch leicht, durch Emporheben der Harnröhrenöffnung mit dem Instrument den Hymen infolge Spannung seiner Teile vollkommen zum Vorschein zu bringen. Auch kann man vor allem bei Erwachsenen mit dem Finger ins Rektum eindringen, um auf diese Weise den Hymen vorzustülpen.

Fast niemals wird aber in schwierigen Fällen die Entfaltung des Hymens so gelingen, wie es am anatomischen Präparat möglich ist, wenn hinter die Scheidenklappe von rückwärts her in das Scheidenrohr eine Kugel eingeführt wird. Um ähnliche Bedingungen an der Lebenden zu schaffen und hinter die Scheidenklappe zur Vorwölbung derselben einen kugeligen Körper zu bringen, ist ein in Wien angegebenes einfaches Instrument ganz zweckmäßig.

Das Instrument besteht aus einer gewöhnlichen nicht allzu dünnen Infusionsnadel, deren Ansatzstück mit jeder Pravazschen Spritze in Verbindung gebracht werden kann. Das obere Ende der Nadel ist knopfförmig verschlossen. Knapp unterhalb davon finden sich zwei seitliche, längsovale kleine Öffnungen, welche mit der Lichtung der Nadel in Verbindung stehen. Etwas oberhalb der Mitte der Nadel ist ein konisches Widerlager angebracht, welches sich gegen oben zu verjüngt und über das eine passende Hülse geschoben werden kann. Um das Instrument zur Untersuchung gebrauchsfertig zu machen, wird über die Nadel ein Kondom oder ein etwas breiter Gummifingerling gezogen, so daß die Hülle etwas über das knopfförmige Ende der Nadel hervorragt. Die Hülle wird nun eingerollt und darüber die Hülse geschoben, welche fest gegen das Widerlager angepreßt wird. Schließlich empfiehlt es sich noch, den unterhalb der Hülse befindlichen Rest der Hülle abzutrennen. Das Instrument wird darauf mit seinem vorderen Ende behutsam in den Scheideneingang eingeführt und durch die Lichtung der Nadel wird mittels einer Pravazschen Spritze warmes Wasser langsam einlaufen gelassen. Auf diese Weise gelingt es, hinter die Scheidenklappe durch Füllung der Hülle mit Wasser eine nahezu kugelige elastische Blase zu bringen, deren Größe je nach der Weite des Scheideneinganges willkürlich gestaltet werden kann. Durch Vorziehen des Instrumentes und zweckmäßige Bewegungen nach verschiedenen Richtungen ist es dann leicht möglich, die Scheidenklappe vorzustülpen, ihre Faltungen vollkommen auszugleichen und den freien Rand in allen Teilen genau und zuverlässig zu überprüfen.

Frage: Ist auch bei intaktem Hymen Gravidität beobachtet worden? Ist bei sehr dehnbarem engem Hymen bloß eine Art Invagination bei der Kohabitation möglich auch ohne Defloration? — Antworten: Gravidität wurde beobachtet, wenn z. B. die Samenflüssigkeit vor der Scheidenklappe im Scheidenvorhof deponiert wurde. Eine Art von Invagination ist nur dann möglich, wenn der sehr dehnbare Hymen eine nicht allzu enge Öffnung besitzt. *Philipp Schneider*

Distorsionen.

Wie werden Distorsionen des Sprunggelenkes behandelt?

Als Distorsionen bezeichnet man Gelenksverletzungen, welche durch indirekte, als Kontusionen jene, welche durch direkte Gewalteinwirkung entstanden sind. Beide werden in der gleichen Weise behandelt, und der Endausgang pflegt gut zu sein, wenn die Diagnose richtig war. Andere Verletzungen, die durch die gleichen Gewalteinwirkungen zustande kommen können, wie Gelenksbrüche, Verrenkungen und Meniscusschäden, müssen ausgeschieden werden. Abgesehen von den allerleichtesten Fällen sollte man bei allen Gelenksverletzungen das Röntgenbild zu Rate ziehen. Besonders wenn starke Schwellungen der Verletzung folgen, geben die Prüfung der Gebrauchsfähigkeit und das Tastgefühl kein einwandfreies Ergebnis.

Im oberen Sprunggelenk müssen einfache Brüche der Knöchel und solche mit gleichzeitiger Verrenkung des Sprungbeines nach innen oder außen, nach hinten oder vorne ausgeschlossen werden. Verrenkungen nach hinten und vorne sind meist mit Abbrüchen der hinteren oder vorderen Schienbeinkante verbunden. Auch Zerreißungen des Gelenkes zwischen Schienbein und Wadenbein mit Sprengung der Knöchelgabel sind häufig.

Im unteren und vorderen Sprunggelenk dürfen Brüche des Sprungbeines, des Fersenbeines und des Kahn- und Würfelbeines nicht übersehen werden. Sie werden häufig als Distorsionen behandelt.

Nach indirekten Brüchen findet man meist eine scharf umschriebene Druckschmerzhaftigkeit entsprechend den Bruchflächen. Am häufigsten werden Fersenbeinbrüche übersehen und als einfache Distorsionen oder Kontusionen behandelt. Ihre Erkennung ist leicht, denn man findet bei ihnen starken Druckschmerz, der auf das Fersenbein beschränkt ist. Die Bewegungen im unteren Sprunggelenk sind aufgehoben, jene im oberen nahezu frei.

Zerreißungen im Gelenk zwischen Schienbein und Wadenbein prüft man in der Weise, daß man mit einer Hand den Unterschenkel knapp oberhalb des Sprunggelenkes, mit der anderen das Sprungbein und nicht das Fersenbein von unten faßt und jetzt seitliche Bewegungen ausführt. Bei Lockerung der Knöchelgabel fühlt man dabei einen deutlichen Anschlag des Sprungbeines gegen den inneren Knöchel. Dabei ist die Gegend vorne außen oberhalb des Sprunggelenkes auf Druck sehr schmerzhaft. Bei Distorsionen findet man Druckschmerz hauptsächlich an den verschiedenen Bandansätzen. Das Röntgenbild allein gibt ohne entsprechende klinische Untersuchung nicht genügend Aufschluß. Schwere Subluxationen können im Röntgenbild nicht gesehen werden, wenn sie vor der Aufnahme eingerichtet wurden. Die klinische Diagnose kann durch örtliche Betäubung bedeutend vereinfacht werden, denn nach Ausschaltung des Schmerzes hört die Muskelspannung auf und jede Gelenkslockerung ist leicht zu erkennen.

Je nachdem bei einer Distorsion mehr oder weniger Weichteile verletzt wurden, tritt eine größere oder geringere Blutung und Schwellung ein. Wenn starke Bandzerreißungen vorliegen, ist das Gehen nicht mehr möglich, weil bei der Belastung die Gelenksteile sich gegeneinander verschieben, und zwar meist im Sinne eines Plattfußes, seltener im Sinne eines Klumpfußes.

Die Aufgaben der Behandlung sind: den Verletzten 1. schmerzfrei, 2. möglichst rasch gehfähig zu machen, 3. Dauerfolgen zu vermeiden. Schmerzfreiheit ist durch örtliche Betäubung, und zwar durch Einspritzen von 20 bis 40 Kubikzentimeter einer 2%-Novokainlösung in die schmerzenden Stellen zu erzielen. Die örtliche Betäubung erleichtert, wie oben ausgeführt, auch die Diagnose. Dauernde Schmerzfreiheit und rasche Gehfähigkeit kann meist durch entsprechende Verbände hergestellt werden. Durch starkes Pressen und Drücken bringen wir die Schwellung zum Verschwinden, und zwar besonders im Sinus tarsi. Dann wird bei jenen Fällen, welche beim Gehen nur mäßige Schmerzen hatten, ein Zinkleimverband von den Zehen bis zum Kniegelenk angelegt. Dieser gibt dem Fuß einen guten Halt und verhindert neuerliche Schwellungen. Wenn die Verletzten entweder gar nicht oder nur unter großen Schmerzen auftreten und gehen können, ist dies nach Ausschluß von Knochenbrüchen ein Zeichen, daß schwere Bandzerreißungen vorliegen. Diese können nur gut heilen, wenn der Fuß in einem festen Verband nach der Schwere der Verletzung zehn Tage bis vier Wochen ruhiggestellt wird. Ohne entsprechende Ruhigstellung kommt es zum Verwachsen der Bänder in krankhafter Stellung der Knochen, die Gelenke bleiben locker, es entstehen leicht Subluxationsstellungen und dauernde Belastungsbeschwerden. Zur Ruhigstellung verwenden wir ausschließlich den ungepolsterten Gipsverband mit Gehbügel, der von den Zehenspitzen bis zum Kniegelenk reicht, und die Streckseite der Zehen freiläßt. Der Verband muß in Mittelstellung des Fußes und nicht in

Supination angelegt werden. In einem solchen Verbande hören die Schmerzen entweder sofort oder nach ein bis zwei Tagen auf und die Verletzten sind gehfähig. Nach Entfernung des Gipsverbandes wird zur Vermeidung von neuen Schwellungen immer ein Zinkleimverband für einige Wochen angelegt. Da bei dieser Behandlung die Bänder in richtiger Länge und bei richtiger Stellung der Knochen heilen, entstehen keine Dauerfolgen. Versteifung der Gelenke durch den Gipsverband ist nicht zu befürchten, und die Muskeln werden nicht atrophisch, wenn das Bein ständig gebraucht wird. Nach Abnahme des Gipsverbandes sollen Einlagen getragen werden.

Alle Verbände für das Sprunggelenk müssen von den Zehen bis zum Kniegelenk reichen, einerseits um alle Muskeln, welche das Sprunggelenk bewegen, von ihrem Ursprung bis zum Ansatz zu fassen und anderseits, weil bei kurzen Verbänden zentral und peripher von denselben Schwellungen entstehen. Dadurch schneiden die Ränder des Verbandes ein, es entstehen Schmerzen und die Verletzten können nicht mehr gehen.

Bei der üblichen Behandlung mit feuchten Umschlägen und mit Massage können die Verletzten nicht gehen und wenn sie nach ein bis zwei Wochen aufstehen, entsteht häufig ein traumatischer Plattfuß mit Dauerbeschwerden. Ich erinnere mich auch an einen Fall, der tödlich endete. Eine 50 Jahre alte, schwere Frau wurde nach einer Sprunggelenkszerrung mit Umschlägen und Bettruhe behandelt. In der dritten Woche bekam sie eine Venenentzündung und nach fünf Wochen einen embolischen Lungeninfarkt, mit folgender Lungenentzündung, der sie erlag. Derartige Zufälle können nie eintreten, wenn man die Verletzten durch entsprechenden Verband schmerzfrei und gehfähig macht.

Fragen: Soll bei Bestehen eines Blutergusses mit der Anlegung des Fixationsverbandes nicht so lange gewartet werden, bis sich der Bluterguß resorbiert hat? In welcher Form wird die örtliche Betäubung vorgenommen? — Antworten: Bei Bestehen eines Blutergusses wird ebenso wie auch sonst die örtliche Betäubung vorgenommen, die auch ein gutes diagnostisches Hlfsmittel darstellt, da wir dieselbe an der Stelle der größten Schmerzhaftigkeit ausführen, der Bluterguß wird dann unter der Einwirkung der örtlichen Betäubung weggedrückt, was nach fünf bis sechs Minuten gelingt und hierauf der Fixationsverband angelegt. Zur örtlichen Betäubung verwenden wir eine 2%ige Novokainlösung, die an der Stelle des heftigsten Schmerzes eingespritzt wird, und zwar können als die am meisten in Betracht kommenden Schmerzpunkte bezeichnet werden: der Sinus tarsi, das Ligamentum deltoideum, ferner die Stelle über dem Gelenk zwischen Schienbein und Wadenbein; es werden 5 bis 10 Kubikzentimeter injiziert, worauf vollkommene Schmerzlosigkeit eintritt. *Böhler*

Wie werden Distorsionen des Ellbogens behandelt?

Auch bei den Distorsionen des Ellbogens müssen Gelenksbrüche ausgeschlossen werden, denn diese führen, wenn sie nicht erkannt und eingerichtet werden, zu schweren Bewegungsstörungen. Sie sind äußerst mannigfaltig. Der innere oder äußere Condylus oder Epicondylus des Oberarmes oder das Oberarmköpfchen können gebrochen und in das Gelenk verlagert sein. Häufig sind auch Brüche des Speichenköpfchens, des Olecranons und des Processus coronoideus. Verrenkungen sind häufig ebenfalls mit Brüchen vergesellschaftet. Nur das Röntgenbild kann hier Aufschluß geben. Die Umgebung des Ellbogens neigt sehr zu Verknöcherung, und zwar sowohl der Seitenbänder als des Ringbandes der Speiche und ganz besonders des Musculus brachialis. Man fühlt dann eine knochenharte Schwellung innen an der Vorderseite des Gelenkes. Verrenkungen des Ellbogens sind fast immer von mehr oder weniger ausgedehnten ossifizierenden Prozessen gefolgt, auch nach schweren Kontusionen findet man sie, seltener nach Distorsionen.

Die beste Behandlung ist bei allen schweren Gelenksschädigungen des Ellbogens die Ruhigstellung für ein bis zwei Wochen, und zwar bei rechtwinkeliger Beugung im Ellbogen und bei Mittelstellung zwischen Pro- und Supination. Wir verwenden dazu entweder ungepolsterte Gipsschienen oder gepolsterte Cramerschienen, die von der Schulter bis zu den Grundgelenken der Finger gehen. Das Handgelenk soll mit in den Verband genommen werden, und zwar in leichter Dorsalbeugung. Schulter und Fingergelenke müssen fleißig aktiv bewegt werden. Auch am Ellbogen sind zu früh einsetzende passive Bewegungen und Massage nicht nur schmerzhaft, sondern auch schädlich, weil durch den zu starken Bewegungsreiz die zerrissenen Bänder und Muskeln verknöchern und weil dadurch die Beweglichkeit nicht gebessert, sondern verschlechtert wird. Nach zwei Wochen sind Massage und passive Bewegungen, Bäder, Heißluft und Diathermie angezeigt, außerdem die Verwendung der Schedeschienen, als Wichtigstes aktive Übungen am Rollenzug. In einfacher Weise kann man den Ellbogen strecken und die Drehbewegungen fördern, wenn man sich an einer Türschnalle mit der Hand hält und das Körpergewicht einwirken läßt.

Fragen: Wird die Schiene nur an der Dorsalseite angelegt? Wird die Volarseite nicht gepolstert? — Antworten: Die Schiene wird an der Streckseite des Vorder- und Oberarms angelegt, doch darf die Hohlhand niemals gepolstert werden, auch müssen die Finger in vollem Umfange aktiv gestreckt, gebeugt und gespreizt werden. Bei alten Leuten ist besonders darauf zu sehen, daß auch die Endglieder vollständig eingeschlagen werden, da sie sonst sehr rasch versteifen. In wenigen Tagen schon bildet sich bei Ruhigstellung an der Streckseite derselben eine Glanzhaut und die Finger werden blau und atrophisch. Zwischen Daumen und Zeigefinger wird nur ein Tupfer eingelegt. *Böhler*

Wie werden Distorsionen der Schulter behandelt?

Unter allen Gelenken zeigt die Schulter die größte Neigung zur Versteifung. Sie hat den größten Bewegungsumfang und ihre Ruhestellung ist die extreme Adduktion. Auch bei der Schulter müssen durch Röntgenaufnahmen Brüche der Pfannen, des anatomischen und chirurgischen Halses, der Tubercula, Verrenkungsbrüche und bei Verrenkungen begleitende Brüche des großen Rollhöckers ausgeschlossen werden. Bei Kontusionen ist meist der Deltoideus geschädigt, bei Distorsionen sind es in erster Linie die Sehnen des langen und kurzen Bizepskopfes. Bei Distorsionen findet man häufig, daß das aktive Heben des Armes bis zur Wagrechten nicht möglich ist, über derselben gelingt es leicht. Dies kommt dadurch zustande,

daß bei Bewegungen unter der Horizontalen die gezerrte lange Bizepssehne
sich am Oberarmkopf reibt, über derselben zieht sie frei durch das Gelenk
und deshalb entfällt die Schmerzhemmung. Nicht selten kommt es bei
Distorsionen zur Zerreißung des Bandes, welches den Sulcus intertubercularis überbrückt und zur Verrenkung der Bizepssehne. Das Gelenk ist
bei älteren Leuten und bei unzweckmäßiger Behandlung oft wochen- und
monatelang äußerst schmerzhaft. Man findet immer zwei typische Schmerzpunkte, den einen im Sulcus intertubercularis, den anderen am Processus coro-
onoideus, an dem sich der kurze Bizepskopf und der Coracobrachialis ansetzen.
Bei älteren Fällen ist auch der Ansatz des Subskapularis schmerzhaft.
In den schwersten Fällen ist auch der ganze Plexus cervicalis spontan und
auf Druck schmerzhaft, wahrscheinlich deshalb, weil der ständig herunter-
hängende Arm an demselben zerrt. Leichtere Fälle heilen bei jüngeren
Leuten unter Umschlägen und Heißluft in kurzer Zeit. Die beste Behandlung bei allen schwereren Fällen, d. i. bei jenen, welche nicht imstande
sind, den Arm aktiv zu heben, ist die Lagerung in Mittelstellung des Gelenkes, d. h. bei 90 Grad Abduktion, 90 Grad Rotation und bei einer Vor-
führung des Armes um 30 bis 45 Grad vor die Frontalebene. Diese Lagerung
kann dauernd nur mit Doppelrechtwinkel- oder Abduktionsschienen erhalten werden. Wir verwenden dazu fertige Apparate aus Holz, aus
Aluminium oder aus Cramerschienen. Bei dieser Lagerung pflegen die
Schmerzen rasch zu verschwinden und die Verletzten empfinden den
Apparat angenehm, wenn er gut angelegt ist. Das Anlegen des Apparates
ist ziemlich schwierig und bei schlechter Lage macht er große Beschwerden.
In dieser Mittelstellung sind alle Muskeln in gleichmäßiger Spannung, deshalb kommt es nicht zur Atrophie der Armheber, besonders des Deltoideus
und nicht zur Schrumpfung der Armzuzieher, besonders des Subskapularis.
Die verletzte Bizepssehne drückt nicht mehr gegen den Oberarmkopf und
den Sulcus intertubercularis und die Periarthritis humeroscapularis kann
in den meisten Fällen vermieden werden. In dieser Stellung sind die Zirkulationsverhältnisse im ganzen Arm sehr gute, denn beim sitzenden und
stehenden Verletzten fließt das venöse Blut in der Horizontalebene zurück,
beim liegenden abwärts. Finger, Hand, Vorderarm und Ellbogengelenke
können vom Anfang an aktiv bewegt werden und das Schultergelenk,
sobald die Schmerzen nachlassen. Aber auch wenn das Schultergelenk selbst
noch nicht bewegt werden kann, arbeiten seine Muskeln mit, wenn der
Ellbogen bewegt wird, da Bewegungen im Ellbogen nur möglich sind,
nachdem vorher durch Muskelwirkung der Gelenksschluß der Schulter
erzielt wurde. Wenn man solche Verletzte auffordert, den Ellbogen zu bewegen, kann man immer sehen, daß sie zuerst die Schultermuskeln anspannen
und dann erst den Ellbogen strecken und beugen. Bei der Lagerung auf der
Abduktionsschiene können auch feuchte Umschläge, Heißluft und Diathermie angewendet werden. Zur Kräftigung der Muskeln übt der Verletzte
am wagrechten und senkrechten Rollenzug und macht Stabübungen. Der
Arm muß mit Hilfe eines Stockes senkrecht gehoben und hinter den Kopf
gelegt werden. Dann muß er auf die gesunde Schulter, vorne neben den
Rumpf und hinten auf das Kreuz gebracht werden. Die Abduktionsschiene
muß so lange getragen werden, bis der Verletzte imstande ist, den im Ellbogen gestreckten Arm 150 Grad über die Horizontale zu heben. Alte Ver-

letzte brauchen dazu oft ein bis zwei Monate. Schlecht ist das Tragen des Armes in einer Schlinge oder gar das Festbinden desselben an den Rumpf, denn die Muskeln werden dadurch geschädigt und der Blutumlauf im Arm ist schlecht. Eine mediko-mechanische Behandlung ohne die Abduktionsschiene kann nie so rasch zum Ziel führen, denn der Arm kann mit passiven Bewegungen höchstens ein bis zwei Viertelstunden täglich über die Horizontale gebracht werden, die übrigen 94 Viertelstunden hängt er herunter.

Auch bei alten Kontrakturen kann man sehen, daß nach 24stündiger Lagerung auf der Abduktionsschiene das Heben über die Horizontale möglich ist. Wenn sie zu früh abgenommen wird, tritt die Kontraktur nach wenigen Stunden wieder ein.

Es würde zu weit führen, alle Einzelheiten beim Herstellen und Anlegen der Verbände und Schienen hier anzuführen. Sie sind in meinem Buche „Die Technik der Knochenbruchbehandlung" genau beschrieben.

Frage: Können die Patienten mit der bei Schultergelenksdistorsionen verwendeten Schiene schlafen? — Antwort: Die erste Nacht ist wohl manchmal schlaflos, jedoch gewöhnen sich die Patienten so sehr an den Verband, daß sie die erste Nacht nach Ablegen desselben oft schlaflos verbringen und wieder nach dem Verband verlangen. *Böhler*

Wie behandelt man Distorsionen des Handgelenks?

Die Distorsion des Handgelenkes gehört zu den häufigsten Verletzungen und verdient demnach großes praktisches Interesse. Obwohl der erfahrene Arzt wohl keine klassische Radiusfraktur oder Epiphysenlösung verkennen wird, lassen sich kleine Knochenverletzungen nur auf dem Röntgenbilde nachweisen. Insbesondere sind es zwei typische Verletzungen der Handwurzel, die häufig nicht erkannt werden und dann zu schweren Störungen führen, nämlich die Fraktur des Os naviculare und die perilunäre Luxation der Hand. Um einige Zahlen anzuführen, haben wir in den letzten vier Jahren 120 Navicularefrakturen und 20 perilunäre Luxationen gesehen, die sämtlich als einfache Distorsionen eingewiesen wurden. Eine andere häufige Verletzung ist die Abrißfraktur am Hinterhorn des Lunatum.

Die heute noch allgemein übliche Behandlung der Handgelenksdistorsion mit Umschlägen und einer Mitella richtet besonders unter den alten Leuten oft unübersehbaren Schaden an. Infolge der Schmerzen wird nicht nur das verletzte Handgelenk ruhig gehalten, sondern es ist auch die Fingerbeweglichkeit stark eingeschränkt oder aufgehoben. Der Arm wird zur Vermeidung von Schmerzen ängstlich an den Leib gepreßt. Diese Zwangshaltung ergibt ein sehr charakteristisches Bild. Es muß daher erste Aufgabe der Behandlung sein, Schmerzfreiheit zu erzielen. Das erreicht man durch Ruhigstellung des Handgelenkes mittels Schiene. Wenn das Handgelenk immobilisiert ist, verschwinden die Schmerzen entweder sofort oder längstens innerhalb der ersten zwei Tage. Wenn keine Schmerzen mehr vorhanden sind, kann der Verletzte aktiv seine Finger, sein Ellbogen und Schultergelenk bewegen. Durch die Bewegung selbst werden im ganzen Arm gute Zirkulationsverhältnisse geschaffen, so daß kein Handrückenödem auftritt. Wenn gute Zirkulation vorhanden ist und die Muskeln ungehindert arbeiten können, tritt keine oder nur sehr geringe Atrophie der Knochen auf. Ein vorher schmerzhaftes und daher nicht bewegliches Handgelenk erholt sich unter der Fixation sehr rasch. Es tritt der paradoxe Fall ein, daß die Fixation nicht nur keine Atrophie hervorruft, sondern sie heilt.

Die Ruhigstellung des Handgelenkes muß in leichter Dorsalflexion erfolgen, da nur bei dieser Stellung die Finger vollständig zur Faust geschlossen werden können. Die Lagerung der ganzen Hand auf eine volare Schiene oder auf ein Brett, wie es noch häufig geschieht, ist durchaus zu verwerfen, da dadurch die Beweglichkeit der Finger aufgehoben wird und es sehr bald zu Versteifungen, Ödem und hochgradiger Atrophie kommt.

Uns hat sich zur Ruhigstellung die ungepolsterte dorsale Gipsschiene, wie sie zur Behandlung der Radiusfraktur dient, am besten bewährt. Sie wird bei leichter Dorsalflexion des Handgelenkes von den Fingergrundgelenken bis zum proximalen Vorderarmdrittel reichend, angelegt. Über dieselbe kommt zum Schutze eine Stärkebinde, doch ist darauf zu achten, daß die durch die Hohlhand führende Bindentour nicht einschneidet.

Sobald das Handgelenk ruhiggestellt ist und der Verletzte schmerzfrei ist, muß er belehrt werden, nicht nur seine Finger, sondern auch das Ellbogen- und Schultergelenk zu gebrauchen. Dazu ist es notwendig, daß der Kranke mehrmals täglich folgende Übungen ausführt: Öffnen und Schließen der Finger, Pro- und Supination des Vorderarmes, Beugung und Streckung des Ellbogens, Erhebung des Armes zur Senkrechten, Greifen mit der verletzten Hand auf den Hinterkopf, wobei der Ellbogen in die Frontalebene zurückgebracht werden muß, und Verschränken der Hände auf dem Rücken. Es ist eine Erfahrungstatsache, daß die Kranken diese Bewegungen nur ausführen, wenn sie genau über deren Notwendigkeit belehrt und sehr oft kontrolliert werden. Besonders bei Patienten über 40 Jahren ist strenge auf die Durchführung zu sehen. Nur so gelingt es, Kontrakturen im Ellbogen und besonders im Schultergelenk zu verhüten.

Die dorsale Gipsschiene bleibt in einfachen Fällen 8 bis 14 Tage liegen, bei schwereren Fällen, wie z. B. bei den Verletzungen des Mondbeinhinterhornes, drei bis vier Wochen. Wenn das Handgelenk schmerzfrei ist und die Kranken keine große Arbeit zu verrichten haben, können sie nach wenigen Tagen mit der Gipsschiene wieder ihrer Beschäftigung nachgehen. Nach Abnahme der Schiene noch bestehende Schmerzhaftigkeit ist sehr verdächtig auf eine Knochenverletzung und erfordert unbedingt eine Röntgenkontrollaufnahme, besonders wenn primär kein Bild angefertigt worden war.

Schnek

Elektrotherapie

Wie stellt sich die wissenschaftliche Elektrotherapie zur Methode von Zeileis?

Ich hatte bereits im Jahre 1926 anläßlich eines Strafprozesses, der gegen Zeileis schwebte, als gerichtlicher Sachverständiger Gelegenheit, Zeileis und seine Methode aus persönlicher Anschauung kennen zu lernen. Zeileis hat sich unterdessen zwar ein besonders großes Hochfrequenzinstrumentarium beigelegt, das Wesen seiner Methode ist jedoch das gleiche geblieben. Es ist die gleiche Methode der Hochfrequenzbestrahlung, wie sie bereits

Arsonval vor 40 Jahren angegeben hat. Auch sein Instrumentarium ist nicht leistungsfähiger, ja steht im Gegenteil an Leistung weit hinter jenen Apparaten zurück, die Tesla vor gleichfalls 40 Jahren baute. Die Eigenart seiner Methode sieht Zeileis in der Kombination von Hochfrequenz mit Radiumstrahlen. Durch eine „Strahlenbündelung" soll es zu einer Potenzierung der Heilwirkung kommen. Wie sich Strahlen in der Länge von einigen 100 Metern mit solchen in der Größenordnung von einigen Billionstel Metern miteinander bündeln sollen, ist allerdings nicht klar, auch Zeileis ist uns dafür eine Erklärung schuldig geblieben. Die Versuche von Wendt, seines wissenschaftlichen Anwalts, haben diesbezüglich nicht die geringste Beweiskraft, denn sie sind unter Bedingungen angestellt, die der von Zeileis geübten Praxis in keiner Weise entsprechen.

Was die vielgenannte Diagnoseröhre Zeileis' betrifft, so handelt es sich hier um einen glatten Humbug. Im übrigen hat die Stellung einer Diagnose, wenn die Therapie von vornherein feststeht, nur einen theoretischen Wert. Daß Zeileis alle Kranken ohne Rücksicht auf ihr Leiden wahllos mit Hochfrequenz behandelt, ist bekannt. Er schließt nur zwei Gruppen von Kranken aus: erstens diejenigen, die er schon als Laie für absolut unheilbar, wenn nicht moribund erkennen muß, und zweitens die Hysterischen. Warum er letzteres tut, liegt auf der Hand. Er will damit sagen, daß seiner Heilmethode nur reale Heilwerte innewohnen, und sich dadurch gegen den Vorwurf der Suggestion schützen. Daß die Hochfrequenztherapie eine besonders große suggestive Kraft besitzt, wird kein Vernünftiger leugnen können. Ich zweifle deshalb nicht, daß Zeileis seine schönsten Heilerfolge gerade der Suggestion verdankt. Das soll jedoch nicht sagen, daß er nicht auch wirkliche, d. h. nicht auf Suggestion beruhende Erfolge hat, denn, wie ich früher ausgeführt, wohnen den Hochfrequenzströmen auch ganz bedeutende, bisher völlig vernachlässigte Heilkräfte inne. Es ist das Verdienst Zeileis', neuerlich darauf aufmerksam gemacht zu haben. Es geht der Hochfrequenztherapie heute wie seinerzeit der Hydrotherapie. Hätte nicht ein Prießnitz und ein Kneipp der Welt gezeigt, welche Erfolge man mit dieser Methode erzielen kann, so hätte sich wahrscheinlich auch kein Winternitz gefunden, der diese Erfolge nachgeprüft und wissenschaftlich begründet hätte. *Kowarschik*

Epilepsie

Wie soll der Status epilepticus behandelt werden?

Unter Status epilepticus versteht man bekanntlich die Anhäufung schwerster epileptischer Anfälle in kurzer Aufeinanderfolge, bei welchen die Kranken im Intervall nicht zum Bewußtsein erwachen, sondern in einem soporösen Zustand verharren. Dieser intervalläre Sopor kennzeichnet den Status epilepticus als solchen und unterscheidet ihn von der gewöhnlichen Serie großer Anfälle. Die Differenzierung beider Zustände ist praktisch wichtig, weil die gewöhnliche Serie trotz der Schwere des Krankheitsbildes bei richtiger Pflege und Beaufsichtigung ungefährlich ist, während der Status epilepticus in jedem Falle als lebensbedrohend aufgefaßt werden muß. Obduziert man im Status epilepticus Verstorbene kurz nach ihrem Tode, so

läßt sich fast immer der Befund einer Hirnschwellung erheben. Hiebei handelt
es sich aber nicht etwa um ein Hirnödem, also um eine Ansammlung freien
Wassers in den Spalten des Parenchyms oder etwa um eine vermehrte
Liquoransammlung in den Ventrikeln und den subarachnoidalen Liquorräumen, sondern um einen erhöhten Quellungszustand, d. h. also eine vermehrte chemisch-physikalische Wasserbindung im Parenchym.

Dieser Feststellung entsprechend muß auch die Behandlung des Status
epilepticus in erster Linie in dem Versuche bestehen, eine Entquellung
des Nervengewebes herbeizuführen. Zu diesem Zwecke wird folgender Modus
procedendi empfohlen: Aderlaß von mindestens 300 Kubikzentimeter Blut,
an welchen sich unmittelbar die intravenöse Infusion von 40 bis 60 Kubikzentimeter einer 50%igen Traubenzuckerlösung (Osmon) anschließen soll.
Man kann in vielen Fällen damit einen geradezu faszinierenden Erfolg
erzielen. Zunächst tritt während oder unmittelbar nach der Infusion noch
ein schwerer Anfall auf, nach welchem die Kranken aus dem Sopor erwachen und sich auffallend frisch fühlen; die Anfälle zessieren dauernd
oder zumindest für 24 Stunden, so daß jedenfalls Zeit genug ist, um übrige
antiepileptische Maßnahmen zu treffen. Es kann aber nicht verhehlt werden,
daß in einigen Fällen auch diese Behandlung versagt. In solchen Fällen sind
wir gezwungen, drastische Narkotika anzuwenden. Dabei kann man aber
die Erfahrung machen, daß die vorausgehende Zuckerinfusion dennoch
zweckmäßig war, denn es stellt sich eine weitaus raschere und vollkommenere
Wirkung der narkotischen Mittel ein. Als solche kommen in Betracht Chloralhydrat in Form von Suppositorien (2 bis 3 Gramm), Amylenhydrat als
Mikroklysmen (zirka 2 Gramm), intraglutäale Injektionen von Luminal-
natrium und wenn alle diese Mittel versagen sollten, so muß in derartig
verzweifelten Fällen zur Narkose gegriffen werden. Vor der Anwendung
von Morphium muß gewarnt werden; wenn auch durch Morphium der
Status epilepticus kupiert werden kann, so besteht angesichts der durch
die Hirnschwellung beeinträchtigten Funktion die Gefahr einer Atem-
lähmung. Natürlich ist der Herztätigkeit besondere Aufmerksamkeit zuzuwenden. Bei bedrohlichen Kompensationsstörungen wende man Strophantin intravenös (0,25 bis 0,5 Milligramm) an, mache ferner reichlichen
Gebrauch von Koffeininjektionen. Von der Lumbalpunktion ist, trotzdem
sie in den Lehrbüchern immer wieder angegeben wird, nichts zu erwarten,
was ja der eingangs besprochenen Auffassung eines vermehrten Quellungs-
zustandes des Gehirnes vollkommen entspricht.

Vor längerer Zeit wurde von Friedmann ein eigenes Krankheitsbild
beschrieben, welches den Namen der gehäuften kleinen Anfälle erhielt
und später mit Pyknolepsie bezeichnet wurde. Die Anfälle kommen nur
bei Kindern und Adoleszenten vor und bestehen in plötzlich einsetzenden
Serien von wenige Sekunden dauernden Trübungen des Bewußtseins.
Gewöhnlich werden die Kinder blaß, drehen die Augen meistens nach aufwärts, es kommt zu einzelnen Zuckungen und Zwangsbewegungen, welche
für jeden Fall typisch sind, mitunter tritt auch Sezessus ein, die Pupillen-
reaktion ist träge, kann auch erlöschen. Die Kinder stürzen niemals zusammen und setzen nach dem Erwachen ruhig ihre Tätigkeit fort. Die
Anfallsfrequenz kann bis zu mehreren Hunderten im Tage steigen, ohne
daß besondere Ermüdungserscheinungen aufzutreten pflegen. Die seinerzeit

von Friedmann sowohl gegen Epilepsie als auch gegen hysterische Zustände scharf abgegrenzten Anfälle haben eine vollkommen günstige Prognose; sie hören ebenso plötzlich auf, als sie eingesetzt haben. Als sicher zur Epilepsie gehörig sind jene pyknoleptischen Anfälle anzusprechen, bei welchen in ihrem Verlaufe Halbseitenerscheinungen auftreten, welche von ausgesprochenen Hemiparesen bis zu angedeuteten Apraxien einer Extremität oder geringen Reflexdifferenzen schwanken können. Die pyknoleptischen Anfälle sind auch durch ihr refraktäres Verhalten gegen jede medikamentöse Therapie ausgezeichnet.

Dagegen besitzen wir in neuerer Zeit ein souveränes Behandlungsverfahren der gehäuften kleinen Anfälle, und das ist die endolumbale Lufteinblasung nach Bingel. Die Anfälle hören sofort auf und bleiben meist durch viele Wochen und Monate aus, während welcher Zeit man die dem Falle entsprechende Behandlung durchführen kann. Die Wiederholung kann ohne weiteres vorgenommen werden. Was die Technik des Verfahrens betrifft, so werden je nach der Größe des Kindes 25 bis 50 Kubikzentimeter Luft in der Weise eingeblasen, daß alternierend 5 Kubikzentimeter Liquor entnommen und ebenso viel Luft eingeführt wird. Bei Kleinkindern kann die Lufteinblasung ambulatorisch gemacht werden, bei größeren ist ein mehrtägiger Aufenthalt in einer Heilstätte erforderlich. *F. Frisch*

Ernährungsfragen

Welche Gesetze der Ernährung des gesunden Menschen kennen wir?

Die Behandlung vieler interner Krankheiten muß auch heute eine vorwiegend diätetische sein. Der Arzt kann aber nur dann ein guter diätetischer Therapeut sein, wenn er die Gesetze der Ernährung des normalen Menschen kennt, die nach den verschiedenen Verhältnissen des Einzelindividuums und der Völker große Unterschiede aufweisen kann. Diese Verschiedenheit der Ernährung manifestiert sich nicht so sehr darin, daß die Bausteine der Nahrung weitgehend verschiedene wären, es sind vielmehr gewisse Substanzen auch in gewissen Mengen allen Menschen gleich notwendig. Die Art und Weise aber, wie dieselben in der Nahrung zugeführt werden, ist dagegen sehr variabel.

Ein allgemein gültiger Faktor der normalen Ernährung ist der Grundumsatz des normalen, ruhenden Menschen. Dieser läßt sich aus Körpergröße, Alter, Körpergewicht für den einzelnen Menschen berechnen. Der durchschnittliche Grundumsatz eines normalen Mannes beträgt 1600, der einer normalen Frau zirka 1400 Kalorien. Durch die Verdauungstätigkeit wird durchschnittlich der Grundumsatz um 10 bis 12%, also zirka 200 Kalorien erhöht, die weitere Erhöhung des Grundumsatzes, die durch die durchschnittliche Berufsarbeit und durch die körperliche Tätigkeit bedingt wird, ist aber bereits ungemein variabel. Sie beträgt je nach der Lebensweise und Beschäftigung 200 bis 3000 Kalorien und mehr. Schon daraus ergibt sich, daß die Ernährung des normalen Menschen ungemein verschieden sein muß.

Ein konstanter Faktor in der Ernährung so ziemlich aller Menschen ist aber die Eiweißzufuhr. Durch zahlreiche Untersuchungen in den ver-

schiedensten Ländern ist festgestellt worden, daß der normale Mensch sich ungefähr 1 bis 1,5 Gramm Eiweiß pro Kilogramm Körpergewicht, also zirka 60 bis 100 Gramm Eiweiß zuführt. Wird er durch abnorme Bedingungen veranlaßt, weniger Eiweiß zu sich zu nehmen, so tritt ein sogenanntes Eiweißdefizit auf, was sich nicht nur im Stoffwechselversuch, sondern auf die Dauer durch Sinken der körperlichen und insbesondere geistigen Kräfte bemerkbar macht. Es hat sich dabei gezeigt, daß sich die einzelnen Eiweißarten, offenbar infolge ihres verschiedenen Gehaltes an Aminosäuren, nicht gleichwertig erweisen, d. h., daß das Eiweiß von Milch, Fleisch, Eiern und Käse am hochwertigsten ist, während Kartoffel und Reis weniger, Zerealien und Gemüse am schlechtesten ausnutzbares Eiweiß enthalten. Das will heißen, daß man sich mit dem hochwertigen Eiweiß eher im Stickstoffgleichgewicht halten kann als mit minderwertigem. Der Eiweißverlust des Menschen leitet sich besonders her von der Produktion der Verdauungsdrüsen, der Abnutzung der Haut und der Sekretion der Geschlechtsorgane. Wegen des verschiedenen Gehaltes an Aminosäuren ist auch eine Mischung der verschiedenen eiweißhaltigen Nahrungsbestandteile zu empfehlen. Ein großer Unterschied besteht in der Art und Weise, wie sich die Menschen unter den verschiedensten Verhältnissen dieses Eiweißquantum zuführen. Aus den Nahrungstabellen ergibt sich, daß das Quantum von 100 Gramm Eiweiß in relativ geringen Mengen von Fleisch (500 Gramm), Käse (400 bis 500 Gramm) enthalten ist und auch durch drei Liter Milch oder 16 Eier zugeführt werden kann. Dagegen bedarf man zur Deckung dieses Eiweißquantums der Zufuhr großer Mengen von Zerealien, z. B. von 1,25 Kilogramm Reis oder feinem Brote oder gar von 2,50 Kilogramm grobem Brote oder 5 Kilogramm Kartoffeln. Dort, wo die Menschen sich mit ländlichen Arbeiten beschäftigen und dementsprechend viel körperliche Arbeit leisten, verzichten sie darauf, hochwertiges Eiweiß zu genießen, weil ihnen dieses nicht die notwendigen Kalorien verschafft; sie ziehen es vor, sich mit Reis, Brot oder Kartoffeln zu ernähren. Die großen Mengen dieser Nahrungsmittel gewähren ihnen zunächst die erforderlichen Kalorien, die eventuell durch Fettzufuhr noch erhöht werden, während das Eiweißbedürfnis trotz des relativ geringen Eiweißgehaltes dieser Nahrungsmittel infolge ihrer großen Menge ebenfalls gedeckt erscheint. Es ist klar, daß bei dieser groben Ernährung, die aber doch das Eiweißminimum deckt, das Verlangen nach Fleisch, Milch, Eiern und Käse erlischt oder sehr gering ist. Daher kommt es ja, daß am Lande Fleisch nur am Sonntag als Genußmittel verzehrt wird.
R. Bauer

Wie beeinflußt die moderne Kultur die Nahrung?

Im modernen Zeitalter, in dem der maschinelle Betrieb die zahlreichen Menschen der Großstadt, aber auch den Landarbeiter zur weniger körperlichen Arbeit veranlaßt, indem die Bedienung der Maschine mehr Aufmerksamkeit als Arbeit erfordert, hat sich auch die Ernährung der Menschen im allgemeinen wesentlich geändert. Mit dem abnehmenden Kalorienbedürfnis des Menschen erlischt das Verlangen nach kalorienreicher Nahrung, weswegen das Eiweißbedürfnis durch solche Nahrungsmittel gedeckt wird, die bei relativem Eiweißreichtum kalorienarm sind. So entsteht durch die

Entwicklung der modernen Kultur auch eine andere Ernährung des Menschen, die immer mehr nach den teueren eiweißreichen Nahrungsmitteln, wie Fleisch, Milch, Eiern, Käse gerichtet ist. Aber selbst die damit nicht gedeckten Kalorien führt der moderne Mensch lieber durch das hochwertige Fett als durch Kohlehydrate zu, vielleicht deshalb, weil ihn der Genuß des hochwertigen Fettes von allzu häufiger Nahrungszufuhr unabhängig macht. Es nähert sich also heute auch der nicht in einem rein geistigen Berufe stehende Mensch in seiner Ernährung dem ausgesprochen geistigen Arbeiter.

R. Bauer

Welche Anwendung finden die Ernährungsgrundsätze auf die Krankendiät?

Wenn wir die Grundsätze in Beziehung bringen zu den Ernährungsschemen, die für die einzelnen Krankheiten gelten, so begreifen wir schon, daß die starren Schemen der Krankendiät nicht allerorts und unter den verschiedensten Verhältnissen anwendbar sein können. Wenn wir nur die Vorschriften betrachten, die für die Eiweißzufuhr gelten, so begreifen wir leicht, daß für einen ausgesprochenen geistigen Arbeiter die Zufuhr einer eiweißreichen Diät viel unentbehrlicher sein muß, als für einen an körperliche Arbeit Gewöhnten. Wir haben im Kriege wiederholt beobachtet, daß geistige Arbeiter die Einschränkung der Fleischzufuhr mit geistiger Trägheit und Unlust büßen mußten. Speziell in bezug auf die Ernährung des Diabetikers muß also auf die Eiweißzufuhr besondere Rücksicht genommen werden. Jene Diätvorschriften, die besonders darauf abzielen, einen Patienten für lange Zeit mit Eiweiß unterzuernähren, können auf die Dauer überhaupt nicht als erträglich betrachtet werden, weil der Gesamtorganismus darunter leiden muß. Insbesondere aber wird der geistige Arbeiter von solchen Maßnahmen zuerst betroffen werden und eine solche Diät als unerträglich empfinden. Man wird sich also bei der Behandlung eines Diabetikers, insbesonders in bezug auf die Eiweißzufuhr strenge dem gegebenen Falle anpassen müssen. Ganz Ähnliches trifft auch für die Kohlehydratverordnung zu. Ein Diabetiker, der gewohnheitsmäßig relativ wenig Kohlehydrate genießt, dagegen an eine hochwertige Eiweißnahrung gewöhnt ist, wird eine dauernde Kohlehydratbeschränkung relativ leicht ertragen. Er wird aber langdauernde, eiweißarme Kohlehydratkuren gewiß nicht angenehm empfinden. Umgekehrt werden Patienten, die gewohnt sind, Hunderte von Grammen KH zu genießen, schon unter einer Einschränkung auf 100 Gramm leiden, die von einem anderen als reichliche Zufuhr betrachtet wird. Als Beispiel hiefür werden in Ägypten die Landarbeiter, wenn sie diabetisch werden, mit großen Mengen Insulin behandelt, weil die Entziehung der Kohlehydrate von ihnen äußerst quälend empfunden wird. Die notwendigen Mengen von Wasser und Salzen verschafft sich der Körper instinktiv. Der Mensch entleert zirka $70^0/_0$ der zugeführten Flüssigkeit als Urin. Die durchschnittliche Menge von Flüssigkeit beträgt, entsprechend einem Harnquantum von $1^1/_2$ Litern, also zirka 2 Liter. Aber auch hier bestehen je nach Lebensweise und Klima sehr bedeutende Unterschiede unter den einzelnen Rassen und Individuen. Auf diese Faktoren wird man insbesondere bei der Behandlung der Nieren- und Herzkranken

Rücksicht nehmen müssen, eine starre Einschränkung der Flüssigkeitszufuhr auf ein allzu geringes Maß, zum Beispiel unter $1^1/_2$ oder gar 1 Liter vertragen die Patienten kaum und bedürfen manchmal auch noch größerer Zufuhr. Jeder erfahrene Arzt weiß, daß die Verminderung der Flüssigkeitseinfuhr auf noch größeren Widerstand des Patienten stößt als die Restringierung der Diät. Die Salze verschafft sich der Mensch instinktiv durch die gemischte Diät. Es ist daher bei Verordnung einer ganz einseitigen Ernährung auch auf diesen Faktor Rücksicht zu nehmen und am besten mit Mineralwässern nachzuhelfen. Auch muß man bedenken, daß allzu geringe Kochsalzzufuhr die Magensaftsekretion vermindert und daß bei Krankheiten, die mit großen Schweißen einhergehen, durch den Schweiß viel Kochsalz verloren geht, weshalb durch Verminderung der Magensekretion der Appetit leidet.   *R. Bauer*

Wie sichern wir dem Kranken die Zufuhr der notwendigen Vitamine?

Der Vitamingehalt der Nahrung spielt bekanntlich in der Ernährung eine große Rolle, indem der Mangel von Vitamin A bei Menschen zu Wachstumsstörung, das Fehlen von Vitamin B zum Beispiel zu Beriberi führt. Das Vitamin A ist vor allem in Butter enthalten, während es in Schweinefett und Margarin nahezu fehlt. Das wasserlösliche Vitamin B, welches koktostabil ist, ist bei gemischter Ernährung deswegen immer vorhanden, weil es reichlich in der Hefe, also im hefebereiteten Brot, vorkommt. Sonst findet sich dieses Vitamin in Obst, Salat und grünem Gemüse. Beide Vitamine in Milch, Rahm, Butter und Eiern. In der Ernährung des Diabetikers, in der hefehaltiges Brot, Obst, Milch meist fehlen, oder ungenügend vorhanden sind, ist daher auf Zufuhr von Eiern, Käse, Butter und Rahm besonders zu achten. Das antiskorbutische, thermolabile, wasserlösliche Vitamin C findet sich in Obst und Gemüse, das antirachitische Vitamin D in Leber, Lebertran, Eigelb und grünen Blättern, das sterilitätsverhindernde Vitamin E vorwiegend in Milch und Eigelb. Vitamin D und E sind fettlöslich und thermostabil. Die Ernährung der städtischen Bevölkerung, insbesondere im Winter, ist im allgemeinen eine vitaminarme, aber auch im Sommer muß der geringe Genuß von Obst, Salat, frischer Milch und Butter wegen des dadurch bedingten Vitaminmangels sehr bedauert werden. Auch Diäten, bei denen die ganze Nahrung nur in gekochtem Zustande verabreicht wird, sind leicht zu vitaminarm. So wichtig es aber auch ist, die Nahrung nach Eiweiß, Fett, Salz, Wasser und Vitamingehalt genau zu beurteilen, so ist damit noch nicht allen wichtigen Faktoren Rechnung getragen.   *R. Bauer*

Welche Bedeutung haben Bekömmlichkeit und Sättigungswert der Nahrung?

Man kann sagen, daß dem Patienten wichtiger als alles die Bekömmlichkeit der Nahrung und ihr Sättigungswert erscheint. Diese beiden Faktoren beeinflussen aber auch die Berechnung der zugeführten Werte, weil die Ausnützung der Nahrung von ihnen abhängt. Die erste Bedingung einer bekömmlichen Nahrung ist, daß sie den Magensaftfluß in Gang bringt, wodurch weiterhin die gesamte Verdauungsarbeit in das richtige Geleise gebracht wird. Diese Magensaftsekretion wird hervorgerufen durch Appetit und Geschmack, auch Geruch, durch psychische Momente, das Milieu, und schließlich durch Stoffe, die an sich wertlos sind, aber reizend auf die Sekretion wirken; nämlich die Extraktivstoffe und Röstprodukte. Der appetiterregende und der verdauungsfördernde Einfluß der Fleischsuppen, des Kaffees ist bekannt. Ebenso weiß man, daß gebratenes Fleisch und geröstete Kartoffeln bekömmlicher sind als gekochte. Man glaubt auch neuerdings, daß die Entsäuerung des Blutes durch reichliche Abscheidung an Magensalzsäure gefördert wird. Bei starker geistiger Tätigkeit entspricht am meisten das Fleisch, das ohne besondere Kalorienzufuhr Magensaftproduktion hervorruft und so der Ermüdung des Gehirnes entgegenarbeitet. Die psychischen Einflüsse und die Bedingungen des Milieus spielen auch in der Ernährung des Kranken eine große Rolle. Es ist gar kein Zweifel, daß die Ernährung der Patienten aus diesem Gründen in einer Anstalt eine viel schwierigere ist und daher die Stoffwechsellage des Patienten, respektive die Bekömmlichkeit einer Diät nicht klar erkennen läßt. Die Bekömmlichkeit der Nahrung hängt enge zusammen mit ihrem Sättigungswert, und mit beiden wieder die Ausnützung der Nahrung. Hier spielt auch eine Rolle die Kaubarkeit des Essens und die Aufeinanderfolge der Speisen, das heißt die Anordnung der einzelnen Mahlzeiten. Der gesunde Mensch hat alle diese Verhältnisse längst instinktiv erkannt, und je nach den äußeren Bedingungen sich seine Ernährung zurechtgelegt. Der körperlich Arbeitende nimmt oftmals reichliche, kalorienhaltige Mahlzeiten zu sich. Der geistige Arbeiter ist immer mehr bestrebt, die Zahl der Mahlzeiten einzuschränken und solche Mahlzeiten einzunehmen, die infolge ihrer Hochwertigkeit für lange Zeit vorhalten. Suppe, Fleisch plus Kohlehydrat plus Süßspeise haben die Menschen als Mahlzeit längst zusammengestellt. Die Wissenschaft hat erst spät die Bekömmlichkeit und den Sättigungswert einer solchen Mahlzeit als besonders entsprechend erkannt. In Bezug auf den Sättigungswert rangiert das Fleisch voran. Es folgen in Bezug auf Sättigungswert Rahm und Butter, insbesondere Brot, harte Eier, Milch. Gemüse sind viel weniger sättigend. Es ist daher nicht richtig, daß große Mengen von Gemüse, zumal wenn sie wenig Fett und keine Zulage von Kohlehydraten enthalten, sättigend wirken. Der Zellulosegehalt der Nahrung ist in erster Linie für die Ausnützung der Nahrung von Bedeutung. Sehr zellulosereiche Nahrung, wie insbesonders grobes Brot, wird weniger ausgenützt als feines Brot. Der Kalorien- und Eiweißverlust einer solchen zellulosereichen Nahrung kann sehr beträchtlich sein. Die Verschiedenheit des Zellulosereichtums der Nahrung hat auch zu einer verschiedenen Entwicklung des Darmes verschiedener Rassen geführt. Je zellulosereicher die Nahrung, desto länger ist insbesondere der Dickdarm. Für unsere Verhältnisse ist ein gewisser Zellulosegehalt der Nahrung, also die Zufuhr von gröberem Brot, Obst, Gemüse, Salat gewiß notwendig, aber ein zuviel ebenso schädlich als ein zuwenig. Bei der Behandlung kranker Menschen ist es selbstverständlich notwendig, die gewohnte normale Nahrung zu ändern. Bei Erkrankung des Magendarmtraktes, der Gallenblase wird die Diät meist eine Schonungsdiät sein. Als Typus kann hier die ganz flüssige Ernährung beim Ulcus ventriculi oder beim Typhus gelten, jedoch durch relativ kurze Zeiten, so daß das Abweichen von den Ernährungsgesetzen weniger ins Gewicht fällt. Dies gilt bis zu einem gewissen Grade auch für die Behandlung der Herz- und Nierenkranken, soweit die akute Dekompensation oder das akute Stadium, respektive das Rezidiv der Nierenkrankheit in Betracht kommt. Auch bei Mast- und Entfettungskuren muß die Behandlung keine dauernde sein, doch sind hier die obigen Prinzipien schon mehr ins Gewicht fallend. Die größten Fehler geschehen aber durch Außerachtlassung der oben erwähnten Prinzipien der Ernährung des normalen Menschen bei der Behandlung der chronisch Nierenkranken und besonders der Diabetiker, weil die diätetische Behandlung dieser Patienten eine dauernde sein muß und Vernachlässigung dieser Prinzipien bei der Diätverordnung den Patienten entweder zur Außerachtlaßung der ärztlichen Vorschriften zwingt oder ihm dauernden Schaden zufügt.

Frage: Was ist Ihre Ansicht über die kochsalzfreie Diät der Tuberkulose? — Antwort: Bei der sogenannten kochsalzfreien Diät der Tuberkulose erhält der Patient außer dieser Diät noch große Mengen von Salzen aller Art (Mineralogen), möglichst viel Vitamine und regelmäßig Phosphorlebertran. Neuere Autoren halten den Vitaminreichtum und insbesondere das im Phosphorlebertran enthaltene D-Vitamin für das wirksame Prinzip dieser Behandlung. Die kochsalzfreie Ernährung läßt sich vielfach nicht durchführen. Die Patienten erhalten vielmehr eine NaCl-arme Diät mit einem Gehalt von mindestens 3 bis 5 Gramm Kochsalz. Eine solche verminderte Kochsalzzufuhr kann der Körper durch verminderte Ausscheidung im Harn ohne Schaden kompensieren. Die weitgehend kochsalzfreie Ernährung führt erfahrungsgemäß, besonders bei Tuberkulose, auf die Dauer zu Schädigungen. Die Tuberkulösen verlieren meist durch Schweiße beträchtliche Mengen von Kochsalz (nicht selten 5, sogar bis 20 Gramm pro die). Wird diese Kochsalzmenge nicht ersetzt, so kommt es trotz gedrosselter Ausfuhr im Harn zu Verminderung oder Versiegen der Magensalzsäuresekretion und in späterer Folge zur Gewebseinschmelzung und Kachexie. Diese Schäden sind dann durch vermehrte Kochsalzzufuhr nicht mehr zu beheben. Diese kochsalzfreie und kochsalzarme Ernährung des Tuberkulösen steht also im Gegensatz zu den bisherigen Ansichten, denen zufolge bei schwitzenden Tuberkulösen reichliche Kochsalzzufuhr zur Behebung der Achlorhydrie des Magensaftes empfohlen und mit Erfolg verwendet wurde. Bei der Behandlung des Lupus mag sich vielleicht die durch kochsalzfreie Diät erzielte NaCl-Verarmung der Haut günstig auswirken.

R. Bauer

Wirkt eine bestimmte Nahrung bei allen Menschen gleich?

Wenn man den allmählichen Aufbau der Ernährung eines Kleinkindes verfolgt, sieht man, daß jede zu dem bisherigen Ernährungsplan hinzukommende neue Speise zunächst eine Belastung des Magen-Darmkanals bedeutet, an die sich dieser erst allmählich gewöhnt. Das Gleiche kann man als Erwachsener beobachten, wenn man in ein fremdes Land kommt und die dort heimischen Speisen genießt; ist man mit einer solchen ungewohnten Speise nur ein wenig unvorsichtig, so kann dieses Experiment leicht durch eine Enteritis beantwortet werden. Sieht man endlich die

Nahrung mancher exotischer Völker auf ihre Verträglichkeit für einen Mitteleuropäer an, so wird man bald Beispiele dafür finden, daß es Nationalspeisen gibt, die für uns ein schweres Gift bedeuten würden. Es sei nur an die faulenden Muscheln der Südseeinsulaner erinnert. Schon diese kurze Betrachtung zeigt, daß eine Speise nicht auf alle Menschen, auch wenn diese vollkommen gesund sind, gleich wirkt, daß vielmehr jedesmal auch der Gewöhnungsfaktor eine Rolle spielt. Daneben gibt es aber eine Reihe von pathologischen Zuständen, bei denen eine Speise, welche für die Umgebung des Patienten harmlos ist, diesem zu einem schweren Gift wird. Es sind damit jene Zustände gemeint, welche man gewöhnlich als Idiosynkrasie gegen einzelne Nahrungsmittel bezeichnet. Um sie zu verstehen, muß man bedenken, daß die normale Darmwand nur relativ stark abgebaute, gelöste Spaltprodukte der oral zugeführten Eiweißkörper — Analoges gilt wohl auch für andere hochmolekulare Nährstoffe — durchläßt. Diese Bruchstücke des ursprünglichen Nährkörpers kommen nun durch den Pfortaderkreislauf in die Leber und werden hier in einer dem Organismus zweckdienlichen Weise weiter umgebaut. Unter nutritiver Allergie oder dem Nährschaden Erwachsener versteht man nun nach Funk Störungen im Bereich dieser beiden Filterorgane. Durch eine angeborene oder erworbene Veränderung des Magen-Darmkanals, durch eine Leberschädigung kommen grobmolekulare Spaltprodukte, die normalerweise im Darmkanal noch weiter zertrümmert werden sollen, durch die Darmmukosa von hier in die Leber und können eventuell auch in den großen Kreislauf eindringen (Nachweis mit Präzipitation).. Es scheint nun, daß eine Reihe von Anfallskrankheiten durch solche Störungen wenigstens teilweise erklärt werden können. Hieher gehören vielleicht Urtikaria, Quinckesches Ödem, manche Migräneformen und Gefäßkrisen. Die praktische Folgerung aus dieser Erkenntnis geht dahin, bei solchen Krankheitszuständen nach Störungen im Magen-Darmkanal sowie in der Leber zu suchen und diese grundsätzlich zu behandeln. Bemerkenswert ist dabei die Wirkung des Alkohols und des Koffeins. Ersterer vermag sonst unlösliche Spaltprodukte in Lösung zu bringen und dadurch resorptionsfähig zu machen, letzteres dagegen erhöht die Permeabilität der Darmmukosa.

Fragen: Ist die Rohkosternährung für den gesunden Menschen angezeigt? Können Kinder, die für bestimmte Nahrungsmittel (Eier usw.) eine Idiosynkrasie haben, desensibilisiert werden? — Antworten: Die Versuche mit den verschiedenen Kostformen und so auch mit der Rohkost werden meist zu kurze Zeit hindurch durchgeführt, als daß man über sie ein Urteil fällen könnte. Eine sichere Methode der Desensibilisierung für Nahrungsmittel besitzen wir nicht; das Verhalten der Haut ist dabei kein sicherer Test, da die Empfindlichkeit des Hautorganes von der des Magen-Darmtraktes wohl verschieden ist. *Kollert*

Erysipel

Wie soll Erysipel behandelt werden?

Wenn auch die Erkrankung in den typischen Fällen mit subjektivem Unbehagen, Abgeschlagenheit und bald nachfolgender Temperaturerhöhung, oft unter Schüttelfrost beginnt, so sehen wir nicht zu selten bloß eine leichte zirkumskripte, scharf begrenzte Rötung, besonders oft im Gesichte, wobei die Temperatur normal, vielleicht leicht erhöht ist und der Verdacht erst am nächsten Tage gerechtfertigt erscheint, wenn man eine charakteristische Progredienz erkennt. — Auch der wallartige, scharfe Rand ist zwar ein sehr wertvolles Symptom, muß aber, besonders bei Säuglingen und kleinen Kindern nicht immer vorhanden sein. Allerdings ist bei manchen wieder die Verwechslung mit einer akuten Dermatitis möglich, und außerdem kann zu einem Ekzem ein Rotlauf hinzutreten, was die Diagnose erschwert.

Daß das Erysipelas migrans mitunter über große Teile des Körpers wandert, bereits abgeheilte Partien wieder befallen kann, ist bekannt. Komplikationen wie Lymphangitis, Lymphadenitis, Eiterungen und Abszeßbildungen sind zwar nicht allzu häufig, verschlechtern aber die Prognose. Ein Eiterherd muß selbstverständlich bald und gründlich entleert werden.

Das Erysipel entsteht am häufigsten ektogen, kann jedoch auch lymphogen und hämatogen verursacht sein, gerade letztere Art führt häufig zu septischen Erscheinungen. Die meisten Erysipele nehmen ihren Ausgangspunkt vom Naseneingang durch mechanische Verletzungen, wozu auch das Ausreißen der Vibrissen gehört. Nach neueren Untersuchungen scheint der Erreger zu den hämolytischen Streptokokken zu gehören, jener Gruppe, zu welcher auch die Scharlachstreptokokken gezählt werden.

Ganz besonderer Ätiologie ist das Erysipeloid Rosenbach, eine im allgemeinen gutartigen Erkrankung, welche gewöhnlich an den Fingern ihren Ausgangspunkt hat und sich langsam, in 8 bis 14 Tagen peripher ohne Allgemeinstörungen ausbreitet, meist das Handgelenk nicht überschreitet. Ausnahmsweise findet es sich auch an anderen Körperstellen. Es ist charakterisiert durch den etwas heller roten Rand, während das Zentrum einen mehr bläulichroten Farbenton annimmt, subjektiv wird leichtes Jucken oder Brennen angegeben. Man kann es fast als eine Gewerbedermatitis auffassen, da es meist bei Personen auftritt, welche mit Fleisch, Fischen, Wild usw. zu tun haben, also bei Köchinnen, Schlächtern, Tierärzten, Wildbrethändlern, Gerbern, Fischhändlern, Kaufleuten (Heringe).

Heute wird fast allgemein der Schweinerotlaufbazillus, welcher wieder mit dem Bacillus murisepticus identisch und in der Natur sehr verbreitet ist, als Erreger angesehen.

Die Therapie des Erysipeloids ist eine sehr einfache: Umschläge mit essigsaurer Tonerde, 50%igem Alkohol, Salben mit 5 bis 10% Ichthyol, Thigenol oder Einpinselungen mit reinem Ichthyol, Cehasol führen bald zur Heilung. Nur in schwereren, länger sich hinziehenden Fällen werden Injektionen mit 10 bis 30 Kubikzentimetern Immunserum am Platze sein; da dieses öfter unangenehme Serumexantheme veranlaßt, ist gegen diese eine Injektion von 1 Gramm Adrenalin (1 : 1000) von Nutzen.

Was die Therapie des Erysipels anlangt, so ist die Zahl der Mittel außerordentlich groß, ein Zeichen, daß keines absolut verläßlich ist. Die Prognose der Erkrankung ist nie ganz sicher zu stellen. Ob uns die Beschaffenheit des Blutbildes in dieser Hinsicht nützen könnte, ist noch fraglich. Die meisten Fälle heilen glücklicherweise aus. Am gefährlichsten sind die Erysipele alter und herabgekommener Personen, besonders auch

mit Erkrankungen der Leber und Niere, weil die Entgiftungs- und Aus-
scheidungstätigkeit dieser Organe gestört ist, ferner die der Säuglinge,
bei denen die Erkrankung meist vom Nabel oder von Rhagaden am Genitale
ausgeht und sich durch die Tendenz zum Wandern auszeichnet. Oft wird
da die Frage gestellt, ob die Mutter das Kind weiter säugen kann. Die
Gefahr der Infektion ist gewiß vorhanden, aber doch nicht so groß, besonders wenn Saughütchen verwendet werden, daß man es absolut verbieten muß. Anderseits sind die Chancen der Erhaltung des Kindeslebens
bedeutend bessere, wenn es bei der Mutterbrust bleibt.

Vor allem wird dem Allgemeinzustande und der Herzfunktion alle unsere
Sorge gelten, wir lassen Alkohol zuführen, geben viermal 0,25 Chinin.
sulfur. pro die, sparen nicht mit Herzexzitantien: Kardiazol dreimal 15
bis 20 Tropfen, in schwereren Fällen auch Kampfer, Hexeton. Von inneren
Mitteln (Urotropin, Salol, Salipyrin) sahen wir nie Erfolg, höchstens bei
sehr hohen Temperaturen geben wir sparsam Antipyrin, Phenacetin aa 0,3,
Coffein natr. salicyl. 0,2.

Naiv mutet uns heute die Meinung an, daß Heftpflasterstreifen das
Weiterwandern mechanisch aufhalten sollen. Recht gut erweisen sich
Burow-, Alkoholumschläge oder Kombination beider. An Medikamenten
werden Pinselungen mit 10%iger alkoholischer Silbernitratlösung des
Erysipels und seiner Umgebung, 10%iges Terpentinkollodium, Karbolöl,
konzentrierte Hypermanganlösung empfohlen; Jodtinktur, Ichthyol,
Kampferlösung. Am liebsten wende ich noch eine Kombination dieser
Mittel an, also: Tct. jodi, Ichthyol aa 25,0, Ol. camphor., 50,0 oder Acid.
tannic., Camphor. rasae aa 20,0, Äther 80,0, Collodii 20,0. Auch die Umkrei-
sung 2 Zentimeter außerhalb mit dem Lapisstift, so daß es zur Blasen-
abhebung kommt, wird vielfach geübt, ebenso Vereisung mit Kohlensäure. Alle diese Medikamente scheinen mir nebst der nicht allzu hoch
anzuschlagenden desinfizierenden Wirkung vor allem den Zweck zu haben,
in der Umgebung durch Reizung der Haut Abwehrkräfte zu mobilisieren.
Derselben Überlegung entsprechen die Umspritzungen mit den verschiedensten Substanzen, mit 1% Novokain-Suprarenin, Eigenblut (1 Kubikzentimeter 2% Natriumzitratlösung + 10 Kubikzentimeter Blut), Streptokokkenserum, Proteinkörpern, z. B. Aolan; ich habe einen überzeugenden
Effekt kaum je gesehen, für eine sogenannte „Abriegelung" reichen sie
nicht aus. Auch mit Antivirus in Form von Umschlägen oder in 10%iger
Salbe, als Injektionen von 0,1 intrakutan an mehreren Stellen, besonders
dort, wo eine Progredienz zu beobachten ist, leisten wir nicht viel oder
nichts.

Dagegen kann ich Bestrahlungen mit Höhensonne warm empfehlen, da man in einer ganzen Anzahl von Fällen gute, wenn auch nicht
immer sichere Erfolge sieht. Die Technik ist verschieden, die einen Autoren
bestrahlen die ganze Fläche und über die Grenze hinaus, während andere
nur das umgebende gesunde Gewebe der Lichtwirkung aussetzen. Unserer
Erfahrung nach ist es vor allem wichtig, die Randpartie in leichte erythe-
matöse Reaktion zu bringen, während man von einer keimtötenden
Wirkung im Zentrum kaum viel erhoffen darf. Erwähnt sei, daß auch von
der Rotlichtbestrahlung einige gute Resultate berichtet werden.
Von Röntgen habe ich nichts Überzeugendes gesehen, wohl aber leistet

es gute Dienste bei gewissen Komplikationen, wie Lymphangitis und Lymphadenitis.

Eine ganze große Reihe von Mitteln werden intravenös oder intramuskulär gespritzt, um der Erkrankung Herr zu werden. Zu ersteren gehören: 40%iges Urotropin täglich oder jeden zweiten Tag zu 10 Kubikzentimetern, Rivanol 150 bis 200 Kubikzentimeter durch drei Tage; zu letzteren: Omnadin, Olobintin 1 bis 3 Kubikzentimeter, langsam um 0,5 Kubikzentimeter steigend alle zwei bis drei Tage, mit besserer Wirkung Aolan, Kaseosan, besonders Milch 5 bis 10 Kubikzentimeter. Eine der besten Medikationen, welche ich seit mehr als zehn Jahren mit sehr gutem Erfolge anwende, ist die Eigenblutinjektion, wobei ich dem Patienten 4 bis 20 Kubikzentimeter und mehr Blut aus der Armvene entnehme und sofort intramuskulär ad nates injiziere. Eine gewisse Vorsicht ist geboten, und deshalb geben wir anfangs kleine Dosen, womöglich am Vormittag, weil nicht so selten die Temperatur jäh, kritisch abfällt, wobei es zu Kollaps kommen kann. Bei Kindern wurde auch Bluttransfusion gemacht oder fremdes Blut oder Serum, z. B. von den Eltern, intramuskulär gegeben. Beim septischen Erysipel wären Injektionen von 10 bis 20 Kubikzentimetern Argoflavin, 5 Kubikzentimetern Elektrokollargol zu versuchen.

Als ätiologische Therapie ist die Injektion von Streptokokkenserum anzusehen, aber vor allem eines hochwertigen, welches durch Immunisierung mit hämolytischen Streptokokken, also von Scharlach- oder Erysipelfällen gewonnen wurde. Sofort sind hohe Dosen zu verabfolgen, mindestens 20 Kubikzentimeter, ja manche injizieren sogar 100 Kubikzentimeter; andere nehmen lieber Streptokokkenyatren, um die unspezifische Komponente mit zu verwerten. Meiner Erfahrung nach ist die Immunseruminjektion nicht so verläßlich wie die Eigenbluttherapie. L. Kühnel hat durch subkutane Injektion von 20 Kubikzentimetern normalen Pferdeserums gute Beeinflussung und rascheren Ablauf einer großen Reihe von Erysipeln gesehen, immer besteht auch die Möglichkeit von Überempfindlichkeitserscheinungen, ja eines anaphylaktischen Shoks.

Die von amerikanischer Seite angegebene, auch von Kren gelobte Wasserbettbehandlung würde ich vor allem beim wandernden Erysipel empfehlen, besonders auch bei Abszeßbildungen und phlegmonösen Prozessen.

Zur Vermeidung von Rezidiven des Gesichtserysipels, welches in der überwiegenden Zahl von Fällen von der Nasenschleimhaut ausgeht, sind desinfizierende Pinselungen (Ichthyol-Glyzerin, Pregllösung, Jod intern und Wasserstoffsuperoxyd lokal anzuwenden. *Volk*

Erythema infectiosum

Wie erkennen und wie beurteilen wir das Erythema infectiosum?

Das erste Krankheitssymptom sind auffallend rote Backen, die den trügerischen Eindruck eines besonders guten Aussehens, wohl auch den des Erhitztseins erwecken. Schaut man genauer zu, so überzeugt man sich, daß die Rötung aus großen konfluierenden Flecken besteht — namentlich am Rand dieses Ausschlages sind die Flecken gut kenntlich — die sich nicht oder nur ganz wenig über das Niveau der Haut erheben, sich warm anfühlen und oft auch ein Hitzegefühl hervorrufen. Der Ausschlag ist meist streng auf die Wangen lokalisiert, manchmal zieht er sich über den Nasenrücken hin. Die Gegend um den Mund ist immer frei. Die Farbe schwankt zwischen hellem Rot und bläulichroter Verfärbung.

Bald nachher stellt sich an den Armen, und zwar vorwiegend an den Vorderarmen und an der Streckseite der Oberarme ein ähnlicher Ausschlag ein, der ebenfalls aus großen makulösen Effloreszenzen gebildet ist und sich in guirlanden-, ring- oder netzförmigen Zeichnungen kundgibt. Die Einzel-effloreszenz besteht aus recht großen Flecken, weshalb die Krankheit auch den, wie ich glaube, recht treffenden Namen der Großflecken-krankheit (Megalerythema) erhalten hat. Gleichzeitig oder kurz nach dem Auftreten des Ausschlages an den Armen stellt er sich auch an den Beinen, insbesondere an der Streckseite des Oberarms, und schließlich am Stamm ein. Meist ist zur Zeit des Höhenpunktes des Exanthems am Stamm das Gesicht schon stark abgeblaßt. Doch gibt es Schwankungen in der Intensität des Ausschlages.

Die Dauer des Ausschlages beträgt meist eine Woche und länger; dadurch unterscheidet sich das Megalerythem von den anderen häufigen Exan-themen, die meist nur wenige Tage erkennbar sind.

Begleiterscheinungen finden sich bei der Krankheit nicht vor. Hie und da sind die Augen und der Rachen etwas gerötet, ohne daß ein deutliches Exanthem zu konstatieren wäre. Fieber ist nicht vorhanden oder be-schränkt sich auf kurz vorübergehende subfebrile Temperaturen. Be-schwerden macht die Krankheit gar nicht, nur über Brennen im Gesicht wird zuweilen geklagt. Es wird angegeben, daß das Blutbild sich durch geringe Leukozytose und Eosinophilie kennzeichne.

Das Erythema infectiosum ist eine Infektionskrankheit, deren Infek-tiosität anscheinend bei verschiedenen Epidemien nicht gleich ist. Diesmal scheint sie recht groß zu sein, denn ich habe einige Male Familieninfektionen gesehen. Auch Erwachsene werden befallen. Die Inkubationszeit dürfte zirka 5 bis 8 Tage betragen.

Die Krankheit ist seit zirka 30 Jahren bekannt und wiederholt in Form von Epidemien beobachtet worden. Es scheint, daß insbesondere die Schweiz, Österreich und Deutschland von der Krankheit befallen werden. Die Krankheit ist nicht anzeigepflichtig und an und für sich so harmlos und folgenlos, daß man den erkrankten Kindern ruhig das Ausgehen und den Schulbesuch erlauben kann.

Man hat das infektiöse Erythem auch als fünfte Krankheit bezeichnet in Analogie mit der von Filatow und Dukes festgestellten vierten Krank-heit (die anderen drei sind Scharlach, Masern und Röteln). Ich möchte diese Bezeichung ablehnen, nicht zum mindesten deswegen, weil die vierte Krankheit keineswegs so sichergestellt ist wie das infektiöse Erythem. Ohne auf diese vierte Krankheit hier des näheren eingehen zu wollen, möchte ich darauf hinweisen, daß ihr Name in Ärztekreisen eine viel größere Popularität besitzt, als ihr zukommt. Es handelt sich nach derBeschreibung ihrer Entdecker um ein scharlachähnliches hellrotes Exanthem ohne Be-teiligung der Rachenschleimhaut, mit geringen Allgemeinerscheinungen und wenig erkennbarer Kontagiosität. Die Schuppung ist zuweilen sehr stark, kann aber manchmal fehlen. Filatow hat seinerzeit behauptet, die vierte Krankheit verhalte sich zu Scharlach so wie Röteln zu Masern. Nun sind aber gegen die Selbständigkeit der vierten Krankheit Bedenken erhoben worden, und hervorragende Pädiater, wie Heubner, Comby, Stooß haben nie einschlägige Fälle gesehen. Auch ich muß sagen, daß ich zwar, wie jeder Kinderarzt, reichlich atypische Exantheme zu sehen Gelegenheit habe, die in kein Schema passen, daß ich aber nie in der Lage war, eine vierte Krankheit sicher zu diagnostizieren. Manche Fälle, die man vielleicht hieher hätte rechnen können, gehören zum Bild des Erythema scarlatiniforme recidivans, über das ich selbst einiges mitgeteilt habe, das aber keine Infektionskrankheit darstellt; andere Fälle müssen den Röteln zugerechnet werden, noch andere sind mitigierte Scharlacherkrankungen. Über die Schwierigkeit der Scharlachdiagnose brauche ich vor Ihnen, die Sie ja darüber Ihre eigenen Erfahrungen besitzen, nichts zu sagen. Bei dem Erythema infectiosum fällt diese Schwierigkeit weg und Sie werden diese sehr charakteristische Erkrankung, wenn Sie Ihnen einmal aufgefallen ist, nicht mehr verkennen.

Frage: Besteht eine Beziehung zwischen dem Erythema infectiosum und der Leiner-Lehndorffschen Erkrankung? — Antwort: Bei dem von Leiner und Lehndorff beschriebenen Erythema annulare rheumaticum bestehen kleine kreisrunde Flecken mit blaßrotem Exanthem bei vorhandenem Rheumatismus; diese Erkrankung ist nicht infektiös und ist dabei der Stamm mehr betroffen.					*Zappert*

Fieberzustände

Welche neuen Gesichtspunkte gibt es in der klinischen Differential-diagnose fieberhafter Erscheinungen?

Beginnen wir mit der Tuberkulose. Es besteht derzeit die Lehre von dem Primäraffekt, von dem später akut einsetzenden Frühinfiltrat (Reinfekt) und von der auf lymphogenem und hämatogenem Wege erfolgenden Aussaat des tuberkulösen Prozesses. Es wird auch angenommen, daß miliare Schübe bei der Tuberkulose vorkommen können, die sich durch Allgemeinerscheinungen und Milztumor bemerkbar machen, ohne daß der Patient infolge bestehender Immunität — dem Prozeß erliegt. Es ist auch erwiesen, daß sogar Meningitis tuberculosa mit positivem Bazillenbefund im Liquor sich wieder rückbilden kann, und manche Fälle von sogenannter Meningitis serosa mögen auch tuberkulösen Ursprungs sein.

Wenn wir, beim Kopf beginnend, die fieberhaften Krankheiten überschauen wollen, so sei zunächst verwiesen auf die besondere Bedeutung, die man neuerdings den Affektionen des Ohres, der Nebenhöhlen, der Tonsillen, der Zähne für die Entstehung fieberhafter Krankheiten beimißt. Deswegen ist es heute die Regel, in unklaren solchen Fällen diese Organe besonders zu revidieren; Tonsillektomie, entsprechende Zahnbehandlung, Behandlung der Nebenhöhlenprozesse wird heute bei den verschiedensten fieberhaften Krankheiten viel geübt, besonders bei der sogenannten **kryptogenetischen** Sepsis und der Nephritis. Am Halse ist den Drüsen besondere Aufmerksamkeit zuzuwenden, da Drüsenschwellungen ein

Hinweis sein können auf Entstehen einer tonsillogenen Infektion oder Nephritis, von Tuberkulose, Granulomatose, Lymphosarkomatose und Karzinom.
Schwellungen der Parotis und Schilddrüse sollen genau beobachtet werden.
Von den Erkrankungen des Thorax sind die der Lunge nicht immer leicht
zu differenzieren. Was sich hinter einem Flüssigkeitserguß verbirgt, ist
oft schwer zu beurteilen und die Natur eines Mediastinalschattens bleibt
oft lange ungeklärt. In bezug auf die Flüssigkeitsergüsse sei immer wieder
daran erinnert, daß ein eitriger Erguß ohne besonderes Fieber, sogar afebril
verlaufen kann. Eine Krankheit, die ebenso gefährlich ist als häufig übersehen wird, ist das interlobäre Empyem. Wenn bei Zweifel zwischen
Pneumonie und Pleuritis die Punktion stets negativ bleibt, das Fieber nicht
schwindet, charakteristisches Sputum ausbleibt, besondere Leukozytose
und Fieber besteht, die Dämpfung eine „hängende" ist, ein Dämpfungs-
bogen auf der gesunden Seite besteht, sei immer an interlobäres Empyem
gedacht. Wiederholte Punktion in der Axilla im 4. bis 5. Interkostalraum
mit langen Nadeln kann hier endlich Eiter ergeben. Daß seröse interlobäre Ergüsse viel häufiger vorkommen, als man früher gedacht hat,
hat die Röntgenuntersuchung gelehrt. In der Klinik wird man häufig
davon überrascht, daß eine mediastinale Eiterung oder auch Lungengangrän
von Ösophagusdivertikeln oder zerfallenden Karzinomen ihren Ausgang
nimmt. Die Schwierigkeit der Diagnose der pulmonalen Miliartuberkulose
ist genügend bekannt, sie wird derzeit erleichtert durch den oft charakteristischen Röntgenbefund. Bei Aussaat in die Nieren gelingt die Diagnose
manchmal durch Nachweis der Bazillen im Harn. Auch Karzinome und
Sarkome können eine miliare Aussaat über die Lunge mit Fieber erzeugen.
Dann können harte Drüsen am Halse und in der Axilla den richtigen Weg
zeigen. Bei der sogenannten kryptogenetischen Sepsis muß wieder daran
erinnert werden, Herz und Aorta genau und wiederholt zu auskultieren.
Der Befund einer Endokarditis, besonders an der Aorta, ermöglicht dann
die richtige Diagnose. Die Affektionen des Perikards werden häufig übersehen, weil die Geräusche wechseln und oft nur kurze Zeit zu hören sind.
Daß pleuritische Schmerzen in das Abdomen ausstrahlen und so zu Fehl-
diagnosen Anlaß geben, ist bekannt. Hier sei an die diaphragmale
Pleuritis erinnert. Umgekehrt aber ermöglicht uns die sogenannte
Durchwanderungspleuritis oft die Diagnose einer unter den Pleuren
im Abdomen bestehenden Entzündung.

Die Differentialdiagnose der verschiedenen Gelenkserkrankungen ist oft
überaus schwer. In letzter Zeit ist besonders neben dem echten Gelenksrheumatismus auf die gonorrhoischen, tuberkulösen und syphilitischen Erkrankungen hingewiesen worden, die sich meist serologisch erkennen
lassen. Die fieberhafte Gicht läßt sich im Stoffwechsel nachweisen.
Osteomyelitis wird oft übersehen, nicht weniger tiefe Phlegmonen, besonders
bei Ödematösen nach Injektionen oder Drainage. Zu entscheiden, welcher
Natur eine fieberhafte abdominale Erkrankung sei, gehört zu den schwierigsten Problemen der inneren Medizin. Typhus und Paratyphus können
neben Otitis, Strumitis, Spondylitis, auch Cholangitis, Cholezystitis,
Appendizitis, Zystitis, Phlebitis akut und im Rezidiv hervorrufen. Seit
der Einführung der Wa. R. haben wir die fieberhafte Leberlues und Peri-
hepatitis genauer kennen gelernt, wir erkennen den Salvarsanikterus und

insbesondere die subakute Leberatrophie, die aber nur selten luetischer
Natur ist. Genaueren Einblick haben wir in die nicht so seltenen Erkrankungen der Pfortader gewonnen, deren führendes Symptom der Milztumor
ist, bei mehr chronischerem Verlauf auch Aszites und Hämatemesis. Die
Erkrankungen des Pankreas sind, wie erwähnt, durch die Funktionsprüfungen genau bekannt geworden. Die Affektionen der Milz haben
besonderes Interesse erregt, seitdem man die Therapie der Milzexstirpation
übt. Solche Krankheiten, bei denen man gelegentlich die Milz exstirpiert,
sind der hämolytische Ikterus, die mit intermittierendem Fieber verlaufende gelbe Zirrhose, die essentielle Thrombopenie und jene verschiedenen Zustände, die vielfach als Morbus Banti bezeichnet werden,
wie z. B. die ägyptische Splenomegalie. Die sogenannte Cholangie
oder der steinfreie Infekt der Gallenwege ist eine Krankheit, die derzeit
zur Diskussion steht. Die Infarkte der Milz, besonders bei Endocarditis
lenta und die primäre Milztuberkulose sind ebenfalls operativ angegangen
worden. Häufige Täuschungen entstehen dadurch, daß man abdominale
Tumoren als primär ansieht, wo sie nur Teilerscheinungen einer Allgemein-
erkrankung sind. Hier entstehen Irrtümer durch Drüsentuberkulose, bei
Lymphogranulom oder Lymphosarkom, auch bei Karzinomdrüsen, die
im Bauch besondere Größe erreichen. Ebenso häufig wird die Tuberkulose
des Peritoneums nicht erkannt, besonders wenn sie mit plastischen Tumoren und wenig Aszites verläuft oder sich zu einer Zirrhose der Leber
hinzugestellt.

Die Erkrankungen der Niere sind durchaus nicht so leicht zu erkennen,
besonders dann, wenn der Harnbefund im Stiche läßt. Dazu kommt,
daß Nierenschmerzen nicht immer nach unten, sondern manchmal nach
oben ausstrahlen. Die Differentialdiagnose zwischen Nierensteinen, Appendizitis, Cholezystitis kann sehr schwer sein. Eine akute Pyelitis kann für
Pneumonie oder Pleuritis gehalten werden, eine Nierentuberkulose verbirgt sich oft lange. Am schwierigsten aber ist die Diagnose der eitrigen
Paranephritis, bei der der Harnbefund wenig Anhaltspunkte geben
kann. Der paranephritische Abszeß ist sehr häufig die metastatische Folge
einer vorangegangenen Furunkulose, kann aber auch lymphogen-aszen-
dierend entstehen, z. B. nach wiederholtem Katheterismus. Lokale Schmerzhaftigkeit und Ödem, vor allem aber der Nachweis einer auch geringen
Durchwanderungspleuritis und die besonders hohe Leukozytose sind wichtige diagnostische Zeichen. Daß auch Krankheiten der Prostata, besonders
metastatische Abszesse, z. B. nach Grippe, bei geringen Lokalerscheinungen
ein scheinbar kryptogenetisches Fieber erregen können, sei besonders
hervorgehoben. Ebenso kann das Hypernephrom fieberhaft verlaufen.
Der septische Abortus ist oft Anlaß zu schwerem septischen Ikterus. Eine
geplatzte Extrauteringravidität kann die Symptome einer unklaren Peritonitis vortäuschen. Niemals soll man bei unklaren fieberhaften Prozessen
an die Möglichkeit von sogenannten Blutkrankheiten vergessen. Chlorose,
perniziöse Anämie, Leukämie, Polyzythämie, die sogenannte akute Leukämie, die Agranulozytose, die sub- und aleukämischen Lymphadenosen
und Myelosen bleiben oft allzu lange verborgen. Der Milztumor und die
genauen Blutuntersuchungen ermöglichen die Diagnose. Von Nervenkrankheiten sei neben der oben erwähnten Meningitis die in letzter Zeit

genau studierte Enzephalitis erwähnt, ferner die Poliomyelitis und die oft mit unklarem Fieber verlaufende Enzephalomalazie, bei der uroseptische Zustände so häufig sind.

Fragen: Soll bei in der Praxis vorkommenden unklaren Krankheitsfällen nicht auch die Abderhaldensche Reaktion ausgeführt werden? Hat bei den deletären Zuständen von Endocarditis recidivans und Viridans-Infektionen die von Bier angegebene Behandlung mit Eitererregung einen Erfolg? — Antworten: Die Abderhaldensche Reaktion ist in ihrer Technik sehr schwierig, das Blutserum darf nicht hämolytisch sein und muß gleich auf Eis gehalten werden; daher würde ich sie für die Praxis nicht empfehlen. Die von Bier empfohlene Methode wurde nur selten versucht, war aber erfolglos.

R. Bauer

Welche neueren Laboratoriumsuntersuchungen bei fieberhaften Zuständen werden derzeit verwendet?

Um Tuberkulose auch serologisch erkennen zu können, haben Klopstock und Neuberg ein alkoholisches Tuberkuloseantigen dargestellt, welches nach ihnen gute Resultate gab. Wir glauben, diese Reaktion für klinische Zwecke empfehlen zu können. Die ganz initialen Fälle von Tuberkulose, wie z. B. Hämoptoen ohne sicheren Röntgenbefund reagieren häufig negativ. Ausgesprochene, chronische Fälle von Tuberkulose ergeben meist ein komplett positives Resultat. Die ganz schweren, bald letal verlaufenden Fälle zeigen merkwürdigerweise vorwiegend negative Reaktion. Da manche Luetiker mitreagieren, ist die Wa. R. parallel anzustellen. Das Studium der Seroreaktion bei der Tuberkulose läßt noch manche Aufklärung erwarten. Die Komplementbindung auf Tuberkulose soll die übrigen bekannten kutanen, intrakutanen und subkutanen Tuberkulosereaktionen nicht ersetzen, sondern ergänzen.

Eine zweite Seroreaktion haben wir neuerdings mit Erfolg für die klinische Diagnose angewendet. Es ist nicht genügend bekannt geworden, daß die Gruber-Widalsche Reaktion für die Diagnose typhöser Erkrankungen nicht immer einwandfreie Resultate gibt. Sie kann nicht nur positiv sein bei anderen Erkrankungen, sondern auch beim Typhus versagen und zwar in allen Stadien des Typhus und Paratyphus. Da wir selbst mehrere solche Fälle beobachtet haben, wo die Agglutinationsprobe auf der Höhe der Krankheit im Stiche ließ, sind wir zur Komplementbindungsmethode zurückgekehrt. Die Resultate, die wir mit der Komplementbindung bei Typhus und Paratyphus erzielt haben, sind wesentlich befriedigender als die der Agglutination. In vier sicheren Fällen von Typhus abdominalis waren wir imstande, durch die Komplementablenkung die Diagnose mit Sicherheit zu stellen, wo uns die Agglutination ein negatives oder unsicheres Resultat ergab. Die Komplementbindung verhalf uns einmal zur Diagnose sogar dort, wo außer der fehlenden Agglutination auch die Blutkultur versagte. Es sei nur erwähnt, daß z. B. in letzter Zeit aus Transvaal verlautete, daß dort die Widalsche Reaktion bei sicheren Typhusfällen außerordentlich oft versagt hat, während die Komplementablenkung fast 100% positive Resultate zeigte. Wegen der großen Bedeutung einer rechtzeitigen Typhusdiagnose betreffs Infektionsgefahr und Anzeigepflicht sei die Komplementbindung beim Typhus als notwendige Ergänzung der Agglutinationsprobe besonders empfohlen.

Die Komplementbindung auf Gonorrhoe hat sich uns gut bewährt.

Von anderen Laboratoriumsmethoden sei hier nur auf die besondere Bedeutung der Röntgenuntersuchung hingewiesen, die sich, wie erwähnt, für die Erkennung pulmonaler Prozesse besonders brauchbar erweist.

Die Senkungsprobe der roten Blutkörperchen ist prognostisch bei der Tuberkulose zu verwerten, eine beschleunigte Senkung eher als ungünstig zu deuten.

Bei fieberhaften Abdominalerkrankungen sind die neueren Pankreasproben, besonders der Nachweis vermehrter Diastase im Blutserum von Bedeutung, nicht weniger die Doppelbelastung mit Zucker. Die Technik dieser Doppelbelastung mit Zucker ist folgende: Der Patient erhält auf nüchternen Magen 50 Gramm Traubenzucker in Tee gelöst und nach anderthalb Stunden weitere 50 Gramm in gleicher Weise. Der Patient uriniert stündlich, der Blutzucker wird vorher und jede halbe Stunde nachher bis drei Stunden kontrolliert. Normalerweise scheidet der Patient im Harn keinen Zucker aus, der Blutzucker steigt nach den ersten 50 Gramm um 60 bis 70%, z. B. von 0,1 auf 0,16 bis 0,17, kehrt aber nach anderthalb Stunden zur Norm zurück. Nach den zweiten 50 Gramm erhöht sich die Blutzuckerkurve nur wenig und sinkt bald zu subnormalen Werten herab (Hypoglykämie infolge normaler Übersekretion von Insulin). Bei Pankreaserkrankungen tritt meistens Glykosurie auf, der Blutzucker steigt schon nach den ersten 50 Gramm auf das doppelte oder mehr und nach den zweiten 50 Gramm noch höher und bleibt lange so hoch. (Hoher Anstieg des Blutzuckers und Ausbleiben der Hypoglykämie.)

Für die Diagnose der Leberkrankheiten hat sich neuerdings die sogenannte Adrenalinprobe gut bewährt. Diese Adrenalinprobe wird folgendermaßen ausgeführt: Man injiziert dem Patienten auf nüchternen Magen ein halbes Milligramm Adrenalin, bestimmt den Blutzucker vorher und in den nächsten vier halben Stunden. Normalerweise steigt der Blutzucker um 50 bis 60%, z. B. von 0,1 zu 0,15 bis 0,16. Bei diffusen Erkrankungen des Leberparenchyms, wie katarrhalischer Gelbsucht, akuter und subakuter Leberatrophie, Zirrhosen der Leber fehlt dieser Blutzuckeranstieg entweder ganz oder beträgt nur 20 bis 30%. Man erklärt das Ausbleiben der Hyperglykämie durch den bei diesen Krankheiten bestehenden Glykogenmangel der Leber.

Aus der Fülle neuerer Untersuchungsmethoden sei noch die Thrombozytenzählung hervorgehoben, die bei unklaren hämorrhagischen Diathesen die Diagnose der essentiellen Thrombopenie gestattet. Schließlich sei noch der Bestimmung des Grundumsatzes gedacht, dessen deutliche Steigerung manchen unklaren, subfebrilen Zustand als hyperthyreotisch erkennen läßt.

Frage: Hat nicht bei Fällen, die prophylaktisch gegen Typhus geimpft wurden, die Widalsche Reaktion an Wert eingebüßt? — Antwort: Jede Methode, die auf dem Nachweis von Antikörpern beruht, wird durch Schutzimpfung auf eine Zeit beeinträchtigt. Heute, wo die Kriegsimpfungen lange zurückliegen, sind diese Proben auch bei Geimpften verläßlich.

R. Bauer

Welche neueren medizinischen Behandlungsarten sind bei fieberhaften Zuständen zu empfehlen?

Die Vakzinetherapie des Typhus, wie überhaupt die Behandlung des Typhus mit Koli und Pepton hat keine weite Verbreitung gefunden. Die Gefahr allzu starker Reaktionen und die Möglichkeit von Rezidiven bei dieser Art von Behandlung beeinträchtigen diese Verfahren. Behandlung mit hochwertigem Typhusimmunserum ist nur im Spätstadium wirksam und daher für die zu dieser Zeit auftretenden Komplikationen zu empfehlen.

Die Serumbehandlung der Pneumonie soll nach den Berichten der Amerikaner nur möglich sein, wenn man den Typus des Pneumonieerregers genau bestimmt. Bei Typus I soll die Serumbehandlung nützen, bei Typus III bleibt sie erfolglos.

Die verschiedenen Mittel gegen Grippepneumonie sind durchaus nicht verläßlich. Es wird immer wieder berichtet, daß Omnadininjektionen, besonders wenn sie frühzeitig angewendet werden, wertvoll sind, doch habe ich mich davon nicht überzeugen können.

Eine noch heiklere Sache ist die Behandlung der septischen Zustände. Gelingt es nicht, den primären Infektionsherd zu erkennen und operativ zu beseitigen, so ist die Prognose im allgemeinen eine sehr schlechte, aber auch in diesem Falle ist eine bereits eingetretene Bakteriämie, insbesondere wenn sie sich an den Herzklappen festgesetzt hat, ein Zustand, der therapeutisch sehr schwer zu beeinflussen ist. Unter den vielen hier angegebenen Präparaten haben wir das Kollargol, das Argochrom, das Solganal, das Yatren, Trypaflavin vielfach verwendet. Keines dieser Mittel erscheint sehr verläßlich; am ehesten sahen wir Gutes von der wiederholten Injektion kleiner Dosen von Trypaflavin.

Sehr viel bemüht haben wir uns mit der Behandlung der verschiedenen Arten von sogenanntem Rheumatismus und der rheumatischen Ischias. Falls nicht Lues, Tuberkulose oder Gonorrhoe vorliegt, wo eine entsprechende Behandlung von selbst gegeben ist, ist die Therapie sehr schwierig. Das Salizyl in seinen verschiedenen Formen ist auch heute das Mittel der Wahl. Ein Forschritt ist gegeben durch die Möglichkeit der intravenösen Injektion von Salizylverbindungen. Das Cylotropin, das Atophanyl, das Melubrin haben sich gut bewährt. Die verschiedenen Methoden der Eiweißbehandlung haben wir reichlich ausprobiert. Injektion von Eigenblut oder Eigenserum ist manchmal von Erfolg, auch Milchinjektionen helfen bisweilen. Vakzineurin ist oft ein souveränes Mittel bei Ischias und selbst Bluttransfusionen können bei Rheumatismus, aber besonders bei septischen Erkrankungen im Sinne von Autovakzine und Eiweißbehandlung von Vorteil sein.

Daß Insulin bei septischen Erkrankungen auch nichtdiabetischer Patienten vorteilhaft sein kann, sei nebenbei erwähnt. Sehr schwer fällt es mir, ein Urteil abzugeben über die Vakzination beim Rheumatismus nach Ponndorf und Paul. Wir haben in den letzten $1^1/_2$ Jahren eine große Zahl verschiedener rheumatischer Erkrankungen nach Paul geimpft und beobachten die Patienten fortlaufend. Irgendwelche außerordentliche Erfolge, wo alle anderen Mittel versagten, haben wir nicht gesehen. Da uns die Schmerzen der Patienten oft zu einer anderen symptomatischen

Behandlung zwangen, haben wir mehrfach, um die Beobachtung nicht zu trüben, nur zum Morphium gegriffen.

Eine gute neue Behandlung von Nierenbecken- und Blaseninfektionen ist mit dem Spirozid möglich.

Röntgenstrahlen, Höhensonne und Diathermie bewähren sich bei der Behandlung der entzündeten serösen Häute.

Bei anämischen Zuständen machen wir von der Leberdiät Gebrauch.

Die Radiumtherapie in ihren verschiedenen Formen der Inhalation, Trink-, Bäderkuren und der Radiumkompressen ist von Vorteil gegen die Schmerzen besonders rheumatischer und neuritischer Natur, vielleicht auch zur Unterstützung der Strahlenbehandlung bei Neoplasmen wertvoll.

R. Bauer

Welche diagnostischen Überlegungen kommen bei fieberhaften Erscheinungen für den Chirurgen zunächst in Frage?

Die erste Überlegung gilt der Feststellung, ob überhaupt ein chirurgisches Leiden vorliegt. In zweiter Linie kommen hier jene Krankheiten in Betracht, bei denen es im Verlaufe eines an sich nicht chirurgischen Leidens zu einer sogenannten „chirurgischen Komplikation" kommt. Es ist nur allzu bekannt, daß dem Chirurgen ab und zu akut fieberhaft erkrankte Kinder zur Appendektomie überwiesen werden, deren Krankheit sich dann als Masern, Scharlach und am häufigsten als Pneumonie entpuppt. Dies zeigt uns, daß der Chirurg in erster Linie die Lokalisation der Erkrankung zu beachten hat. Ich möchte daran erinnern, daß Denk in Graz in jüngster Zeit an der Hand eigener Erfahrungen den Vorschlag machte, durch Novokainblockade des Nervus phrenicus am Halse „die abdominellen Schmerzen bei basalen Lungenerkrankungen und Pleuritis diaphragmatica zu kupieren und damit in differential-diagnostischer Hinsicht Aufklärungen zu erhalten". Die von Denk mitgeteilten Beobachtungen lassen das Verfahren als aussichtsreich erkennen.

Wie sehr für den Chirurgen das Schwergewicht auf der Lokalisationsdiagnose liegt, wird offenbar, wenn wir an andere akut-fieberhafte Zustände denken, bei denen der Chirurg mit mehr oder weniger Recht zugezogen wird. Die akute Osteomyelitis ist, namentlich wenn sie die Wirbelsäule oder das Becken betrifft, im Anfange der Erkrankung nicht diagnostizierbar. Auch Patienten mit periurethraler Phlegmone, die im Stadium der Urosepsis dem Arzte zum ersten Male zu Gesicht kommen, erfordern eine äußerst eingehende Untersuchung, um wenigstens die Vermutungsdiagnose zuzulassen. Dasselbe gilt unter Umständen für die retroperitoneale Phlegmone. Der paranephritische Abszeß ermöglicht, wenigstens durch die Einseitigkeit der Erkrankung, die Lokalisationsdiagnose. Der subphrenische Abszeß kann durch eine genaue interne Befundung und durch die Ergebnisse der Röntgenuntersuchung erkannt werden. Pankreaserkrankung erschließen wir durch die Funktionsprüfungen. Die ganze Bedeutung der genauen Lokalisation geht aus der Beurteilung der Subpektoralphlegmone hervor. Das Gleiche gilt für den negativen Ausfall der Untersuchung bei der sogenannten kryptogenetischen Sepsis. Für den Chirurgen spielt der fieberhafte Bauch-

deckenabszeß im Verlaufe einer im übrigen klaglosen postoperativen Heilung
eine bekannte Rolle. Unter den chirurgischen Komplikationen primär
nichtchirurgischer Erkrankungen erinnere ich an den Typhus abdominalis,
die Tuberkulose und die Gonorrhoe. Hochgradige peritoneale Reizerscheinungen bei akuter Gonorrhoe sind bekannt, die Diagnose Appendicitis acuta
bei akuter gonorrhoischer Epididymitis nicht weniger. Beim Typhus abdominalis kann leicht der Milzinfarkt und das häufig ihn begleitende Empyem
übersehen werden. Die Perforationsperitonitis beim Typhus läßt die
Facies hippocratica vermissen. In der Typhusrekonvaleszenz ist die akute
einseitige Thyreoiditis nicht selten. Es ist einleuchtend, wie wichtig die
neuen serologischen Untersuchungsmethoden für die Erkenntnis dieser
Zustände sind. Damit kann in manchen Fällen durch die Feststellung
der Natur der Erkrankung auch der Weg zur Organdiagnose
gegeben sein. *Breitner*

Wie weit hat sich die Indikationsstellung für Operationen bei fieberhaften Krankheiten geändert?

Zunächst ist die Feststellung des erkrankten Organes, des möglichst
genauen Sitzes und der Ausdehnung der Erkrankung von hoher Bedeutung,
ehe zur Frage eines Eingriffes Stellung genommen werden kann. Bei den
akuten abdominalen Erkrankungen muß dies unter allen Umständen angestrebt werden. Aber wir müssen uns darüber klar sein, daß hier gegebenenfalls die Entscheidung, ob überhaupt und womöglich sofort eingegriffen
werden muß, vor die genaue Organdiagnose tritt. Es gibt immer wieder Fälle,
in denen z. B. mit der Diagnose Peritonitis alles ausgesagt ist, was augenblicklich festgestellt werden kann. Damit ist aber in der überragenden Zahl der
Fälle die Indikation zur Operation gegeben. Darin hat sich in weiten Grenzen
im Laufe der letzten Jahre insofern ein Wandel ergeben, als die Tendenz
zur Frühoperation bei allen akuten abdominalen Erkrankungen vorherrscht.
Im Hinblick auf einzelne Körperregionen seien erwähnt: die Versuche, die
akute eitrige Meningitis durch Dauerspülungen mit Argochrom, Urotropin
zu behandeln, stehen noch am Anfang. Die akute eitrige Perikarditis wurde
besonders durch Albrecht in das chirurgische Indikationsgebiet einbezogen.
Bei abdominalen Erkrankungen sei noch daran erinnert, daß das Bild hochgradiger peritonealer Reizung (z. B. beim Typhus abdominalis) von dem
der Peritonitis, z. B. bei Typhusperforation, oft kaum zu unterscheiden ist.
Es gibt eine Appendicitis typhosa, die an sich nur ganz selten einen
Eingriff bedingt, es gibt aber auch eine gewöhnliche Appendizitis im Verlaufe eines Typhus abdominalis, die operiert werden muß. Eine typhöse
Blasenlähmung kann das Bild der Perforationsperitonitis vortäuschen.
Manche tuberkulöse Peritonitis wurde als Appendizitis operiert. Diese
Irrtümer sind wenigstens für den Patienten nicht verhängnisvoll. Dies
kann aber der Fall sein, wenn Erkrankungen im Bereiche des weiblichen
Genitales verkannt und unzweckmäßig behandelt werden. Die Wichtigkeit
der Lokalisationsdiagnose geht auch daraus hervor. Wir haben gelernt,
die Indikation weiter zu stellen, aber die verläßliche Lokalisationsdiagnose
muß vorausgehen.

Frage: Soll bei Bestehen einer akuten Appendizitis oder einer akuten

Erkrankung der Gallenwege die erste Erkrankung abgewartet und erst nach einer Reihe von Anfällen die Operation ausgeführt werden? — Antwort: Im allgemeinen ist die Frühoperation die Regel; auch bei Gallenblasenerkrankungen, wenn schon der erste Anfall Zeichen einer Infektion der Gallenwege darbietet. Sonst wird zunächst eine konservative Behandlung versucht.

Breitner

Frakturen

Wann ist bei den typischen Knochenbrüchen die endgültige Versorgung notwendig?

Langjährige Erfahrung in der Behandlung von Knochenbrüchen läßt gewisse, in typischer Weise wiederkehrende Fehler erkennen, die in der Praxis immer wieder gemacht werden. Hierher gehört das Zuwarten nach geschehenem Unfall und Hinausschieben der nötigen Fragmentreposition über mehrere Tage. Bei vielen Knochenbrüchen ist eine besondere aktive Therapie gar nicht nötig, wie z. B. bei jenen ohne Verstellung der Fragmente, bei Rippenbrüchen, bei eingekeilten Schaftbrüchen, bei Brüchen des Beckens und des Schulterblattes und noch vielen anderen; bei anderen wieder, den schrägen Brüchen der langen Röhrenknochen, die eine länger dauernde Extensionsbehandlung erfordern, ist es zumeist ziemlich gleichgültig, ob der Streckverband am ersten oder zweiten Tage nach der Verletzung angelegt wird. Dasselbe gilt von den typischen Verbänden bei Klavikulafrakturen und manchen anderen.

Dagegen gibt es eine Reihe von Brüchen, die ganz ähnlich wie die Verrenkungen eine Reposition erfordern und wobei diese Reposition desto leichter und exakter gelingt, je früher sie vorgenommen wird. Um sie gleich mit Namen zu nennen, will ich die wichtigsten dieser Brüche aufzählen. Es sind dies: die typische Radiusfraktur, der ebenfalls sehr häufige Querbruch beider Unterarmknochen in der peripheren Hälfte bei Jugendlichen, ferner die suprakondyläre Extensionsfraktur, wobei der Schaft des Oberarmknochens in die Ellbogenbeuge disloziert ist, der einfache Querbruch des Unterschenkels und die Luxationsfraktur des Fußes.

Leider sieht man sehr häufig, daß auch diese sofort zu versorgenden Brüche zunächst durch Ruhelage und Eisumschläge behandelt werden, daß am zweiten Tage oder noch später ein Röntgenbild angefertigt und dann erst der Chirurg zugezogen wird. Was am ersten Tage spielend gelungen wäre, die Reposition dieser Brüche, ist aber nun wesentlich schwieriger, unter Umständen auf manuellem Wege nicht mehr möglich. Die Ursachen, weshalb die Verzögerung dieser Reposition letztere so sehr erschwert, sind verschiedener Art. Hauptsächlich hat dies zwei Gründe: Die Verschwellung und der Spasmus der Muskulatur. Bei ganz frischen Brüchen, bevor sich ein richtiges Hämatom gebildet hat, tastet man die Bruchenden und kann sie zumeist in exakter Weise aufeinander stellen, wobei uns die Rauhigkeiten der Knochenwunde sehr zustatten kommen, da sie festen Halt aneinander finden und nicht, wie später, durch ein glitschiges, koaguliertes Hämatom zum Abgleiten voneinander veranlaßt werden. Da zu Beginn die Schwellung noch fehlt, können wir oft nicht nur die Reposition leicht vornehmen, sondern auch ohne Röntgenkontrolle durch die Palpation die gelungene Wiederherstellung der anatomisch richtigen Verhältnisse konstatieren.

Mit dem zunehmenden Hämatom aber und dem begleitenden Ödem verwischt sich das Bild; die pralle Spannung der Haut und Weichteile macht die während der Reposition so wichtige — weil den Eingriff leitende — Palpation des Knochens unmöglich.

Bei Brüchen, die eine Verkürzung mit sich bringen, kommt es schon innerhalb weniger Tage zu einer derartigen Schrumpfung der Muskeln, daß die zur Reposition notwendige Streckung des Gliedes auf manuellem Wege nicht gelingt. Dies schadet nichts, wenn es sich um Fälle handelt, die der Extensionsbehandlung zugeführt werden, denn hier erreicht die Zeit, was die Kraft nicht vermag. Bei Brüchen aber, die an sich, wie Luxationen, eine manuelle Reposition gestatten würden, kann letztere durch den Widerstand der Muskulatur schon am zweiten oder dritten Tage nach der Verletzung vereitelt werden.

Aus ähnlichen Gründen sind jene Gelenksbrüche, die nur auf operativem Wege eine gute Reposition gestatten, so bald als möglich der definitiven Versorgung zuzuführen. *O. Frisch*

Wie erkennt und behandelt man die Epiphyseolysis des Humeruskopfes intra partum?

Unter den Geburtsverletzungen der Schultergegend gibt es drei, welche vermöge der Ähnlichkeit des Symptomenkomplexes leicht miteinander verwechselt werden können. Das sind: Die Distorsion des Schultergelenkes, die Entbindungslähmung infolge Läsion des Plexus brachialis und die Epiphyseolysis capitis humeri.

Bei der Distorsion befindet sich der Oberarm in spastischer Kontraktur und Innendrehung, eine ähnliche Stellung sehen wir bei Epiphyseolyse und älteren Plexuslähmungen. Das Röntgenbild bietet keine sicheren Anhaltspunkte, da der Oberarmkopf zur Zeit der Geburt noch keinen Knochenkern zu haben pflegt und sich daher nicht differenziert. Ist die Lösung der Epiphyse unvollständig, weil der starke Periostmantel dieser Gegend einen wesentlichen Widerstand gegen Dislokation bietet, dann ist die Epiphyseolyse nicht erkennbar und nicht von einer einfachen Distorsion des Gelenkes zu unterscheiden. Wohl aber kann man die Epiphyseolyse erkennen und nachweisen, wenn sie vollständig ist; dann gleitet in der Regel der Kopf nach hinten ab und buchtet die Kapsel nach hinten vor, so daß man hinten unter dem Akromion gemäß einer hinteren Subluxation deutlich die Vorwölbung des Oberarmkopfes fühlt. Dementsprechend tastet man vorne am Schultergelenk das zentrale, nach vorne vorragende Ende der Diaphyse.

Bleibt nach der Epiphyseolyse des Oberarmkopfes der Arm sich selbst überlassen, so bildet sich eine starke Adduktions-Innenrollungskontraktur des Oberarmes aus. Die Musculi supra- und infraspinatus, teres minor suchen den Oberarmkopf nach außen zu drehen und werden dabei nur von dem als Innenroller wirkenden Musculus subscapularis gehemmt, während die Diaphyse durch die Musculi teres major, latissimus dorsi und pectoralis major eine gegenseitige Drehung erfährt und schließlich in Innenrollung und Adduktion fixiert wird. Der Musculus deltoideus verfällt hiebei einer arthrogenen Muskelatrophie oder ist bei gleichzeitig bestehender Plexusaffektion noch stärker geschädigt.

In dieser Stellung ist der Arm, der weder erhoben noch nach außen gerollt werden kann, unbrauchbar. Unser therapeutisches Eingreifen hat sich vor allem auf die Verbesserung der falschen Stellung zu erstrecken.

Eine quere Osteotomie in der Höhe des Deltoideusansatzes mit anschließender Außenrollung des Oberarmes vermag nur die lästige Innenrollung zu korrigieren. Ausgiebiger, weil gegen alle Komponenten der Schulterkontraktur gerichtet, wirkt sowohl bei frischen als auch bei älteren Fällen eine gründliche Stellungskorrektur in Narkose. Zu diesem Zweck wird der Arm im Sinne der Abduktion und Außenrollung so lange in schonender Weise redressiert, bis er im Schultergelenk, bei gleichzeitiger Außenrollung von 90 Grad, bis über 90 Grad abduziert werden kann. Bei diesem Vorgang wird auch unter gleichzeitiger Überstreckung im Schultergelenk der nach hinten verlagerte Oberarmkopf in die Pfanne reponiert und verbleibt bei der erreichten extremen Stellung des Armes in der Pfanne.

Da die Außenrollung von 90 Grad bei 90 Grad Abduktion am besten bei rechtwinkelig gebeugtem Ellbogengelenk erhalten werden kann, wird nunmehr in dieser Stellung ein Gipsverband angelegt. Derselbe umgibt in Form eines Thoraxgürtels den Oberkörper, erstreckt sich auf Ober- und Vordeiarm des kranken Armes, der im Ellbogengelenk rechtwinkelig gebeugt ist, während die Handfläche bei supiniertem Vorderarm gegen den Kopf des Patienten gerichtet ist.

Dieser Verband wird ungefähr drei Monate getragen. Nach der Verbandabnahme empfiehlt es sich, zur Vermeidung eines Rezidivs noch längere Zeit eine entsprechende Schiene oder einen dem Gipsverband ähnlichen Stützapparat tragen zu lassen, während gleichzeitig die übliche Nachbehandlung der geschwächten und früher teilweise überdehnten Schultermuskeln die rein mechanische Behandlung unterstützt.

Dieselbe Behandlungsmethode findet auch bei der reinen Entbindungslähmung Verwendung, entweder um im Frühstadium einer Adduktions-Innenrollungskontraktur vorzubeugen oder in veralteten Fällen zur Stellungskorrektur der bereits ausgebildeten Kontraktur im Schultergelenke.

Im Frühstadium der Entbindungslähmung, wenn die ausgebildete Kontraktur noch fehlt, genügt auch ein analog angefertigtes Gipsbett zur Erzielung der richtigen Stellung.

Fragen: Wann soll die Plexuslähmung korrigiert werden? Kommt die Plexuslähmung nur bei Geburten mit Kunsthilfe oder auch bei Spontangeburten zur Beobachtung? — Antworten: Bei einer frischen Plexuslähmung soll das Gipsbett sofort angelegt werden, um eine Kontraktur zu verhindern. Die Plexuslähmung kann auch bei Spontangeburten zustande kommen.

A. Saxl

Geburtshilfe

Welche Bedeutung hat die Aschheim-Zondeksche Reaktion?

Aschheim schließt seine Monographie über „Die Schwangerschafts-diagnose aus dem Harne (Aschheim-Zondek-Reaktion)" mit den Worten: „Das 3000 Jahre alte Problem, die Schwangerschaft aus dem Harn zu diagnostizieren, ist durch die vorliegenden Untersuchungen als definitiv gelöst zu betrachten." Schon aus diesen Worten, deren Wahrheit durch alle bisherigen Nachuntersuchungen bestätigt worden ist, geht die Bedeutung der Methode hervor, die wir als einen der größten Fortschritte in der Schwangerschaftsdiagnostik bese ohnen müsson. In der kurzen mir zur Verfügung stehenden Zeit kann ich das Wesen der Sache nur in groben Umrissen darstellen.

Untersuchungen der letzten Jahre haben gezeigt, daß die Injektion von Ovarialhormon bei einem noch nicht geschlechtsreifen, nicht kastrierten weiblichen Tier, z. B. einer 6 bis 8 Gramm schweren, etwa vier Wochen alten Maus Oestrus in der Scheide auslöst, d. h., daß es zu gewissen Ver-änderungen im Scheidenepithel kommt, die zur Abstoßung von sogenannten Schollen führt. Diese kann man mikroskopisch in Scheidenabstrichen nachweisen. Es gelingt also, durch Ovarialhormon die im Ruhestadium (Dioestrus oder Anoestrus) befindliche Scheide des Tieres in einen künst-lichen Oestrus zu versetzen. Die Ovarien dieser infantilen Tiere zeigen bei dieser Behandlung keinerlei Wachstumsanregung. Bei Suche nach Stoffen, die imstande wären, infantile Keimdrüsen in den Reifezustand zu versetzen, fanden Zondek und Aschheim die Injektion zahlreicher, vor allem eiweißhaltiger Flüssigkeiten, die Implantation der verschiedensten Gewebe, z. B. Muskeln, exkretorische, aber auch inkretorische Drüsen völlig unwirk-sam, mit einer einzigen Ausnahme: als Zondek Hypophysenvorderlappen in kleinen Stückchen den infantilen Tieren in die Oberschenkelmuskulatur implantierte, stellte er 90 bis 100 Stunden später ein reines Schollenstadium in der Scheide fest und fand bereits makroskopisch ganz eklatante Ver-änderungen an den Ovarien.

Bevor ich auf die Reaktion in den Keimdrüsen näher eingehe, möchte ich Ihnen ein Übersichtsbild des Genitales einer Maus projizieren, an dem Sie die kaum stecknadelkopfgroßen Ovarien, die winzigen Tuben und den Uterus bicornis unicollis erkennen können. Nach Implantation von Hypo-physenvorderlappen zeigten sich die Uteri vergrößert, blaurot verfärbt, die blassen, ganz kleinen Ovarien in vergrößerte, meist gerötete Organe umgewandelt, und man kann schon mit bloßem Auge, zumindest mit der Lupe, kleine blaurote oder violette Hervorragungen (Blutpunkte), sowie kleine miliare, gelbweiße Prominenzen erkennen, die wie allerfeinste Tuberkel aussehen, tatsächlich aber Corpora lutea sind. Durch weitere mikroskopi-sche Untersuchungen wurden die folgenden drei Wirkungen der Hypo-physenvorderlappeninkrete auf das infantile Mäuseovarium festgestellt:

1. Das Vorhandensein großer Follikel mit ausgedehnter Höhle und Cumulus oophorus.

2. Das Vorhandensein blutgefüllter Follikel.

3. Das Vorhandensein von Corpora lutea, die das Ei einschließen.

Aschheim und Zondek haben diese Vorgänge in der angegebenen

Reihenfolge als Hypophysenvorderlappenhormon-Reaktion I, II und III bezeichnet.

Aschheim befaßte sich nun mit dem Nachweis von Hypophysenvorderlappenhormon in Geweben von schwangeren Frauen. Er konnte es in der Decidua graviditatis, in der menschlichen Plazenta, im Corpus luteum graviditatis, im Fruchtwasser, in einem Extrakt aus einem Fötus von zwei Monaten, im Blute von Schwangeren nachweisen. Da dieses Hormon vom dritten Tage des Wochenbettes an im Serum nicht mehr nachweisbar war, mußte man sich fragen, was mit den Hormonen geschieht. Aschheim konnte sie im Harn der Wöchnerin in großen Mengen nachweisen und fand sie später überraschenderweise auch im Harn schwangerer Frauen, schon wenige Tage (3 bis 5) nach Ausbleiben der Regel. Diese Entdeckung gestattete die Möglichkeit einer Schwangerschaftsdiagnose aus dem Harn.

Wie man das Hypophysenvorderlappenhormon im Urin nachweist, will ich nun ganz kurz schildern. Wir machen die Aschheim-Zondeksche Schwangerschaftsprobe an der Klinik nach den Originalvorschriften, lassen allerdings aus Ersparungsgründen eine Maus weg. Zur Probe braucht man zirka 10 Kubikzentimeter Harn. Es empfiehlt sich aber, größere Mengen einzusenden, die man zwecks Konservierung mit Tricresolum purum versetzt. (1 Tropfen auf je 25 Kubikzentimeter Urin). Dieser Harn wird nun 4 infantilen Mäusen im früher angegebenen Gewicht und Alter injiziert, und zwar erhält Tier I 6 × 0,2 = 1,2 Kubikzentimeter Harn (am 1. Tag 2 Injektionen, am 2. Tag 3, am 3. Tag 1 Injektion). In gleicher Weise erhält Tier II 6 × 0,25, Tier III 6 × 0,3 und Tier IV 6 × 0,4. Ein Tag Pause folgt. Am 5. Tag, zirka 100 Stunden nach Beginn des Versuches, werden die Tiere durch Leuchtgas getötet und seziert. Die nur mikroskopisch nachweisbare Hypophysenvorderlappenreaktion I ist für die Schwangerschaft nicht beweisend, hingegen Reaktion II und III.

Aschheim und Zondek haben zirka 1300 Harnanalysen ausgeführt. Bei ungestörter Schwangerschaft wurde die Diagnose in 98,2% der Fälle richtig gestellt. Insgesamt ergab die Prüfung von 1007 Harnen 1,2% Fehlresultate, während in 98,8% die von Schwangeren stammenden Harne mit Sicherheit von denen Nichtschwangerer unterschieden werden konnten. Man kann also von fast 100%igen Resultaten dieser Schwangerschaftsreaktion sprechen.

Acht bis zehn Tage nach der Geburt des Kindes oder nach intrauterinem Absterben des Eies ist die Reaktion negativ, d. h., man kann kein Hypophysenvorderlappenhormon mehr im Harne nachweisen.

Bei Extrauterinschwangerschaften ist die Probe dann positiv, wenn es sich um eine ungestörte Tubargravidität handelt, so daß man sie bei den meist gestörten ektopischen Graviditäten praktisch zur Diagnose nur in Einzelfällen heranziehen kann. Bei Blasenmolen und Chorionepitheliom findet eine besonders reichliche Ausschwemmung von Hypophysenvorderlappeninkret durch den Harn statt, und es ergeben sich hier auch praktisch wertvolle Gesichtspunkte.

Den Hauptwert hat die Aschheim-Zondeksche Reaktion als Schwangerschaftsprobe. Sie muß als die beste biologische Schwangerschaftsreaktion gelten, gestattet die Schwangerschaftsdiagnose in einer Phase, in der sie

durch kein anderes Mittel gesichert werden kann, erlaubt eine ganz sichere
Differentialdiagnose in Fällen von weichem Myom u. a., wo man ja oft
auch nach Eröffnung der Bauchhöhle diagnostische Schwierigkeiten haben
kann. Die Aschheim-Zondeksche Reaktion muß daher als eine be-
grüßenswerte und bedeutungsvolle diagnostische Neuerung in der Gynäko-
logie bezeichnet werden. Leider erfordert sie ein wohl eingerichtetes Laboratorium mit Tierställen. Die Technik der Probe und die Feststellung der
Resultate ist durchaus leicht und einwandfrei.

Frage: Was geschieht mit den Mäusen, wenn sie nicht durch Gas getötet
werden? — Antwort: Darüber liegen meines Wissens keine größeren
Erfahrungen vor. Man wird annehmen können, daß sich die Erscheinungen
meist zurückbilden und sich die weitere Genitalentwicklung normal vollzieht.

Heidler

Gefäßkrankheiten

Wann gelingt es, die Diagnose Periarteriitis nodosa klinisch zu stellen?

Die Erkrankung kommt meiner Ansicht nach nicht so selten vor, als
man bisher geglaubt hat. Die Ätiologie der Erkrankung ist unklar; sie wird
auf Lues, Streptokokkeninfektion, von den meisten Autoren auf eine abnorme Reaktion gegenüber verschiedenen Infekten bezogen.

Es handelt sich um eine Erkrankung der kleinen Gefäße, und zwar erkranken Arterien vom Typus der Leberarterie bis zu den mikroskopisch
kleinen. Es besteht eine entzündliche Infiltration in Form von umschriebenen Knötchen an der Adventitia und Media, in deren Verlauf es
zu Thrombenbildung und Einrissen kommt. Da sich die Veränderungen
an allen Gefäßen des Körpers einstellen können, sind auch die klinischen
Erscheinungen, die sie erzeugen, recht verschiedene. Die bisher
klinisch diagnostizierten Fälle waren meist solche, bei welchen sich die
Knötchen auch an den Arterien der Haut und im subkutanen Gewebe
fanden; sie sind multipel, hirsekorn- bis erbsengroß. Sehr oft gelingt es
dann, durch Probeexzision eines Knötchens die Diagnose zu stellen. Bei der
übergroßen Mehrzahl der Fälle fehlen aber die Knötchen in der Haut.
Solche Fälle verlaufen unter den verschiedensten Bildern, meist jedoch
unter dem Bild einer unklaren chronischen Sepsis. Die Kranken
fiebern wochen- bis monatelang, der Fiebertypus kann ein intermittierender
oder remittierender sein. Selten bestehen nur geringe oder gar keine Temperatursteigerungen. Neben dem Fieber finden sich noch Schmerzen über
den ganzen Körper verstreut, sehr häufig an den Extremitäten; es kommt
zum Bild einer Polyneuritis, mit Lähmungen und Atrophien. Wenn es
sich um Alkoholiker handelt, so liegt die Diagnose einer alkoholischen
Polyneuritis nahe. Sehr häufig finden sich Veränderungen im Sinne einer
schweren Nephritis (Infarktnephritis) mit reichlich Eiweiß und Blut im
Harn. Dabei besteht fast immer Blutdrucksteigerung. Bei Vorhandensein
einer fieberhaften Polyneuritis mit Albuminurie und Hämaturie sollen wir
daher an eine Periarteriitis nodosa denken. Im Beginn der Erkrankung
klagen die Kranken über heftige Bauchschmerzen, da die Veränderungen
sehr häufig am Mesenterium sitzen. Mir ist ein Fall bekannt, der wegen
vermeintlicher Cholelithiasis operiert wurde. Manchmal findet sich im

Beginn ein masernähnliches oder urtikarielles Exanthem, auch allgemeine Gelenksschwellungen wurden beobachtet. Bei Veränderungen in den Pankreasgefäßen kann auch Glykosurie auftreten; im Blut findet sich sekundäre Anämie und Leukozytose. In den späteren Stadien kommt es häufig zu zerebralen Störungen durch Veränderungen an den Hirngefäßen (Benommenheit, eventuell epileptiforme Krämpfe, unter Umständen Erscheinungen, die an Meningitis, Hirnabszeß denken lassen). Ist das Fieber nur gering und die Nierenerscheinungen im Vordergrund, so wird eine Schrumpfniere um so eher diagnostiziert, als sich auch an den Augen Veränderungen, ähnlich denen bei Retinitis albuminurica finden können und das Endstadium völlig der Urämie gleichen kann. Von seltenen Lokalisationen seien die Lungengefäße erwähnt, die auch isoliert affiziert sein können. Ich konnte ferner einen Fall beobachten, der unter dem Bild der akuten gelben Leberatrophie mit schwerem Ikterus und nicht unerheblichen zerebralen Erscheinungen, aber ohne Fieber verlaufen ist; vielleicht hat der Ikterus das Zustandekommen des Fiebers verhindert. Im allgemeinen läßt sich sagen, daß bei einer septischen Polyneuritis mit gleichzeitiger Anämie, Leukozytose und fehlenden Erscheinungen, die an eine andere Erkrankung denken lassen könnten, bei gleichzeitigem Vorhandensein von Albuminurie und Hämaturie, Blutdrucksteigerung und insbesondere von zerebralen Störungen die Vermutungsdiagnose Periarteiitis nodosa zu stellen ist. *Kahler*

Wie erkennen wir konstitutionelle Veränderungen am Herzen und an den Gefäßen?

Auf konstitutioneller Basis beruhende Anomalien am Kreislaufapparat und seiner Innervation sind ein sehr häufiges Vorkommnis. In vielen Fällen sind sie mit keinerlei subjektiven Erscheinungen oder Beschwerden verbunden. Beschwerden finden sich vor allem bei Anomalien der Herz- und Gefäßinnervation; derartige Patienten klagen über Symptome, welche wir als Zeichen einer Herz- oder Gefäßneurose anzusehen gewöhnt sind (Palpitationen oder andere Sensationen in der Herzgegend, Atembeschwerden unabhängig von körperlicher Anstrengung, oft beim Einschlafen, sehr leichte Ermüdbarkeit, Kopfschmerz, Parästhesien oder Kältegefühl in den Extremitäten usw.). In ihrem Wesen sind die genannten Anomalien einerseits Ungleichmäßigkeiten in der Lage oder im Wachstum des Herzens oder eines Herzabschnittes, anderseits abnorme Einstellungen des Herzmuskeltonus, der im Herzen gelegenen reizbildenden Zentren und der diesen übergeordneten sympathischen, spinalen und zerebralen Ganglien; die Gefäßanomalien beruhen in Hypoplasie (Enge) der Gefäße oder in lokalen oder allgemeinen Innervationsstörungen der Gefäßmuskulatur, der Vasomotoren.

Verhältnismäßig leicht zu erkennen ist die konstitutionelle Kleinheit des ganzen Herzens, welche der Perkussion nicht entgehen kann und sich bei gleichzeitigem Zwerchfelltiefstand an der Medianstellung der Herzdämpfung auch ohne Röntgendurchleuchtung als Tropfenherz manifestiert. Wird dagegen ein kleines Herz durch gleichzeitig bestehenden infantilen Zwerchfellhochstand quergelagert, so kann es bei der Perkussion normal groß, ja selbst verbreitert erscheinen; der Nachweis eines hochstehenden Spitzenstoßes und die Perkussion der oberen Herzgrenze werden die Entscheidung bringen. Erinnert sei noch an das Vorkommen von inspiratorischem Anschwellen der Halsvenen, sowie von Pulsus paradoxus beim Tropfenherz, welche Eischeinungen unter Umständen den Verdacht einer ernsteren Herzaffektion erwecken können.

Hypertrophien eines oder beider Herzventrikel dürfen nur dann als konstitutionell aufgefaßt werden, wenn sich andere Ursachen ausschließen lassen. Nicht selten sind die konstitutionellen Herzhypertrophien mit allgemeiner Hypoplasie der peripheren Gefäße oder mit einem engen Anfangsteil der Aorta vergesellschaftet. Die Diagnose der allgemeinen Gefäßenge ist neben dem palpatorischen Nachweis von engen Radial-, Brachial- und Kruralarterien aus der für gewöhnlich bei diesem Zustand vorhandenen Blässe (Pseudochlorose) und der fehlenden Tastbarkeit von Aorta in jugulo und dorsalen Fußarterien zu stellen. Am besten lassen sich die konstitutionellen Herzhypertrophien bei jugendlichen Individuen feststellen, sie imponieren dann häufig als sogenanntes Wachstumsherz oder Cor juvenum; sie bleiben allerdings häufig bestehen, doch vermengen sich später die Symptome mit sklerotischen oder degenerativen Veränderungen am Herzmuskel, so daß ein scharfes Herausheben der konstitutionellen Anomalie nicht mehr gelingt.

Der auskultatorische Befund kann bei den konstitutionellen Herzhypertrophien recht verschieden sein. Meist findet sich Akzentuation des zweiten Aorten-, bzw. Pulmonaltones, je nachdem die Veränderung mehr den linken oder rechten Ventrikel betrifft, oft sind beide diastolischen Töne laut. Bei gleichzeitig vorhandenem engen Gefäßsystem hat der zweite Aortenton manchmal klingenden Charakter, ein Befund, welcher hier durchaus nicht eine Sklerose der Aortenwand anzeigt. In der Systole wird meist dumpfe Beschaffenheit oder Spaltung des ersten Tones wahrgenommen, häufig ist ein systolisches Geräusch vorhanden. Ist dieses Geräusch am lautesten über der Pulmonalarterie zu hören, so wird es leicht als akzidentelles zu erkennen sein; bei gleichzeitiger Akzentuation des zweiten Herztones an der Basis und Vergrößerung der Herzdämpfung ergeben sich differentialdiagnostische Schwierigkeiten gegenüber einer reinen Mitralinsuffizienz um so mehr, als auch der Röntgenbefund in solchen Fällen eine leicht mitrale Konfiguration des Herzens ergeben kann. In seltenen Fällen kann der Auskultationsbefund bei konstitutioneller Herzhypertrophie völlig dem der Mitralstenose gleichen, wenn es bei erregter Herzaktion zu Akzentuation des ersten Spitzentones und zu einem präsystolischen Vorschlage kommt. Gelegentlich kann sogar ein präsystolisches Schwirren an der Herzspitze zu tasten sein. Für die Differentialdiagnose wird vor allem darauf zu achten sein, ob der erste Herzton bei wiederholter Untersuchung regelmäßig abnorm laut und klappend anzutreffen ist. Es mag noch erwähnt sein, daß konstitutionelle Herzhypertrophie mit orthostatischer Albuminurie vereint vorkommt, wodurch bei oberflächlicher Untersuchung eine chronische Nephritis vorgetäuscht werden kann.

Unter den konstitutionellen Anomalien der Innervation des Herzens spielen Änderungen in der Schlagfolge des Pulses eine große Rolle. Es gibt sowohl Bradykardien als auch Tachykardien auf konstitutionelle: Basis, die paroxysmale Tachykardie gehört gleichfalls hieher. Bei dauernder Pulsbeschleunigung wird manchmal die Abgrenzung gegenüber Thyreoidismus (Jodschaden!) diagnostisch abzuwägen sein.

Rhythmusstörungen, besonders Extrasystolien, sind nicht selten als Zeichen abnormer Körperveranlagung anzutreffen, die Unterscheidung gegenüber Arythmien bei ernsteren erworbenen Herzaffektionen ist nicht schwierig, wenn der Allgemeinzustand der Patienten beachtet wird. Doch können Erscheinungen von Kreislaufschwäche auch bei der konstitutionellen dilatativen Herzschwäche (Martius) vorkommen, bei welcher ohne äußere Ursache durch Nachlassen des Herzmuskeltonus vorübergehende, manchmal recht beträchtliche Dilatationen des Herzens entstehen.

Eine konstitutionell abnorme Einstellung des Vasomotorentonus ist bei der sogenannten Frührigidität der Arterien anzunehmen. Es handelt sich hier nicht um anatomische Änderungen der Gefäßwand, sondern um Anomalien der Innervation, vielleicht um Reizzustände in den Vasodilatatoren, welche von der juvenilen Arteriosklerose oft schwer zu trennen sind. Auch lokale oder allgemeine Schwäche des Vasomotorentonus kommt auf konstitutioneller Basis vor, es sei an das Klopfen der Bauchaorta beim Habitus asthenicus erinnert. Endlich sind manche Anomalien des Blutdrucks auf eine abnorme Körperanlage zurückzuführen, vor allem stärkere Labilität des Blutdruckes, wie sie sich besonders in der Pubertät findet; es sind jedoch auch manche dauernde Hypertensionen zum Teil durch konstitutionelle Faktoren bedingt. Dasselbe gilt für die Zustände von Hypotonie, welche manchmal eine gewisse Ähnlichkeit mit dem Morbus Addisoni zeigen können, da sie mit ähnlichen subjektiven Symptomen (Schwäche, Mattigkeit) einhergehen.

Fragen: Ist die Schlängelung der Gefäße im jugendlichen Alter auf Arteriosklerose zu beziehen? Worauf ist der niedrige familiäre Blutdruck selbst bis ins höchste Alter, und der in anderen Fällen wieder von Jugend an bestehende hohe Blutdruck zu beziehen? Wieso kommt es bei manchen Patienten ohne besondere Erscheinungen zu Fehlen des Pulses in der Arteria dorsalis pedis? — Antworten: Die Schlängelung der Gefäße im jugendlichen Alter ist wahrscheinlich vorwiegend auf funktionelle Veränderungen zu beziehen. Bezüglich der Hypo- und Hypertonie ist zu sagen, daß es sich bei Hypotonie sicher um konstitutionelle Momente handelt; das Gleiche gilt für labilen Blutdruck; bei dauernder Hypertension sind endogene und exogene Faktoren gleichermaßen beteiligt. Fehlen des Pulses in der Arteria dorsalis pedis habe ich außer bei Sklerose und Angiospasmus nur bei engem Gefäßsystem gefunden. *Kahler*

Wie behandeln wir die syphilitische Mesaortitis im Stadium der Dekompensation?

Nicht eine jede kardio-vaskuläre Störung bei einem Luetischen ist durch eine spezifische Aortenerkrankung hervorgerufen. Es können sich bei ihm selbstverständlich auch Muskel- und Klappenläsionen verschiedener Natur ausbilden. Die Diagnose „Mesaortitis" sichert die Aussichten auf eine erfolgreiche Behandlung. Entweder handelt es sich um das typische

Bild mit den bekannten kardinalen Symptomen (systolisches Geräusch über der Aorta oder auffallend leiser erster Ton, akzentuierter zweiter Aortenton bei normalem Druck, Aortalgien, Dilatation der Aorta ascendens) oder es sind oligosymptomatische Fälle (H. Schlesinger), deren Erkennung durch die Anwesenheit einer zentralen Lues, einer aneurysmatischen Gefäßerweiterung oder durch eine der luetischen Aortitis eigentümliche Kombination einzelner Symptome möglich ist. So sprechen die gleichzeitige Anwesenheit einer Aorteninsuffizienz und Aortalgie, von Stenokardie und Aortalgie, einer Aorteninsuffizienz und Stenokardie, von Angina pectoris und kardialer Dyspnoe mit großer Wahrscheinlichkeit für das Vorhandensein einer spezifischen Mesaortitis.

Welche Faktoren können nun bei luetischer Aortitis eine Dekompensation herbeiführen? Sicher nicht in allen Fällen die gleichen anatomischen Veränderungen. In nicht wenigen Beobachtungen führt die Einengung der Koronargefäße an ihren Abgangsstellen eine ungenügende Blutversorgung des Herzmuskels herbei. Namentlich bei gesteigerter Inanspruchnahme des Herzens durch größere körperliche Anstrengung begünstigt dieses Moment die Ausbildung der Erlahmung. In erhöhtem Maße muß sich der gleiche Faktor geltend machen, wenn das Myokard degeneriert ist. Eine solche Veränderung kann Folgezustand einer lokalen Ischämie, also ein vaskulärer Prozeß sein oder der Endausgang einer syphilitischen, nicht gummösen Herzmuskelerkrankung. Letztere scheint, besonders nach den Angaben amerikanischer Anatomen, häufiger vorzukommen, als man gemeinhin annimmt. Endlich sieht man nicht sehr selten, daß ohne Veränderung der Koronarostien ein anatomisch anscheinend intakter Herzmuskel bei einer ausgedehnten Mesaortitis den Ansprüchen des Kreislaufes nicht mehr gerecht werden konnte. Die klinische Beobachtung zeigt oft, daß in solchen Fällen eine dauernde oder eine stürmisch einsetzende transitorische Hypertension vorhanden war, welche an die Kraft des Herzens übermäßige Ansprüche stellte.

Man ersieht aus dieser Aufzählung, daß für die Entwicklung der Kompensationsstörungen bei Mesaortitis in vielen Fällen eine syphilitische Veränderung des Myokards oder der Gefäße in Betracht kommt. Die spezifischen Alterationen müssen keineswegs immer bereits abgeschlossen, ein Teil derselben kann noch rückbildungsfähig sein und ist es häufiger, als viele Kliniker annehmen.

Diese Überlegungen waren es, welche mich vor Jahren bewogen, einen von den meisten Klinikern abweichenden Standpunkt einzunehmen. Die herrschende Lehre lautete, daß bei vorhandenen, mittelschweren Kompensationsstörungen nur mehr eine reine Herztherapie vonnöten sei, während eine spezifische Behandlung zu entfallen habe. Nun war es mir viel wahrscheinlicher, einen günstigen Erfolg zu erzielen, wenn ich neben der rein kardialen noch eine sehr vorsichtige antisyphilitische Behandlung einleiten würde. Auf diese Weise kann man durch Verminderung anatomischer Widerstände im Herz-Gefäßsystem hoffen, die Wiederherstellung einer normalen Blutzirkulation rascher und nachhaltiger zu ermöglichen. Meine jetzt ziemlich umfangreichen Erfahrungen zeigen, daß wir auf dem richtigen Wege sind.

Die rein medikamentöse Herztherapie bleibt in solchen Fällen die gleiche wie bei jeder anderen Dekompensation des Herzens. Wir geben Digitalis als Infus (1,0 pro die) mit Coffein. natr. salic. (1,0) oder in Pillenform mit Extr. chin., namentlich wenn wir Digitalis dauernd verabfolgen wollen, oder auch im Suppositorium (bei Magenbeschwerden) als Digitalis-Dispert. Sehr oft verabfolgen wir das Digipurat, das Digitalysat oder das Digifolin oral oder intramuskulär. Wir kombinieren diese Therapie mit Theobromin (namentlich wenn es der Magen erlaubt mit Jod-Calcium-Diuretin) und Euphyllin oder Jod-Calcium-Euphyllin-Suppositorien, ersetzen auch zeitweilig Digitalis durch Strophantus oder Ouabaine.

Es würde mich zu weit führen, auf diesen Punkt näher einzugehen. Ich will jetzt die Fragen beantworten: In welchem Zeitkunkt hat die antisyphilitische Therapie einzusetzen, mit welchen Arzneikörpern und in welcher Stärke?

Wenn die Diagnose einer Mesaortitis gesichert ist, so beginnen wir anfangs mit Digitalis. Sind Stauungsorgane vorhanden, stärkere Ödeme ausgebildet, aber keine Zeichen einer schweren Nierenerkrankung nachweisbar, so haben wir im Salyrgan das richtige Mittel, das sowohl vorzüglich diuretisch wirkt, als auch geeignet ist, spezifische Einflüsse zu entfalten. Wir verabfolgen eine Ampulle zu 2 Kubikzentimeter jeden dritten Tag intravenös; wenn die Venen eine Injektion nicht zulassen, kann man das Präparat intramuskulär geben. Als Vorbereitungsmittel empfiehlt sich nach Saxl 4,0 Ammon. chloratum in 100 Gramm Wasser mit 20 Gramm Sirup täglich zu geben (entfällt bei Brechreiz). An den Zwischentagen verabreichen wir das die luetischen Spätformen besonders günstig beeinflussende Jod in Form von intravenösen Jod-Natrium-Injektionen (10%, zuerst 5 Gramm, später 10 Gramm täglich). Bei undurchgängigen Venen ist die intramuskuläre Injektion erforderlich (ja kein Jodkalium, da eine Einspritzung mit diesem Mittel plötzlichen Tod herbeiführen kann!). Nur bei Fehlen von Magensymptomen verordne ich anfangs Jodnatrium innerlich 1,0, später 2,0 pro die.

Bei Dekompensation und schweren Nierenstörungen geben wir anfangs nur Jod-Natrium-Injektionen. Sind die Ödeme nicht sehr erheblich und steigt die Harnmenge schon nach Digitalis und Diuretin an, so pflege ich Wismut an Stelle von Quecksilber zu injizieren, da es in der Regel besser vertragen wird. Die von uns verwendeten (unlöslichen) Wismutpräparate sind zumeist das Spirobismol und Bismogenol (jeden dritten Tag eine Ampulle).

Starke Arsenikpräparate vermeide ich im Beginne der Behandlung, da sie eine schwere Herxheimersche Reaktion auslösen und damit eine unmittelbare Lebensgefahr herbeiführen können. Man sollte aus diesem Grunde, wenn möglich, einige Jod-Natrium-Injektionen dem Salyrgan oder Wismut voranschicken. Wenn aus irgend einem Grunde eine Injektionsbehandlung mit Wismut oder Quecksilber undurchführbar ist, bedienen wir uns des Welander-Schurzes: Unguent. cinereum wird auf Leinwand gestrichen, mit Billroth-Battist gedeckt und als Brustfleck getragen. In den Handel kommt dieser Schurz als „Merkolint-Schurz" in verschiedenen Stärken. Man soll ihn zur Vermeidung von Dermatitiden nicht ununterbrochen tragen lassen.

Erst nach der fünften Injektion von Bi oder Hg (bei Stenokardikern nach der siebenten bis achten) beginnen wir mit dem Arsenpräparat Spirozid (völlig analoge Arzneistoffe sind Stovarsol, Edojacol). Es kommt für Erwachsene in Tabletten zu 0,25 Gramm in den Handel. Wir fangen mit einer halben Tablette pro Tag an (Wasser nachtrinken lassen) und bleiben bei dieser Menge drei Tage lang, pausieren entsprechend der Oppenheimschen Vorschrift drei Tage und steigen dann auf eine halbe, eine, eineinhalbe, pausieren abermals und erreichen allmählich eine Tagesdosis von drei Tabletten. Wir gehen aber (anders als die Dermatologen) nicht über eine Gesamtmenge von 30 Tabletten (7,5 Gramm) hinaus, brechen dann ab, um eventuell nach zwei bis drei Monaten Pause die Spirozidkur zu wiederholen. Nur ausnahmsweise habe ich Myo-Salvarsan intramuskulär gegeben, dann aber auch größere Dosen wegen der blutdrucksenkenden Eigenschaften des Mittels vermieden (in der Regel bin ich bei 0,3 Gramm als Einzeldosis stehengeblieben).

Nach 12 bis 15 Hg- oder Bi-Injektionen brechen wir mit dieser Behandlung ab. Da mitunter noch Reizerscheinungen bestehen, welche auf die syphilitischen Veränderungen zu beziehen sind (Aortalgie, leichte Stenokardie) oder kardiale Dyspnoe noch anfallsweise auftritt, habe ich wiederholt den Versuch mit einem Wechsel des Arzneikörpers gemacht. So habe ich mehrmals Goldpräparate in sehr kleiner Dosis gegeben (z. B. Lopion, Triphal intravenös 3 bis 5 Milligramm jeden dritten Tag, zwölf Injektionen) und habe den Eindruck einer günstigen Wirkung gewonnen. Von einer Reizkörpertherapie habe ich aber Abstand genommen, weil durch Anwendung derselben eine neuerliche Schwächung des Herzmuskels zu befürchten ist.

Im Anschluß an die antisyphilitische Kur pflege ich das altbewährte Mittel eines Sarsaparilla-Decocts zu verordnen (in Form des Decoct. Zittmanni mitius 100,0 bis 150,0 pro die, bei Verstopfung fortius) und es monatelang nehmen zu lassen.

Wir hatten wiederholt Kranke in Beobachtung, deren Kompensationsstörung durch reine Herztherapie nicht zu beseitigen war; erst nach der Entdeckung der syphilitischen Aortitis wurde die antiluetische Therapie hinzugefügt und nun besserte sich langsam und stetig die Störung. Selbst bei älteren Menschen, so bei einem 68jährigen, hat diese kombinierte Therapie mehrmals eine längerwährende Arbeitsfähigkeit herbeigeführt. Sogar bei schwerer kardialer Dyspnoe habe ich mehrmals ein Verschwinden dieses ominösen Symptoms gesehen, in einem Falle durch mehr als zwei Jahre. Jedoch liegen in vielen Fällen von „Asthma cardiale" die anatomischen Verhältnisse io ungünstig, daß der therapeutische Erfolg kein bleibender ist. Wesentlich günstiger in bezug auf die Dauer der Remissionen verhalten sich die Kranken ohne anfallsweise auftretende Atemnot, auch viele Stenokardiker. Da eine vorsichtige Behandlung keinen Schaden anrichten kann, ist dieser weitere Ausbau der Behandlung mesaortitischer Folgeerscheinungen am Zirkulationsapparat als wesentlicher Fortschritt zu bewerten.

Frage: In welchem Intervall sollen die kleinen Salvarsandosen verabreicht werden? — Antwort: Tritt keine lebhaftere Reaktion ein, innerhalb von drei bis vier Tagen. *H. Schlesinger*

Gelenkserkrankungen

Welche Behandlungsarten kommen bei der Arthritis deformans in Betracht?

Die mannigfaltigen Ursachen, die zur Arthritis deformans führen, lassen zunächst nur jene Maßnahmen aussichtsvoll erscheinen, die die Ätiologie der Arthritis deformans berücksichtigen und das Übel an der Wurzel fassen. Das ist leichter gesagt als getan. Verhältnismäßig am einfachsten gestaltet sich eine kausale Therapie bei der sekundären Arthritis deformans, wenn z. B. statische Mißverhältnisse, wie ungleichmäßige Belastung des Kniegelenks beim Genu valgum usw. als Ursache in Betracht kommen, oder wenn die Arthritis deformans die Folge einer Infektarthritis ist, die die Möglichkeit bietet, die Quelle aufzuspüren und zu behandeln (Tonsillen, Nebenhöhlen, Zahnalveolen). Eine sehr wirksame ätiologische Therapie steht uns auch dort zu Gebote, wo die Arthritis deformans auf Grund einer Syphilis entstanden ist.

In der größten Mehrzahl der Fälle von Arthritis deformans ist jedoch die Frage nach den ursächlichen Bedingungen noch völlig ungeklärt, insbesondere ist dies bei der häufigsten Form der Arthritis deformans, der sogenannten primären idiopathischen Arthritis deformans, der Fall, wo wir zunächst gezwungen sind, uns mit einer symptomatischen Behandlung zu begnügen und uns darauf zu beschränken, die Kranken zunächst von ihren Schmerzen zu befreien und die gestörte Funktion wieder in normale Bahnen zu lenken. Welche Behandlungsmethoden stehen uns nun in dieser Beziehung bei der Arthritis deformans zur Verfügung?

1. Die physikalische Therapie. Vor allem die lokale Wärmeapplikation in den verschiedensten Formen von der einfachen trockenen Heißluftbehandlung bis zur Diathermie. Ihr Zweck ist eine lokale Hyperämisierung des erkrankten Gelenkes im Sinne Biers und die dadurch bedingte schmerzstillende und entzündungshemmende Wirkung; insbesondere der Diathermie mit ihrer gleichmäßigen und tiefen Durchwärmung des Gelenkes kommt eine außerordentlich günstige Wirkung zu. Sehr gute Erfolge sehen wir von den lokalen Schlammpackungen, die auch für häusliche Kuren geeignet sind (Pistyaner Schlammwürfel) und die in Wien auch in den größeren Badeanstalten sehr sachgemäß durchgeführt werden (für die Krankenkassen jedenfalls der einfachste und billigste Ausweg). Die besten Erfahrungen wird man allerdings mit den Bädern und Packungen in den Badeorten selbst machen, da die Behandlung dort mit anderen Kuren (Trinkkuren, Massage, Heilgymnastik) kombiniert werden kann und die Patienten dort gerne bereit sind, die ganze Zeit ihres Kuraufenthaltes ihrer Wiederherstellung zu widmen, während sie in der Großstadt den Schädigungen weiter ausgesetzt bleiben. Von den Badeorten steht an erster Stelle in der Behandlung der Arthritis deformans Pistyan, erst in zweiter Linie folgen Baden bei Wien, Schallerbach und die Radiumbäder Gastein und Joachimstal.

Einen sehr wesentlichen Teil der physikalischen Therapie bildet ferner die mediko-mechanische Behandlung mit Gymnastik und Massage. Sie wirkt im Sinne eines Funktionsstimulans und arbeitet der bestehenden Muskelatrophie entgegen. Sie ist ferner imstande, gewisse Muskelspan-

nungen zu lösen und auf diese Weise die gestörte Gelenksfunktion wieder
in Gang zu bringen. Man hüte sich jedoch vor Übertreibungen. Die Be-
wegungsbehandlung soll einschleichend sein, mit kleinsten Kräften ar-
beitend, die Reizzustände des Gelenkes jederzeit berücksichtigend. Es
kommt vor allem darauf an, daß Bewegungserinnerungen geweckt werden
und daß der Patient lernt, aus eigener Kraft sich seine Funktion zu bilden
und zu erhalten. Ein großer Fehler ist es, Gelenke im schmerzhaften, akut
gereizten Stadium massieren und pendeln zu lassen; mit Schmerzen gibt
es keine Funktion und forcierte Bewegungen entfachen neue Entzündungen
und stören die Regeneration des Gelenksgewebes. Man beginne mit sehr
einfachen aktiven Bewegungen, die sich noch unterhalb jeder Reizschwelle
befinden. Auch in der Handhabung der Massage sei man vorsichtig und
beschränke sich bei empfindlichen Gelenken lediglich auf die Massage der
Muskulatur und lasse die Gelenke vorläufig in Ruhe. Massage und Übungs-
therapie sollen übrigens so eingerichtet sein, daß sie bequem auch zu Hause
durchgeführt werden können.

In besonders schmerzhaften, stark entzündlichen Fällen bleibt wohl
nichts anderes übrig, als wenigstens für eine Zeitlang auf jede Beweglichkeit zu verzichten und durch eine temporäre Fixation die Schmerzen zu
beseitigen. Wir erreichen dies am besten durch einen abnehmbaren Blau-
bindengipsverband oder eine abnehmbare Lederhülse, die es ermöglichen,
nach Abklingen der rezenten Erscheinungen mit einer vorsichtigen Wärme-
und Bewegungstherapie zu beginnen. In weit vorgeschrittenen Fällen von
Arthritis deformans der Hüfte und des Kniegelenks wird sich ein entlasten-
der Schienenhülsenapparat als letztes Auskunftsmittel nicht umgehen
lassen. Der Apparat kann so angefertigt werden, daß er anfangs das Gelenk
fixiert und später nach Entfernung einer Fixationsschraube wieder beweglich wird. Er soll zumindest bis zur Erlangung völliger Schmerzfreiheit
getragen werden.

2. Die medikamentöse Therapie. Die Zahl der gegen die Arthritis
deformans empfohlenen Mittel und Präparate ist Legion, den in sie gesetzten
Erwartungen haben jedoch nur die allerwenigsten entsprochen. Den besten
Effekt haben wohl noch immer die Salizylpräparate, mit denen man
wenigstens vorübergehend eine schmerzlösende Wirkung erzielen kann.
Denselben Zwecken wie die hyperämisierende physikalische Behandlung
soll die Reizkörpertherapie (Milchinjektionen, Yatren-Casein) dienen.
Leider ist die Reizkörpertherapie, die sonst bei manchen chronischen
Gelenkserkrankungen so Vorzügliches leistet, gerade bei der Arthritis deformans nach unseren Erfahrungen ganz wirkungslos. Am besten haben sich
bisher die an unserer Klinik von Fliegel und Strauß inaugurierten Mirion-
injektionen bewährt. Mirion ist ein kolloidal gebundenes Jodpräparat und
wird in Dosen von 3 bis 5 Kubikzentimeter in dreitägigen Intervallen
intramuskulär injiziert; im ganzen werden durchschnittlich acht Injektionen verabreicht. Es ist insbesonders bei der echten genuinen Form der
Arthritis deformans indiziert und seine günstige Wirkung ist vermutlich
darauf zurückzuführen, daß das einverleibte Jod auf dem Umwege über
das endokrine System eine Reaktivierung des gestörten Gelenksstoffwechsels
anregt. Jedenfalls sind die praktischen Erfolge weit sicherer und anhaltender
als die der vielfach anderen in Anwendung gebrachten Injektionen mit

Schwefelöl, Sufrogel usw. Sehr bemerkenswert sind die von Payr empfohlenen intraartikulären Einspritzungen mit Phenolkampfer, die eine seröse Transsudation im Gelenke erzeugen und als Ersatz der Gelenksschmiere dienen sollen; ferner bei der sekundären Arthritis deformans die ebenfalls von Payr angegebene Pepsin-Pregl-Lösung, die in verdünnter Form (ein Teil 1% Pepsin-Pregl auf zehn Teile Lokalanästhetikum) völlig harmlos ist und eine sehr günstige, narbenerweichende Wirkung entfaltet.

3. Die operative Behandlung. Sie kommt nur für jene Fälle in Betracht, bei welchen die konservativen Maßnahmen versagt haben und die Beschwerden bis zur Unerträglichkeit gesteigert sind. Schonende Methoden sind auch hier den radikalen vorzuziehen. Mitunter leistet die konservative Arthrotomie, die sich lediglich auf die Abtragung größerer Randwucherungen, Entfernung freier oder in Ablösung begriffener Gelenkkörper beschränkt, sehr Gutes. Die Gelenksplastiken mit Modellierung der Gelenkskörper und Interposition von Fettgewebe kommen wegen des hohen Risikos nur bei ganz kleinen Gelenken (Großzehengelenk) in Frage. In ganz verzweifelten Fällen kann die namentlich in Amerika geübte operative Versteifung des Gelenkes mittels Arthrodese oder Verriegelung durch einen Knochenspan in Erwägung gezogen werden. Diese Operation stützt sich auf die Tatsache, daß ein versteiftes, schmerzloses Gelenk für den Patienten einen weit größeren Vorteil bedeutet, als ein mehr oder weniger bewegliches, dafür jedoch schmerzhaftes, insuffizientes, zur Kontraktur neigendes Gelenk — ein Grundsatz, den Lorenz schon seit vielen Jahren namentlich hinsichtlich der Gelenkstuberkulose vertreten hat.

Zu erwähnen wäre noch ein palliatives Operationsverfahren, das von mir vor einigen Jahren für die Behandlung der Arthritis deformans der Hüfte angegeben wurde und das als Gelenksumlagerung oder Transposition der Hüfte bezeichnet werden kann. Es besteht darin, daß in Narkose das Hüftgelenk eventuell nach vorangegangener subkutaner Tenotomie der Adduktoren aus der Adduktionsstellung in eine habituelle Abduktionsstellung übergeführt wird. Dadurch wird die Belastung von der am meisten gefährdeten Partie der Schenkelkopfepiphyse auf den gesunden Schenkelhals übertragen und auch die Belastungsrichtung in die Richtung des Schenkelschaftes verlegt. Die Erfolge dieser Operation, die wir bereits an einer großen Anzahl von Fällen ausgeführt haben, sind sehr zufriedenstellend und sie hat gegenüber den radikalen Methoden vor allem den Vorzug, daß sie völlig ungefährlich ist und auch älteren Patienten zugemutet werden kann. *Hass*

Wann ist die Punktion eines Gelenkes indiziert?

Diese Frage wird wohl am besten so beantwortet werden, daß wir uns zunächst darüber klar werden, wann die Punktion eines Gelenkes absolut kontraindiziert ist. Das ist besonders dann der Fall, wenn das Gelenk keinen Eiter enthält und wir bezüglich des Instrumentariums und der Hand nicht die volle Garantie für Asepsis übernehmen können. Eine Reinigung der Instrumente mit Alkohol oder Benzin setzt keine Keimfreiheit des Instrumentes voraus.

Wir punktieren aus drei Gründen: Erstens aus diagnostischen, wenn wir

z. B. nicht wissen, ob im Verlaufe einer septischen Arthritis Eiter im Gelenk enthalten ist. Hier ist auch strengstens Asepsis zu wahren. Zweitens aus therapeutischen Gründen, so z. B. bei einem traumatischen Hämarthros. Drittens endlich auch aus Verlegenheit. Ist z. B. bei einem primär chronischen Rheumatismus die Exsudation nicht zu bekämpfen, führen die gebräuchlichsten Mittel, Vakzine, Bäderbehandlung u. dgl. nicht zum Ziele, so punktieren wir aus Verlegenheit, oft von der Voraussetzung ausgehend, daß sich sicher viel Exsudat aspirieren lassen wird. Sehr oft gelingt es jedoch, kaum einige Kubikzentimeter einer schmierigen Flüssigkeit abzupunktieren. Daß die Punktion nicht das gewünschte Resultat ergeben hat, ist nicht darauf zurückzuführen, daß keine Flüssigkeit vorhanden war, sondern ist in dem Bau der inneren Kapsel bedingt. Im allgemeinen kann man sagen, daß früher mehr punktiert wurde als heute. So wurde früher der akute Gelenksrheumatismus punktiert und nachher mit 3%oiger Karbollösung der Gelenksraum gespült. Auch bei Gonorrhoe wurde häufig punktiert. Heute ist wohl diese Methode für die beiden letztgenannten Krankheitszustände nicht mehr im gleichen Maße in Übung. Der akute Gelenksrheumatismus läßt sich über das akute Stadium auch ohne Punktion hinwegbringen. Auch bei der Gonorrhoebehandlung hat die Vakzinebehandlung die Punktion verdrängt. Die Punktionen sind vor allem dann indiziert, wenn bei einer traumatischen Gelenksaffektion sich das Exsudat nicht zurückbildet, es zu keiner Resorption kommt und der Übergang in ein chronisches Stadium vorauszusehen ist. Beim Hämarthros finden sich charakteristische Symptome (Schneeballenknistern); das Blut wird in diesen Fällen, wenn es flüssig ist, schnell resorbiert. Das Blut im Gelenke bleibt gewöhnlich flüssig und, wenn es zu einer Gerinnung käme, so könnten wir höchstens das Serum abpunktieren. Das in einem Gelenke flüssig gebliebene Blut wird, wenn bei dem Trauma ein Riß in der Kapsel entstanden ist, schneller resorbiert; die intakte Synovialis scheint nicht zu resorbieren. Wenn es nach 8 bis 14 Tagen zu keinem Rückgange des Exsudates gekommen ist, so dürfen wir punktieren, jedoch nur dann, wenn wir sicher sind, daß durch die Punktion keine Infektion gesetzt werden kann. Hier sind auch die metastatischen Abszedierungen nach Typhus, im Verlaufe einer Sepsis zu erwähnen. Handelt es sich um Empyeme in Gelenken nach Verletzungen oder bei Sepsis, wird die therapeutische Punktion zu machen sein. Hat man Eiter gefunden, so läßt man denselben ab und spritzt eine antiseptische Flüssigkeit ein (Sublimat 1:10000, 3%oige Karbolsäure, Rivanol 1:1000; als weniger drastische Mittel kommen Borsäurelösungen, die Pregl-Lösung in Betracht). Oft kann man sich nicht mit einer Punktion begnügen, sondern muß Querpunktionen, d. h. Punktionen an gegenüberliegenden Stellen machen, so daß die Flüssigkeit auf der anderen Seite abfließen kann; nötigenfalls kann man auch eine dritte oder vierte Öffnung anlegen. Sollte dies nicht genügen, so muß das Gelenk aufgeklappt und zur offenen Behandlung des Empyems geschritten werden. Man kann aber das Punktionsverfahren auch weiter ausbauen und bei septischen Prozessen die Dauerpunktion ausführen, indem die Kanülen liegen bleiben, so daß mehrmals am Tage die therapeutische Spülung vorgenommen werden kann.

Frage: Wann muß man das Gelenk aufmachen? — Antwort: Es sind hier jene Symptome maßgebend, die auf eine Sepsis hindeuten. *Goldschmidt*

Grippe

Wie erkennt und behandelt man Lungenabzesse und Pleuraempyeme als Komplikation von Grippepneumonie?

Lungenabszesse sind häufige Komplikationen der Grippepneumonien, sie begleiten sie oder folgen ihnen nach. Entweder kommt es zur Bildung multipler kleiner und kleinster Abszesse oder durch Konfluenz zu größeren Höhlen als Folge von Mischinfektion mit Eitererregern wie Strepto- und Staphylokokken, Micrococcus catarrhal. usw.

Man ist dann berechtigt, an die Möglichkeit des Vorhandenseins eines Lungenabszesses im Verlaufe einer Pneumonie zu denken, wenn die Lösung des Infiltrates besonders lange auf sich warten läßt, wenn die Temperatursteigerung abnorm lange andauert oder nach erfolgter Krise oder lytischem Absinken neuerliche Temperatursteigerung auftritt. Die physikalischen Untersuchungen allein lassen den Zeitpunkt der beginnenden Abszedierung oft nicht mit genügender Sicherheit feststellen. Die pneumonische Dämpfung bleibt im Beginne der Abszedierung gewöhnlich noch unverändert bestehen oder gewinnt allmählich tympanitischen Beiklang; wenn Bronchialatmen besteht, so kann es zwar amphorischen Beiklang bekommen, doch ist dies erst der Fall, wenn die Abszeßhöhle einen größeren Umfang erreicht hat. Beweisender ist das Auftreten von großblasigen, klingenden, allmählich metallisch klingenden Rasselgeräuschen im Infiltrationsgebiete. Mit der Entwicklung des Abszesses Hand in Hand geht eine zunehmende Leukozytose mit Linksverschiebung (Auftreten von zahlreicheren stabkernigen Leukozyten oder sonstigen Jugendformen), doch ist diese Veränderung im Blutbild auch bei den sonstigen Komplikationen der Pneumonie, speziell beim Empyem, zu konstatieren.

Für die Abszeßdiagnose ist die Beobachtung des Sputums von entscheidender Bedeutung. Das Sputum gewinnt mit Ausbildung des Abszesses immer mehr eitrigen Charakter, allerdings bleibt es kaum jemals bei einer rein eitrigen Beschaffenheit des Sputums, sondern es treten früher oder später Symptome von Lungengangrän hinzu, d. h. das Sputum verliert seinen faden, süßlichen Geruch, wird fötid stinkend, mißfärbig; mikroskopisch lassen sich dann neben Leukozyten, elastischen Fasern und Lungenpigment Lungenfetzen und die verschiedenen Zersetzungsprodukte (Fettsäurenadeln, Fettröpfchen, Bakterienpfröpfe u. dgl.) nachweisen. Die häufige Untersuchung des Sputums ist von allergrößter Wichtigkeit, da einerseits durch den Nachweis elastischer Fasern der Beginn der Abszedierung erkannt wird, anderseits durch fortlaufende Kontrolle der Sputummengen, die zwischen kaum meßbaren Quantitäten bis zu 100 bis 150 Kubikzentimeter zu schwanken pflegen (bei sehr großen oder zahlreichen kleineren Abszessen kommen Sputummengen bis zu 500 Kubikzentimeter zur Beobachtung), ein gutes Bild über Ausbreitung und Rückbildung des Abszesses zu gewinnen ist.

Einen für die Diagnose wertvollen Behelf stellt das Röntgenverfahren dar. Es gelingt durch die kombinierte klinische und radiologische Untersuchung vor allem die Feststellung, ob eine größere oder mehrere Abszeßhöhlen vorliegen, und weiter auch die Entscheidung der für die Therapie wichtigen Fragen, ob der Abszeß nahe der Lungenoberfläche oder mehr zentral gelegen ist; hiezu ist Durchleuchtung in mehreren Richtungen unbedingt erforderlich.

Von nicht geringerer Bedeutung als die bisher behandelten Lungenkomplikationen der Pneumonien sind die eitrigen Erkrankungen der Pleura in ihren verschiedenen Formen, die freien und abgesackten Empyeme, wie sie sich sowohl im Verlaufe von Pneumonien (parapneumonisch) als auch im Anschlusse an solche (metapneumonisch) entwickeln. Sie können sich aus serofibrinösen oder rein serösen Exsudaten entwickeln, können aber auch als von vornherein rein eitrige Ergüsse auftreten. Ihrem Sitz nach betreffen sie entweder die freie Pleurahöhle oder sie bilden sich in den Spalten zwischen den Lungenlappen, den Interlobärspalten. Gerade letztere Form der Empyeme stellt eine der wichtigsten Komplikationen dar und findet sich mit Vorliebe bei der Grippepneumonie.

Die Empyeme der freien Pleuraexsudate (auch Mantelempyeme genannt) bieten relativ geringere diagnostische Schwierigkeiten. Schon während des Bestandes der pneumonischen Infiltration entwickeln sich, wenn es sich um ein parapneumonisches Empyem handelt, die Symptome eines pleuritischen Ergusses (Dämpfung, abgeschwächter Stimmfremitus, abgeschwächtes Bronchialatmen); der Verdacht, daß demselben eitriger Charakter zukommt, ergibt sich dann, wenn andauernd hohe Temperaturen mit steilen Remissionen bestehen, polymorphkernige Leukozytose im Blut nachzuweisen ist. Durch die Punktion kann die Diagnose des Empyems gesichert werden. Doch ist zu bemerken, daß die Punktion nicht nur mit entsprechend dicker Kanüle gemacht werden muß, da sonst ein aus dickem Eiter bestehendes Exsudat sich nicht aspirieren läßt, sondern auch für den Einstich eine tiefere Stelle im Bereiche der Dämpfung zu wählen ist, da es nicht allzu selten vorkommt, daß der eitrige Anteil des Exsudates sich in den tiefsten Partien sedimentiert und an höher gelegenen Stellen nur seröse Flüssigkeit bei der Punktion zum Vorschein kommt. Was die Beschaffenheit des Eiters betrifft, so hat der Eiter dieser Empyeme niemals die dünnflüssige Beschaffenheit und den faden, süßlichen Geruch des tuberkulösen Eiters, zeigt aber sonst die größten Verschiedenheiten bezüglich Farbe, Fibringehalt und Geruch. Der Eiter der grippösen Empyeme speziell ist oft durch großen Fibrinreichtum ausgezeichnet, in anderen Fällen, besonders dann, wenn das Empyem aus einem Lungenabszeß hervorgegangen ist, von mehr oder weniger stark putridem Geruch.

Bei den metapneumonischen Empyemen entwickeln sich die geschilderten Symptome, die auf einen Pleuraerguß hinweisen, oft erst nach längerer Zeit, etwa mehrere Tage bis eine Woche nach Ablauf der eigentlichen pneumonischen Erscheinungen, oft erst nach fast vollständiger Resorption der Infiltration.

Viel schwieriger gestaltet sich in vielen Fällen die Diagnose von interlobären Empyemen; um so schwieriger, wenn dieselben nicht größere Anteile der Pleuraspalten einnehmen, sondern in einem kleinen Anteil des interlobären Spaltes abgesackt sind, wie dies bei den bei Grippe auftretenden Formen wegen der Neigung zu fibrinösen Pleurabelägen und Verwachsungen häufig beobachtet wird. Ein großer Teil jener Erscheinungen, die mit verzögerter Lösung des pneumonischen Infiltrates in Zusammenhang gebracht und als Restinfiltrate bezeichnet werden, sind bei genauerer Analyse bedingt durch derartige abgesackte interlobäre Empyeme.

Unter den Zeichen, die an die Entwicklung eines Empyems im Lappenspalt denken lassen, ist in erster Linie das Persistieren hoher Fiebertemperaturen zu nennen, die nicht durch die klinischen Lungenerscheinungen allein gerechtfertigt sind, ebenso das Zunehmen einer polymorphkernigen Leukozytose im Blut. Da der Lieblingssitz dieser Form von Empyemen der Lappenhauptspalt ist, findet sich als initiales Symptom oft die Klage über sehr heftige Schmerzen in der oberen Brustregion, die in den Rücken zu ausstrahlen und mit Wachsen des Exsudates, ebenso wie die mit ihnen verbundene Kurzatmigkeit und Beklemmung zunehmen. Zuweilen ist ein charakteristischer Dämpfungsstreifen nachweisbar, die sogenannte „schwebende Dämpfung" (Ortner), in der mittleren Axillarlinie in der Höhe der dritten und fünften Rippe mit normalem Lungenschall in den unteren Partien. Wenn sich das Empyem im Verlaufe der Pneumonie entwickelt, sind häufig die physikalischen Symptome des interlobären Ergusses mit denen des sich lösenden Infiltrates kombiniert.

Eine rasche Veränderung aller physikalischen Symptome mit zunehmender Ausdehnung des Exsudates ist außerordentlich charakteristisch. Erfüllt das Exsudat ganze Lappenspalten, so kann es unter Umständen auch eine bedeutende Kompression der anliegenden Lungenlappen bewirken, so daß Exsudatdämpfung und Dämpfung der komprimierten Lunge ineinander übergehen und einen Erguß in die freie Pleurahöhle vortäuschen können. Daß ein Durchbruch aus dem Lappenspalt in die freie Pleurahöhle stattfinden kann, ist selbstverständlich, aber deshalb besonders wichtig hervorzuheben, weil in diesen Fällen die Entleerung des Eiters aus der freien Pleurahöhle allein zur Heilung nicht genügt, sondern auch der Pleuraspalt eröffnet werden muß. Eine weitere Durchbruchsmöglichkeit interlobärer Empyeme, die gleichzeitig eine Spontanheilung darstellt, ist der Durchbruch in die Lunge, respektive in den Bronchialbaum, der sich durch plötzlich einsetzende Entleerung großer Mengen Eiters kundgibt und in vielen Fällen von Temperatursturz und wesentlicher subjektiver Erleichterung des Patienten unmittelbar gefolgt ist. — Die Schwierigkeiten der Diagnose interlobulärer Empyeme sind wesentlich geringer geworden, seitdem durch die Arbeiten der letzten Jahre die radiologische Symptomatologie dieser Erkrankung genauer erkannt und beschrieben wurde.

Bei der Besprechung der Therapie des Lungenabszesses und der Empyeme ist eine Trennung zwischen diesen beiden vorzunehmen: Mit der Diagnose Lungenabszeß ist noch nicht unbedingt die Indikation für einen chirurgischen Eingriff gegeben, kleinere Abszesse können spontan ohne jede Behandlung ausheilen, aber auch bei größeren Abszessen, vorausgesetzt, daß der Allgemeinzustand des Kranken, speziell der Herzbefund, es gestatten und auch keine weiteren Komplikationen, wie etwa Empyeme der Pleura, in irgend einer Form vorliegen, ist ein Zuwarten durch mehrere Tage, zuweilen sogar Wochen, möglich und interne Behandlung recht aussichtsreich. Die Anwendung von Neosalvarsan in mittleren Dosen (0,15 bis 0,3 intravenös, jeden zweiten bis dritten Tag) hat sich besonders gut bewährt; aber auch Septojod (10 bis 20 Kubikzentimeter intravenös) in gleichen Intervallen leistet zuweilen gute Dienste, weniger wirksam scheint Urotropin (10 Kubikzentimeter einer 40%igen Lösung intravenös) zu sein, ebenso die kolloidalen Silberpräparate. Dagegen scheinen die ätherischen Öle, die früher schon in Form von Inhalationen oder intern verabreicht wurden (.z B. Myrtol, Terpenhydrat, u. ä.), in intramuskulärer Anwendung als Supersan (1 Kubikzentimeter jeden zweiten Tag), Transpulmin (1 Kubikzentimeter täglich) recht empfehlenswert. Alle die genannten Maßnahmen werden wesentlich unterstützt durch Quinckesche Hochlagerung, eventuell verbunden mit Seitenlagerung nach der dem Abszesse entgegengesetzten Seite und, bei genügender Disziplin des Patienten, durch längere wasser- und salzarme Ernährung.

Die Empyeme der Pleura verlangen im allgemeinen eine chirurgische Behandlung, doch können kleinere Empyeme, vor allem kleinere inter- lobäre Empyeme auch zunächst konservativ behandelt werden, um so mehr, als die mit der Empyemoperation verbundene Rippenresektion immerhin einen Eingriff darstellt, bei dem auf den Allgemeinzustand des Patienten, speziell auf Herz- und Gefäßapparat, entsprechend Rücksicht genommen werden muß. Es ist daher unter Umständen, besonders bei den Empyemen der freien Pleurahöhle nötig, Zwischenoperationen, wie wieder- holte Punktionen eventuell mit nachfolgender Lufteinblasung, oder Bülau- sche Heberdrainage vorzunehmen, um die eigentliche Operation so lange hinauszuschieben, bis der Zustand des Patienten sie gestattet. Vor allzu langem Hinausschieben der Operation aber ist unbedingt zu warnen.

Donath

Gynäkologische Fragen

Wie diagnostiziert und behandelt man eine Cervicitis?

Der Ausfluß, Fluor, hat verschiedene Entstehungsorte und noch ver- schiedenere Ursachen. Der Hauptentstehungsort aber ist wohl die Zervix und die Hauptursache die spezifische gonorrhoische In- fektion. Das akute Stadium der Zervizitis sehen wir selten isoliert; die Symptome der Vulvitis stehen im Vordergrund. Über die Behandlung der akuten Cervicitis ist auch nicht viel zu sagen; gilt es doch als Regel, daß man akute Entzündungsprozesse in Ruhe läßt. Auch die chronische Zer- vizitis ist in der großen Mehrzahl entzündlich-infektiöser Natur und ist in den allermeisten Fällen gonorrhoisch. Auch dort, wo Einrisse vorhanden sind, sind diese kaum die einzige Ursache des Ausflusses. Eine ektropionierte Zervix begünstigt wohl das Ansiedeln von Mikroorganismen; wir kennen aber auch sehr viele Zervixlazerationen ohne Fluor. Hervorgehoben muß werden, daß die Zervix die allerwichtigste Lokalisation der chronischen Gonorrhoe ist. Von hier aus werden auch schwer oder lange Zeit gar nicht nachweisbare Gonokokken die Infektion immer wieder nach oben und nach unten auf die übrigen Genitalorgane fortleiten, wodurch die Gonorrhöe immer wieder zum Aufflackern gebracht wird. Je genauer und geduldiger die bakteriologische Untersuchung des Zervixsekretes durchgeführt wird, desto seltener werden wir eine nichtgonorrhoische chronische Cervicitis vorfinden. Die klinische Diagnose einer Cervicitis ist ja leicht zu stellen; man braucht nur die Zervix im Spekulum einzustellen, dann sieht man aus derselben den charakteristischen eitrigen, zähen, festhaftenden Schleim hervorquellen. Das, was wir bei der Zervixbehandlung anstreben, ist die Entfernung der in der Zervixschleimhaut eingenisteten Infektionserreger. Wir müssen vor allem den Schleim entfernen, dann erst können wir auf die vom Schleim gereinigte Schleimhaut einwirken. Die Entfernung des Schleimes gelingt selten durch einfaches Abwischen, häufiger schon durch Eingehen in den Zervixkanal mittels eines dünnen, mit Watte umwickelten Stäbchens. Man kann dieses Stäbchen mit einem schleimlösenden Mittel durchtränken, so beispielsweise mit Natrium bicarbonicum oder mit Borax. Gelingt es aber, wie ziemlich häufig, durch diese einfache Manipulation nicht, die zähen Schleimmassen zu entfernen, so saugen wir den Schleim durch eine auf die Portio aufgestülpte Saugglocke, indem wir wie bei der Bierschen Stauung mittels Spritze die Luft in der Saugglocke verdünnen, und setzen diese Suktion bis zum Herausfallen des ganzen Schleimpfropfens fort. Danach findet man den Zervikalkanal frei von Schleim. Auf die derart gereinigte Schleimhaut wird nach Entfernung des eventuell anhaftenden Blutes das Medikament in einer beliebigen Form appliziert, entweder mittels watteumwickelten Stäbchens oder als medikamentöse, lösliche Stäbchen oder auch mittels Olivenspritze. Es ist nur darauf zu achten, daß das Medikament nicht in den Uterus kommt, also den inneren Muttermund nicht überschreite. Es gelingt aber auch durch diese Maßnahmen manchmal nicht, die Gonokokken ganz zum Verschwinden zu bringen. Für diese hartnäckigen Fälle sparen wir uns die Massage der Zervixschleimhaut auf. Wir führen diese Massage mit einer steifen Knopfsonde aus; der Knopf soll so dünn sein, daß er den äußeren Muttermund ohneweiters passiert, anderseits so stark, daß er durch den inneren Muttermund nicht in die Uterushöhle hineingleitet. Sein Durchmesser beträgt ungefähr 5 Millimeter. Die Massage der Schleimhaut erfolgt im Spekulum, am besten im Selbsthalter, stets unter Leitung des Auges und dauert nur ganz kurz. So bearbeitet man die ganze Schleimhaut des Zervixkanals mit ein paar Strichen, reinigt dieselbe dann nochmals und führt jetzt erst, nach der Massage, das Medikament ein; Jodtinktur, Silberlösungen u. a. Die Massage wird ein- bis zweimal wöchentlich wiederholt. Sehr häufig wird durch die Zervixbehandlung die gonorrhoische Natur des Leidens erst klar, indem die Behandlung als Provokation wirkt und das Sekret erst jetzt Gonokokken aufweist, die man früher umsonst suchte. Soweit unsere Zervixbehandlung. Sie ist so gut wie immer mit einer Allgemeinbehandlung zu kombinieren, denn die tiefliegenden Gonokokken erreichen wir durch die lokale Behandlung niemals; diesen müssen wir durch Vakzine von innen heraus an den Leib.

Fragen: Soll man die Spumanstäbchen verwenden? Hat die Gonokokkenvakzine des Serotherapeutischen Institutes die angegebene Stärke? Ist es in manchen Fällen nicht besser, eine Gonokokkenvakzine mit 100 Millionen Keimen intravenös zu geben? Kann statt Gonokokkenvakzine nicht auch ein anderes Serum verwendet werden? — Antworten: Durch die Spumanstäbchen kann der Prozeß in die Tiefe der Zervix getrieben werden; doch fehlen mir eigene Erfahrungen in ausgedehnterem Maße. Das Serotherapeutische Institut hat zweierlei Gonokokkenvakzine; die nach meiner Angabe hergestellte ist die stärkere. Ich verabfolge die Gonokokkenvakzine so gut wie niemals intravenös; in den wenigen Fällen, in denen ich es tat, waren die Reaktionen unangenehm; dort, wo ich eine verstärkte Wirkung erzielen will, gebe ich sie in geeigneten Fällen in die Portiosubstanz. Bei der Gonorrhöe haben die verschiedenen Sera vor allem keine spezifische Wirkung. *Bucura*

Wie erkennen und wie behandeln wir die Störungen der Ovarialfunktion?

Bei der gesunden geschlechtsreifen Frau verlaufen die zyklischen Veränderungen am Eierstock und an der Gebärmutter in regelmäßigen Abständen und ohne wesentliche Beeinträchtigung des Allgemeinbefindens. Unregelmäßigkeiten des Ablaufes, Schmerzen im Unterleib und die verschiedensten Beschwerden an den verschiedensten Teilen des Körpers sind die Zeichen einer gestörten Eierstockstätigkeit. Eine solche kann sich sowohl bei Frauen finden, bei denen auch die genaueste gynäkologische Untersuchung nichts Abnormes an den Genitalorganen feststellen kann, als auch bei solchen, bei denen mehr oder minder starke Abweichungen von der Norm gewöhnlich im Sinne einer Unterentwicklung deutlich erkennbar sind.

Sehr häufig sind wir in der Lage, die Diagnose auf Hypoplasie schon zu stellen, wenn die Patientin in unser Ordinationszimmer tritt, bevor wir noch mit ihr gesprochen haben. Solche Frauen sind gewöhnlich klein, von zartem Knochenbau, durch besonders kleine Hände und Füße ausgezeichnet. Das Gesicht — im allgemeinen als hübsch gewertet — macht durch die Kleinheit von Mund, Nase und Ohren den Eindruck des Puppenhaften. In anderen Fällen wieder zeigt das Äußere nichts Auffälliges, und erst die Anamnese oder genauere Untersuchung erlaubt die Diagnosestellung. Die Anamnese bringt meist Klagen über Unregelmäßigkeiten im Verhalten der Menses; sie kommen entweder zu oft oder zu selten, sie sind entweder zu spärlich oder zu stark, sie dauern nur wenige Stunden oder ziehen sich über viele Tage hin; häufig ist es das völlige Ausbleiben der Blutung seit längerer Zeit, das die Kranken zum Arzt führt. Eine sehr wichtige Angabe ist ferner die, daß bei den Menses Stücke geronnenen Blutes abgehen. Sehr häufig bestehen Schmerzen, gewöhnlich krampfartigen Charakters, die entweder in den ersten Tagen der Blutung auftreten oder schon Tage vor deren Einsetzen, um mit diesen häufig wieder zu schwinden. Starke Kopfschmerzen, Kreuzschmerzen, Erbrechen, Schwindelanfälle und andere schwere Störungen des Allgemeinbefindens sind nicht selten zu beobachten. Verheiratete Frauen kommen häufig wegen Sterilität zum Arzt, wobei die anderen oben geschilderten Beschwerden entweder gering sind oder doch wenigstens nicht so intensiv, daß sie allein die Beanspruchung ärztlicher Hilfe veranlaßt hätten.

Vielleicht die wichtigsten unter diesen vielen Symptomen sind die Krämpfe und der Abgang von gestocktem Blut. In früheren Jahren hat man sich das Zustandekommen dieser beiden Symptome so erklärt, daß das in der Uterushöhle befindliche Blut durch den engen Halskanal nicht durchtreten kann, daher in der Gebärmutter zurückgehalten wird und gerinnt. Die Anstrengungen der Gebärmutter, diese Gerinnsel nun doch durch den engen Zervikalkanal durchzutreiben, verursachen die Krämpfe. Diese Erklärung kann nicht richtig sein. Fast nie findet man bei diesen Frauen den Zervikalkanal so eng, daß nicht auch eine gröbere Sonde sich in den Uterus anstandslos einführen ließe; da müßten auch Blutstropfen ohneweiters durchtreten können. Anderseits aber findet man die Krämpfe häufig auch bei Frauen, bei denen gar keine Gerinnsel abgehen, und noch dazu schon Tage vor dem ersten Auftreten der Blutung. Wenn das Blut einmal erscheint, sind die Krämpfe gewöhnlich schon vorüber. Die moderne Auffassung erklärt die krampfartigen Schmerzen durch die Schwierigkeit, die der unterentwickelte, derbe Uterus den der Menstruation vorhergehenden Auflockerungs- und Durchtränkungsvorgängen entgegensetzt, die Gerinnsel aber durch das Fehlen eines tryptischen Fermentes, das der Uterus nur unter der Einwirkung eines normal funktionierenden Eierstockes in genügender Menge produzieren kann, um das in den Uterus ergossene Blut ungerinnbar zu machen.

Bei der Untersuchung fallen zunächst häufig Anomalien der Behaarung auf, und zwar entweder in Form von besonders spärlicher Behaarung des Genitales oder in Form der Behaarung nach virilem Typ, der Hypertrichosis. Wohl wissen wir, daß diese letztere nicht direkt von der Ovarialfunktion abhängig ist, sondern auf Störungen anderer innersekretorischer Drüsen, vor allem der Nebenniere, zurückzuführen ist; doch wenn wir bedenken, daß bei dem innigen Zusammenhang der innersekretorischen Drüsen untereinander bei Störung der einen fast immer auch Störungen einer oder mehrerer anderer bestehen, so können wir auch das häufige Vorkommen von Hypertrichosis bei ovariellen Funktionsstörungen leicht verstehen.

Die Beckenmessung ergibt häufig ein allgemein gleichmäßig verengtes Becken, also ein Becken von kindlichem Typus, wie es dem grazilen Knochenbau dieser Frauen entspricht.

Bei der gynäkologischen Untersuchung erweist sich häufig der Mons veneris und die großen Schamlippen als fettarm, dadurch treten manchmal die kleinen Labien stärker hervor, während sie in anderen Fällen wieder besonders zart entwickelt sind. Das Hymen ist oft sehr dick und fleischig, die Öffnung sehr klein, so daß Schwierigkeiten bei der Defloration entstehen können. Der Damm ist gewöhnlich niedrig; oft ist er muldenförmig eingesunken oder sein oberster Teil ist nicht mit Haut, sondern mit Schleimhaut überzogen. Die Beobachtung dieser Details ist speziell für den Geburtshelfer sehr wichtig, da der niedrige Damm geringe Widerstandskraft besitzt, bei der Geburt leicht einreißen, ja häufig auch bei größter Vorsicht in der Geburtsleitung zu kompletten Dammrissen führen kann. Die Vagina ist manchmal eng und kurz, die Scheidengewölbe, besonders aber das hintere, abgeflacht. Durch diese Abflachung des hinteren Scheidengewölbes fehlt das physiologische Receptaculum seminis, das Sperma fließt gewöhnlich bald nach dem Koitus ab, was von den betreffenden Frauen oft für die Ursache ihrer Sterilität gehalten wird. Am Uterus selbst finden wir die allermeisten Abweichungen von der Norm. Zunächst seine Lage; die reine Retroversion ohne Flexion, die Retroversion kombiniert mit Anteflexion und schließlich die übermäßige Vorwärtsknickung, die Hyperanteflexion sind Lagen, bzw. Haltungen, die für die Hypoplasie charakteristisch sind und sich so gut wie ausschließlich bei ihr finden. Er steht oft extramedian, nahe der rechten oder der linken Beckenwand; seine Beweglichkeit ist dabei eingeschränkt und das Parametrium der einen Seite erscheint kürzer und derber. Die Ursache dieser extramedianen Stellung ist eine lokalisierte Unterentwicklung des parametranen Zellgewebes einer Seite, wie sie durchaus in den Rahmen der bei Hypoplasie häufigen Störungen der Bindegewebsentwicklung fällt.

In hochgradigen Fällen von Hypoplasie liegen die Adnexe nicht am Rücken des Uterus gegen den Douglas hin, sondern sie liegen höher in der Richtung gegen die Bauchhöhle. Diese abnorme Lage der Adnexe ist in Analogie zu setzen mit dem mangelhaften Deszensus der Testes, da ja auch das Ovarium höher oben im Bauchraum angelegt ist und erst sekundär in das kleine Becken hinunter wächst.

Das Ziel der Therapie, die gestörte Ovarialfunktion wieder in Ordnung zu bringen, kann auf den verschiedensten Wegen erreicht werden:

1. Durch allgemeine Maßnahmen. Kohlensäuresitzbäder, am besten jeden zweiten Tag abends vor dem Schlafengehen zu verordnen, führen eine Hyperämie des Unterleibes herbei und dadurch eine vermehrte Blutzufuhr zu den Ovarien. Ähnlich, nur noch kräftiger, wirkt die Diathermiebehandlung des Unterleibes, gewöhnlich dreimal wöchentlich durch mehrere Wochen hindurch ausgeführt, die zu einer Erhöhung der Temperatur der Beckenorgane um 2 bis 3 Grad und damit ebenfalls zu einer besseren Durchblutung führt. Unterstützt kann dieses Behandlungsverfahren werden durch allgemein kräftigende Maßnahmen, wie eine Eisen-Arsenkur, die besonders bei den Eierstockstörungen Jugendlicher empfehlenswert ist. Ähnlich wirkt Aufenthalt und Bewegung in frischer Luft, Meerbäder usw. So ist es zu erklären, daß wir gerade bei geistig arbeitenden, studierenden jungen Mädchen so häufig hören, daß ihre Menstruationsbeschwerden während des Sommeraufenthaltes ganz oder größtenteils ausbleiben.

2. Spezifische Maßnahmen. Hieher gehört vor allem die Behandlung mit Eierstockpräparaten. Wir verfügen heute über eine ganze Reihe vorzüglicher Eierstockpräparate, die größtenteils auch per os verabreicht — und darin liegt ein ganz besonderer Fortschritt, da bis vor ganz kurzer Zeit außer den Schilddrüsenpräparaten so gut wie kein anderes innersekretorisches Präparat bei der peroralen Darreichung eine nennenswerte Wirkung erzielte — ganz Außerordentliches zu leisten imstande sind. Aus der Fülle dieser Medikamente seien hier nur drei genannt, die sich dem Verfasser in vielfacher Anwendung ganz besonders bewährt haben.

Zunächst das Menformon (Ovarialhormon Follikulin), das in Dragées zu 500 und zu 100 Einheiten (Mäuse-Einheiten M. E.) und in Ampullen (1 Kubikzentimeter = 40 E.) in den Handel kommt. Von derselben Firma werden auch die schon seit längerer Zeit bekannten Ovowop-Dragées geliefert, die, bedeutend schwächer, nur 5 M. E. enthaltend, besonders zu Nachkuren Verwendung finden. Für mittelschwere Fälle verordnet man am besten 12 Injektionen, subkutan, jeden zweiten Tag eine, und gleichzeitig täglich 1 bis 2 Dragées nach dem Essen, bei schwereren Fällen, oder·wenn möglichst schnell ein Erfolg erzielt werden soll, die stärkeren, sonst die schwächeren. Ungefähr gleich verläßlich in der Wirkung ist das Hogival, das in Tabletten zu 12, 100 und 300 E. und in Ampullen zu 25 und 100 E. erhältlich ist. Beide Präparate haben sich in allen Fällen, von der Pubertät bis gegen die Zeit des Wechsels hin, bestens bewährt. Ein drittes Präparat, das Progynon, nur in Dragées à 250 E. erhältlich, hat sich mir ganz besonders bei klimakterischen Störungen anderen Präparaten als überlegen gezeigt, während ich bei jüngeren Frauen eine überragende Wirksamkeit nicht feststellen konnte. Trotz seines relativ hohen Preises ist seine Anwendung nicht unökonomisch, da oft schon 3 bis 4 Dragées, je eines nach dem Mittagessen genommen, eine auffallende Besserung herbeizuführen imstande sind. Auch die Anwendung von Hypophysenvorderlappenpräparaten gehört zu der spezifischen Therapie, da der Hypophyse eine protegierende Wirkung auf den Eierstock zugeschrieben wird. Ein derartiges Präparat, das Prolan, wird demnächst im Handel erscheinen.

Eine weitere Möglichkeit zu einer spezifischen Behandlung liegt in der Benützung der Röntgenstrahlen. Durch Bestrahlung der Ovarien mit kleinen Dosen (ungefähr ein Drittel der Ovarialdosis) gelingt es, eine ungemein stimulierende Wirkung auf die Eierstöcke zu erzielen. Frauen, bei denen auch länger dauernde Amenorrhoen den verschiedensten anderen Behandlungsmethoden getrotzt hatten, sehen ihre Menses wieder eintreten. Trotz dieser ausgezeichneten Wirksamkeit wird man aber in der Anwendung dieser Ovarialbestrahlungen sehr vorsichtig sein müssen, ganz besonders bei Frauen, bei denen noch mit Kindersegen zu rechnen ist, da auch durch Bestrahlung mit kleinen Dosen eine Gefährdung der Nachkommenschaft bei späterer Konzeption nicht ausgeschlossen werden kann. Wir können aber um so leichter auf diese sonst so erfolgreichen Verfahren verzichten, da wir in der Röntgenbestrahlung der Hypophyse ein Mittel in der Hand haben, das ihm mindestens gleichwertig ist und eine Schädigung der Nachkommenschaft ausgeschlossen erscheinen läßt. In vielen Hunderten von Fällen konnte durch Hypophysenbestrahlung bei Amenorrhoe, Dysmenorrhoe, Unregelmäßigkeiten im Auftreten der Blutungen, Unfruchtbarkeit usw. Hilfe gebracht werden. Dabei ist nur eine wenige Minuten dauernde Bestrahlung notwendig, die nach mehreren Wochen wiederholt werden kann.

Eine dritte Form von spezifischem Behandlungsverfahren stellt die Transplantation dar. Von der Heterotransplantation, der Übertragung eines Eierstockes von einem Tier auf den Menschen, ist man heute wohl ganz abgekommen, aber auch die Autotransplantation, die Übertragung eines Teiles des eigenen Eierstockes an eine andere Körperstelle, und die Homoiotransplantation, die Übertragung eines Eierstockes von einem Menschen auf den anderen, scheinen nicht das halten zu wollen, was sie versprochen haben. Trotz Verfeinerung der Technik und Anwendung der verschiedensten Vorsichtsmaßregeln (Blutgruppenbestimmung) sind die Resultate bei schweren Fällen — und gerade bei solchen entschließt man sich ja endlich zu einem operativen Vorgehen — eigentlich recht unsichere, so daß man sich nicht wundern kann, daß von diesem Verfahren nur in Ausnahmsfällen Gebrauch gemacht wird.

3. Operative Verfahren (mit Ausnahme der Transplantationen). Seit vielen Jahren werden Kurettage, Dilatation des Zervikalkanals und Diszision bei Fällen von Dysmenorrhoe und Sterilität ausgeführt, und zwar häufig mit gutem Erfolg. Wir wissen, daß durch Manipulationen am Uterus ein anregender Reiz auf die Ovarien ausgeübt werden kann (Loebs Experimente, durch Verletzung der Uterusschleimhaut Deziduabildung anzuregen) und so kann man sich ganz gut vorstellen, daß durch

die Operation am Uterus die Eierstockfunktion angeregt wird und so eine
Besserung des Zustandes herbeigeführt werden kann.

Es seien zum Schlusse noch einige moderne Medikamente speziell
gegen die schweren dysmenorrhoischen Beschwerden angeführt, die sich
besonders gut bewähren. Zwei mögen genügen, um so mehr, als beide
wirklich außerordentlich verläßlich in ihrer symptomatischen schmerz-
stillenden Wirkung sind, dabei aber ungefährlich im Gebrauch und un-
giftig. Das eine ist das Methyrin, hergestellt von den Synergon-Werken
in Frankfurt a. M., ein Papaverin-Yohimbintartrat-Amidophenazon-
Präparat, von dem man täglich 3 Tabletten nimmt, und zwar angefangen
drei Tage vor dem Eintritt der zu erwartenden Menstruation täglich bis
zum Schlusse der Blutung, und das Dysmenol, ein schweizerisches Präparat,
das in Österreich unter dem Namen Menorol erhältlich ist; von diesem
nimmt man vom Beginn der Schmerzen an in halbstündigen Intervallen
je 1 Tablette, im ganzen 2 bis 3. Als rein symptomatische Mittel leisten
beide ausgezeichnete Dienste. *Werner*

Harninkontinenz des Weibes

**Welches sind die Ursachen der Incontinentia urinae und wie wird sie
behandelt?**

Als Inkontinenz im engeren Sinne bezeichnen wir einen Zustand, bei dem
der Abgang von Urin unbeeinflußt durch unseren Willen und ohne das
vorherige Auftreten von Harndrang erfolgt, und zwar ohne daß gröbere
Veränderungen (Fisteln, Defekte der Harnröhre usw.) vorhanden sind.

Die Inkontinenz kann durch nervöse Störungen funktionellen oder
zentralen Ursprungs bedingt sein, welche ein Versagen des Mechanismus
des willkürlichen Blasenschlusses zur Folge haben. Die häufigste Ursache
der Inkontinenz ist aber das geburtshilfliche Trauma durch den vor-
rückenden Kindesschädel. Wird dadurch die Verbindung der Harnröhre
mit dem Schambogen zerstört oder gelockert, so sinkt die Harnröhre mit
dem Blasenboden herab, wodurch die Funktion des Sphinkter trigonalis
geschädigt wird. Mit dem Tiefertreten der Harnröhre geht regelmäßig eine
Senkung der vorderen Scheidewand einher. Senkung und Vorfall des weiblichen Genitales gehen zumeist mit der Inkontinenz des Weibes einher.
Auch in den nicht allzuhäufigen Fällen des nicht auf den Geburtsakt zu-
rückzuführenden Genitalprolapses pflegt Inkontinenz zu bestehen. In der
Prophylaxe der Inkontinenz spielt nach dem Gesagten eine gute Geburtsleitung durch rechtzeitige Episiotomie und möglichste Einschränkung der
Zangengeburt die Hauptrolle.

Unter den konservativen Behandlungsmethoden der Inkontinenz
kommt eigentlich nur die Pessarbehandlung des Prolapses in Betracht.
Der Elektrizität, Massage und Gymnastik kommt nur eine äußerst geringe
Bedeutung zu.

Im wesentlichen muß die Behandlung der weiblichen Inkontinenz eine
operative sein. Als gangbare Methoden sind zu nennen:

1. Die Trigonumraffung; sie stellt eine außerordentlich wirksame,
jedenfalls aber die einfachste Operation der Inkontinenz dar.

2. Die Wertheim-Schautasche Interposition, durch welche zunächst eine Überkompensation der Inkontinenz im Sinne einer vorübergehenden Ischurie herbeigeführt wird.

3. Die Goebell-Frangenheimsche Pyramidalis-Faszienplastik, welche die Schaffung eines Muskel- oder Faszienringes um den Blasenhals durch Heranziehung der Musculi pyramidales oder einfacher von Streifen aus der Rektusfaszie anstrebt.

4. Die Levatorplastik nach Franz, welche die Unterpolsterung des Blasenhalses durch Muskelstreifen aus der Pars pubica des Levator ani bezweckt.

Das, was allen diesen Operationsmethoden gemeinsam ist und worauf ihre Wirkung beruht, ist die Hebung des herabgesunkenen Blasenhalses. Eine Muskelaktion im Sinne einer Sphinkterwirkung, wie sie die von Goebell und von Franz angegebenen Operationen ursprünglich im Auge hatten, ist nicht mit Sicherheit nachzuweisen.

Keine der beschriebenen Operationsmethoden kann als die allein selig machende bezeichnet werden. Pyramidalis- und Levatorplastik sind jedenfalls schon größere Eingriffe, die dann indiziert sind, wenn Trigonumraffung oder Interposition versagt haben.

Eines Verfahrens soll noch gedacht werden, das auch heute noch ein beschränktes Anwendungsgebiet hat, nämlich der Gersunyschen Paraffinmethode, die in der Anlegung eines oder mehrerer Paraffindepots in der Gegend des Blasenhalses besteht.

Fragen: Ist die senile Inkontinenz konservativ oder operativ zu behandeln? — Antwort: Gerade bei senilen Frauen kommt die Paraffinmethode nach Gersuny in Betracht. *Latzko*

Harnsediment

Welche diagnostische Bedeutung hat das Harnsediment?

Von den nicht organisierten Sedimenten kommen vor allem die Urate und die Harnsäure, die Phosphate und Karbonate und der oxalsaure Kalk in Betracht. Die Urate finden sich in konzentrierten stark saueren Harnen. Eine Ausnahmsstellung nimmt das harnsaure Ammoniak ein, das im alkalischen Harn vorkommt. Das Sedimentum lateritium besteht aus Uraten, die Uroerythrin adsorbiert haben. Das Ausfallen der Urate und der Harnsäure ist eine Funktion der Harnazidität. Vermehrte Harnsäure- und Uratausscheidung findet sich physiologisch nach reichlichem Fleischgenuß, nach schweren körperlichen Anstrengungen, pathologisch bei kardialer Stauung, bei den Leukämien, bei Leberkrankheiten, im Fieber und in der Krise der kruppösen Pneumonie. Aus vermehrter Harnsäure und Uraten darf nicht auf Gicht geschlossen werden. Phosphaturie und Karbonaturie hängen von der alkalischen Reaktion ab. Phosphaturie findet sich nach opulenten Mahlzeiten, bei der Gastrosukkorrhoe und Hyperazidität, bei Affektionen der hinteren Harnröhre und bei Neurasthenikern. Die Ursache der Phosphaturie liegt nicht in vermehrter Phosphor-, sondern in gesteigerter Kalkausscheidung. (Calcariurie) Phosphorsaure Ammoniakmagnesia (Sargdeckel) und harnsaures Ammoniak (Stechapfel) im frisch gelassenen Harn weisen auf Infektionen der Harnwege hin. Oxalate (Briefkuvert) kommen bei Abnahme der sauren Reaktion des Harnes nach reichlichem Genuß von Früchten und Gemüsen, ferner bei Diabetes und Gicht vor, aber auch bei Neurasthenie. Zystin findet sich als Ausdruck einer meist familiär auftretenden Störung des intermediären Eiweißstoffwechsels. Leuzin und Tyrosin sind im ikterischen Harn bei den schweren Leberzellschädigungen, vor allem bei der Leberatrophie anzutreffen.

Von den organisierten Sedimenten haben einige wesentlich an Bedeutung verloren, wie die Zylinder, dafür sind andere stärker zur Geltung gekommen. Blut: In guter Durchmischung mit dem Harn neben Zylindern, die Blutkörperchen dabei blaß, ausgelaugt, gequollen, segmentiert, spricht für den renalen Sitz (Stauungsniere, Infarkt, hämorrhagische Nephritis usw.). Blut in Gerinnselform, die Blutkörperchen gut erhalten, die Nachbarschaft von reichlichen Leukozyten, Epithelien, das sind die Zeichen des infrarenalen Sitzes der Blutbeimengung (Zystitis, Purpura, Tumoren, Varizen, Konkremente, Tuberkulose, Aneurysmen, Traumen usw.). Leukozyten: Bei der Nephritis sind gewöhnlich Lymphozyten zu finden. Polynukleäre Leukozyten bei Entzündungen der abführenden Harnwege, in traubenförmiger Anordnung bei der Pyelitis. Die Färbung mit Trypanblau und Kongo nach Seyderhelm gestattet die geschädigten von den intakten Leukozyten zu unterscheiden und gibt so Anhaltspunkte für die Differenzierung akuter und chronischer Prozesse. Nierenepithelien, sofern sie reichlich vorhanden sind und Zeichen der Verfettung tragen, deuten auf entzündliche Provenienz hin. Geschwänzte Epithelien sind für Pyelitis wohl nicht pathognomonisch, aber verdächtig. Reichlicher Gehalt an Epithelien der Harnwege findet sich bei Entzündungen derselben. Zylinder: hyaline, fein- und grobgranulierte sind für keine bestimmte Schädigung der Niere charakteristisch. Wachszylinder, die früher für die Amyloidose in Anspruch genommen wurden, finden sich schlechtweg bei renaler Oligurie, vor allem im Anfangsstadium der akuten diffusen Glomerulonephritis. Leukozytenzylinder bei der Nephritis purulenta und Pyelonephritis. Lipoidzylinder (mit doppelbrechenden Tropfen) bei lipoider Degeneration der Tubuli (genuine und sekundäre Nephrose). Kurze, matt glänzende Zylinderstümpfe, die sogenannten Külzschen Zylinder, beim Koma diabeticum. Ikterische Zylinder bei schwerem Ikterus. Hämoglobinzylinder bei paroxysmaler Hämoglobinurie und Schwarzwasserfieber. Fett im Harn bei gleichzeitiger Lipämie findet sich bei schwerster Anämie, Phosphor- und Sublimatvergiftung, bei Knochenbrüchen, Alkoholismus und Diabetes, ohne Lipämie in feinst verteilter Form als Chylurie bei Filaria sanguinis und in seltenen Fällen, wo abnorme Kommunikationen zwischen Lymphgefäßen und Harnwegen anzunehmen sind. Lipoide mit Doppelbrechung treffen wir bei den nephrotischen Prozessen an.

Fragen: Wie kommt die Phosphaturie zustande, innerhalb oder außerhalb der Niere? Deutet das verschiedene Aussehen nacheinander entleerter Harnportionen im Falle einer Nierensteinkolik auf Retention in einer Niere hin? — Antworten: Eine sichere Beantwortung der Frage, ob die Phosphatausfällung bereits innerhalb der Niere erfolgt oder aber im Nierenbecken.

ist nicht möglich, wahrscheinlich aber ist, daß das Ausfallen der Phosphate erst im Nierenbecken vor sich geht; für das Ausfallen des Phosphatniederschlages kommen thermische Einflüsse, Veränderungen im Stabilitätszustand des Harnes in Betracht, die mit Schutzkolloiden in Zusammenhang stehen. Es ist unwahrscheinlich, daß das differente Verhalten des Harnes hier auf Retention in einer Niere zurückzuführen ist, da auch sonst innerhalb kurzer Zeit große Differenzen im spezifischen Gewicht, in der Reaktion, konsekutiv im Sediment des Harnes auftreten können; man braucht nur anzunehmen, daß unter dem Einfluß nervöser und vasomotorischer Funktionen eine jähe Änderung in der Beschaffenheit des Harns eingetreten ist.

Weltmann

Harnwegeerkrankungen

Wie unterscheidet man intraabdominelle von urogenitalen Erkrankungen?

Sowohl die Allgemeinsymptome als auch die speziell auf die Harnorgane hinweisenden Symptome sind erst durch sorgfältige Analyse und genaue Untersuchung des Falles zu klären.

Man denke nur an alle jene Symptome, die von Erkrankungen unterhalb des Zwerchfelles ausgehen.

Diese Allgemeinsymptome sind: Das Fieber, die Beeinflussung der Herztätigkeit, Magenbeschwerden, Erbrechen, Kot- und Gassperre, Hautveränderungen, allgemeine Kachexie.

In jedem einzelnen der angeführten Teilsymptome liegen zahlreiche Möglichkeiten von urogenitalen Erkrankungen, sowie von intraperitonealen Erkrankungen. Es sei nur darauf hingewiesen, daß z. B. Fieber in einer ziemlich charakteristischen Kurve als Begleiterscheinung des Hypernephroms, ferner bei der Harninfektion mit Pyelitis auftreten kann und auch dem Krankheitsbild einer Gallenblasenentzündung ähneln kann. Ein weiteres Beispiel für die Mehrdeutigkeit dieser Allgemeinsymptome bildet das klinische Bild der Prostatahypertrophie im dritten Stadium, wo die schwere Kachexie, die vollständige Appetitlosigkeit und der unstillbare Durst auf eine organische maligne Erkrankung im Magen-Darmkanal hinweisen kann, während der Nachweis von übergroßen Mengen von Residualurin die Diagnose auf eine mit chronischer Urotoxämie einhergehende weit vorgeschrittene Prostatahypertrophie hinweist.

Solche Beispiele ließen sich für jedes einzelne Symptom mit Leichtigkeit erbringen.

Und ganz ähnlich steht es mit den Lokalsymptomen im Bauchraum. So bei den Schmerzphänomenen, bei den funktionellen Symptomen von seiten der Organe unterhalb des Zwerchfelles: Beim Ileus, der Hämaturie, der Polyurie, der Harnretention und der Inkontinenz.

Es sei nur darauf verwiesen, daß z. B. Schmerzen in einer oder der anderen Nierengegend sowohl von diesem Organ ausgelöst werden können, als auch von den benachbarten Organen, wie Appendix, Gallenblase, Leber, Dickdarm, Pankreas, und sogar rein neuralgische Schmerzen können sich hinter dem Bilde scheinbarer Nierenschmerzen und Nierenkoliken verbergen (Interkostalneuralgie, tabische Krisen).

Die Erscheinungen einer akuten Darmlähmung mit ileusartigen Symptomen können, wie es in der Regel der Fall ist, von einer Unwegsamkeit des Darmkanals herrühren, sie können aber auch reflektorisch von einer Erkrankung des Urogenitaltraktes ausgehen. Zu den typischen Erscheinungen der Nierenkolik gehört reflektorischer Ileus mit Meteorismus, Erbrechen, Singultus und Obstruktion.

Die häufigste, schwierigste und verantwortungsvollste Differentialdiagnose der abdominellen Erkrankungen betrifft die Unterscheidung der Appendizitis von urologischen Erkrankungen.

Die Nieren- und Ureterkolik infolge der Wanderung eines Steines vom Nierenbecken in die Blase, die schmerzhafte Form der Nieren- und Uretertuberkulose, die Pyelonephritis, die akute Entzündung des Vas deferens und des Samenstranges und selbst die akute Zystitis mit aszendierender Beteiligung des Ureters und Nierenbeckens kann unter dem Bilde der akuten Appendizitis einsetzen. Beim weiblichen Geschlechte kommen noch die Erkrankungen der inneren weiblichen Genitalien, die Eierstock- und Tubenentzündung in differentialdiagnostische Erwägung.

Gemeinsam für beide Erkrankungen sind der Schmerz in der rechten Darmbeingrube von kolikartigem Charakter und von wechselnder Intensität, mit gleichzeitiger Ausstrahlung von der Darmbeingrube gegen die Blase und gegen das Skrotum und eine reflektorische Muskelspannung (Défense musculaire).

Für beide Diagnosen läßt sich weiters das Auftreten erhöhter Temperatur, selbst von Schüttelfrösten und hohen Fiebergraden verwerten. In beiden Krankheitsgruppen bestehen schwere Störungen des Magen-Darmkanals, Übelkeiten, Erbrechen und ileusartige Darmerscheinungen.

Es ist nunmehr unsere Aufgabe, die Unterschiede in diesen beiden Krankheitsgruppen aufzuzeigen.

Die für Appendizitis und Erkrankungen der Harnorgane gemeinsamen Symptome sind der Grund, warum die Verwechslung der beiden so außerordentlich häufig vorkommt, so daß man geradezu von einer typischen Fehldiagnose sprechen kann. Denn bei der so häufigen Einklemmung eines Uretersteines an der Stelle der Kreuzung zwischen Ureter und den großen Iliakalgefäßen unterscheidet sich das subjektive Krankheitsbild in keiner Weise von der akuten Appendikularkolik. Es bedarf daher zunächst einer äußerst sorgfältigen Nuancierung der Schmerzsymptome.

Entsprechend den physiologischen Eigenheiten des menschlichen Ureters, der an drei Stellen, nämlich am Ureterhalse, d. i. der Abgang des Harnleiters vom Nierenbecken, an der Kreuzungsstelle mit den großen Beckengefäßen und endlich bei seinem Eintritt in die Blase physiologische Engen aufweist, finden wir die Einklemmungserscheinungen des Harnsteines in der Regel an einer dieser drei Stellen. Zum Unterschied vom Blinddarmschmerz setzt der Nierensteinschmerz in der Regel viel höher oben in der Nierengegend ein und zeigt eine typische Ausstrahlung gegen das Skrotum und den Hoden, bzw. gegen die Schamlippen und die Oberschenkel. Wohl gehört es bei den nach der Medialseite gerichteten Wurmfortsätzen im Falle der akuten Appendizitis zu den typischen Symptomen, daß der Kranke in der Blasengegend (und namentlich nach dem Urinieren) heftige Schmerzen empfindet, die ganz ähnlich denen sind, die bei Einklemmung des Nierensteines an der Blasenmündung des Ureteis auftreten.

Die Lehre von den h y p e r a l g e t i s c h e n Z o n e n in der Haut bei Erkrankungen in der Tiefe des Bauchraumes führt wohl zu einer Möglichkeit, für den Ureterstein eine entsprechend dem normalen Verlauf des Ureters von der Niere bis zur Blase ausgebildete H e a d sche Zone in der Abdominalhaut festzustellen, während die dem Wurmfortsatz entsprechende Zone nur die U m g e b u n g d e s M a c B u r n e y s c h e n P u n k t e s betrifft. Für die Diagnose des Uretersteines zum Unterschied einer Appendizitis spricht ferner der Wechsel des Sitzes der stärksten Schmerzhaftigkeit, entsprechend der Wanderung des Steines vom Nierenbecken in die Blase.

Von der G a l l e n s t e i n k o l i k unterscheidet sich bekanntlich der Nierenstein- und der Appendixschmerz vornehmlich dadurch, daß die für den Gallenstein typische Ausstrahlung nach hinten oder gegen das Schulterblatt gerichtet ist. Es verdient jedoch bemerkt zu werden, daß bei den nach oben geschlagenen subserösen oder durch Adhäsionen fixierten Wurmfortsätzen dieselben Schmerzäußerungen geklagt werden wie beim Gallenstein.

Ebenso wie der Nieren-Ureterstein gibt auch die schmerzhafte Form der N i e r e n t u b e r k u l o s e häufigen Grund zur Verwechslung mit einer Appendizitis. Die Schmeizen sind mitunter am stärksten am Mac Burneyschen Punkt. Es ist daselbst eine reflektorische Bauchdeckenspannung mit Muskelabwehr ausgebildet und bei tiefer Palpation oder vaginaler Austastung tastet man gerade wie bei der chronischen, infiltrierenden Appendizitis einen runden, deiben, längsgerichteten, schmerzhaften Strang in der Darmbeingrube. Die Untersuchung des B a u c h d e c k e n r e f l e x e s liefert keine untrüglichen typischen Resultate.

Leichter erscheint die Unterscheidung des Blinddarmschmerzes von den subjektiven Symptomen der akuten S a m e n s t r a n g e n t z ü n d u n g. Im Verlaufe der akuten Epididymitis tritt als ganz typische Folgeerscheinung des Fortschreitens der Entzündung entlang dem Vas deferens, welches dem parietalen Blatte des Bauchfelles in weitem Umfange benachbart ist, ein peritoneales Symptomenbild auf. Die Schmerzen sind von kolikartigem Charakter und verlaufen entlang dem Samenstrang gegen die Prostata und Samenblase. Es besteht Meteorismus, häufig Erbrechen. reflektorische Bauchdeckenspannung und oft Singultus. Die Abtastung des Hodens, die in keinem Falle von Entzündung in der rechten Bauchseite unterlassen werden darf, führt bei der akuten Nebenhodenentzündung sofort zur richtigen Diagnose. Die Schmerzhaftigkeit des rechten Hodens jedoch gehört mit zu den Zeichen der rechtsseitigen Ureterkolik, ebenso wie die krampfhafte Kontraktion des Kremasters, welche den Hoden gegen den Leistenkanal hinaufzieht.

Es ergibt sich die unabweisbare Notwendigkeit, in allen fraglichen Fällen eine u r o l o g i s c h e U n t e r s u c h u n g vorzunehmen. Es wird zunächst der H a r n chemisch und mikroskopisch genau untersucht. Es spricht das Vorhandensein von frischen roten Blutkörperchen im Harnsediment für Nierensteinkrankheit, wenn auch nicht übersehen werden darf, daß es Fälle von

akuter Blinddarmentzündung gibt, bei denen eine mikroskopische oder
makroskopische Hämaturie den Blinddarmkolikanfall begleitet. Findet
man im Harnsediment zahlreiche Leukozyten, so wird man gut daran tun,
sogleich ein Färbepräparat zu machen, um zu sehen, ob es sich um eine bei
Appendizitis gar nicht so seltene Koliinfektion der Blase handelt oder ob
man durch das Fehlen der Bakterien im Harnsediment zu dem Verdachte
einer Nierentuberkulose gedrängt wird, die durch den Nachweis säure-
fester Bazillen zur Gewißheit wird.

Der nächste Schritt nach Untersuchung des Harnsedimentes ist die
Zystoskopie, und zwar in der Form der Meatoskopie. Es wird das Haupt-
augenmerk auf die Harnleitermündungen gerichtet. Die intravenöse Injektion von Indigokarmin ergänzt die zystoskopische Diagnose dadurch,
daß ein Schluß auf die Tätigkeit der Nieren ermöglicht wird. Finden wir
Blauausscheidung auf der linken Seite normal und auf der rechten ver-
zögert oder können wir durch diese Untersuchung ein vollständiges
Sistieren der Nierentätigkeit auf der rechten Seite nachweisen, so ist die
Diagnose so gut wie gesichert, daß es sich nicht um eine Blinddarmer-
krankung, sondern um eine von den Harnwegen ausgehende Affektion handelt. In der Regel handelt es sich bei diesen schmerzhaften Koliken in der
rechten Bauchseite um Uretersteine, deren Häufigkeit in den letzten Jahren
geradezu erschreckend zugenommen hat.

Die ganz genaue anatomische, topische und funktionelle Diagnose geschieht weiters mit Hilfe des Ureterenkatheterismus, der funktionellen Nierendiagnostik und des Röntgenverfahrens.

Bei dieser Gelegenheit soll nicht unerwähnt bleiben, daß man aus der
klinischen Untersuchung noch soweit eine Förderung der Differentialdiagnose bekommen kann, daß bei einem rechtsseitigen Kolikschmerzanfall
sowohl die Erhöhung des Blutdruckes als auch die Steigerung des
Wertes für den Reststickstoffgehalt im Blute für die Diagnose des
Nierensteinanfalles spricht.

Fragen: Sind die Schmerzen in der Nähe des Nabels für eine bestimmte
Erkrankung charakteristisch? Stellen sich bei Nieren- und Uretersteinen
nicht häufig Schmerzen in der Lendengegend ein? Kann aus dem Bestehen einer Darmparese geschlossen werden, ob der Stein im Nierenbecken oder im Ureter sich befindet? Spricht die hohe Pulsfrequenz nicht
gegen Nierenkolik? — Antworten: Die Schmerzen in der Nähe des Nabels
sind weder für Appendizitis noch für eingeklemmten Nierenstein charakteristisch. Die Uretersteine verkeilen sich gewöhnlich an drei verschiedenen
Stellen: im oberen Teil, am Ureterhalse, hier erzeugen sie Lendenschmerzen;
im mittleren Teil, hier bedingen sie Schmerzphänomene wie bei Appendizitis und vor der Einmündung in die Blase mit Schmerzen beim Urinieren;
bei Hydronephrose sitzen die Schmerzen mehr hoch oben in der Niere.
Die reflektorische Darmparese entsteht bei Erkrankung eines peritonealen
Gebildes oder eines Organes in der Nähe des Bauchfelles, z. B. des Ureters;
aus dem Bestehen derselben kann auf die Topik der Inkarzeration kein
Schluß gezogen werden. Jede schmerzhafte Attacke geht mit Pulsbeschleunigung einher.   *Blum*

Hautemphysem

Welche Bedeutung kann ein Hautemphysem haben?

Finden wir irgendwo in der Haut ein Emphysem, so zeigt uns das an, daß hier Gas im Unterhautzellgewebe sich ausgebreitet hat. In der Regel handelt es sich um Luft, wir werden daher das Emphysem vor allem dort finden, wo lufthaltige Organe beschädigt worden sind. Das geschieht meist durch eine Verletzung, doch kann auch ein Krankheitsprozeß die Ursache sein.

In einem Blutaustritt, einem Hämatom, kann es einmal zur Gasbildung kommen, diese wird aber nie in den Vordergrund treten; auch beim Gasbrand haben wir Gasknistern, doch spielt der Brand hier die Hauptrolle, so daß man gar nicht von Emphysem spricht, um so mehr, als das Gas ja meist in den Muskeln steckt.

Am Bauch kann Hautemphysem ausnahmsweise einmal auftreten, wenn bei einem Stich ein Darm verletzt wird, der schon an die Bauchwand angelötet war. Meist finden wir das Hautemphysem aber am Thorax. Es kann sich gegen den Hals bis über das Gesicht ausbreiten. Besonders nach Stichverletzungen der Lunge kann das Emphysem sich über den ganzen Körper ausbreiten. Bei diesen Stichwunden und auch am Bauch muß der Kanal in der Haut ein Ventil bilden, so daß die Luft nicht nach außen entweichen kann.

Auch ohne Wunde der Haut kann Hautemphysem entstehen, wenn z. B. eine Rippe gebrochen ist und die Lunge angespießt hat. Dieses Brusthautemphysem kann, wie gesagt, sich bis ins Gesicht hin ausdehnen, wir können hier aber auch Emphysem sehen, wenn einer der lufthaltigen Knochen, z. B. das Siebbein, gebrochen ist. Da kann man das Hautemphysem sogar supraorbital finden, die Luft ist durch die Orbita hinaufgedrungen.

Am Halse können wir Emphysem sehen, wenn Kehlkopf oder Luftröhre verletzt wurden. Diese Verletzung steht da im Vordergrund. Ganz anders zu werten ist aber jener Luftaustritt, der ohne äußere Verletzung am Halse sich bildet. Bei den Verätzungen der Speiseröhre kann es durch Zerstörung der Schleimhaut und der Muskularis zu Durchbruch ins Mediastinum kommen. Luft gelangt so in den Mittelfellraum und steigt hier zum Hals hinauf. Natürlich ist dieses Emphysem nie so ausgiebig wie das nach äußeren Verletzungen. Es ist aber sehr wichtig, davon zu wissen und darauf zu achten. Es entsteht nämlich noch häufiger nach Sondierungen, insbesondere bei Strikturen und dann auch, wenn ein Fremdkörper in der Speiseröhre eingekeilt ist. Der Fremdkörper erfordert an sich wohl schon chirurgisches Eingreifen zur Entfernung (wenigstens im Oesophagoskop), findet man aber Emphysem am Hals, so ist die Hilfe noch rascher nötig. Nur schleuniges Operieren kann hier Rettung bringen. Man muß am Halse eröffnen und bis in das Mittelfell eingehen (die sogenannte kollare Mediastinotomie v. Hackers) und drainieren bei Tieflagerung des Kopfes.

Bei Karzinom der Kardia kann sich links am Halse supraklavikular eine Drüse auch von Krebs ergriffen zeigen, die sogenannte Virchowsche Drüse. Ganz ähnlich können wir am Halse supraklavikular links Hautemphysem finden, wenn ein Magengeschwür, das nahe der Kardia liegt, perforiert ist. Das Ulcus pepticum der Speiseröhre selbst bricht meist in die Pleura durch und führt also zu Pleuritis. Finden wir dieses Hautemphysem, so mahnt es uns ebenfalls, rasch zu operieren, doch werden die übrigen Symptome hier auf das Epigastrium hinweisen. Das Zeichen ist selten, weil ja die Geschwüre an der Kardia nicht so häufig sind. Es ist aber interessant, daß nach Perforation eines Ulkus nahe der Kardia das Hautemphysem auch hie und da nahe dem Schwertfortsatz oder um den Nabel herum gefunden wurde. *Lotheißen*

Hautkrankheiten

Wie soll das akute Gesichtsekzem behandelt werden?

Die Behandlung akuter Gesichtsekzeme ist im wesentlichen eigentlich sehr einfach. Handelt es sich um trockene, also dem Typus des papulösen Ekzems entsprechende Formen, dann kommt man bisweilen mit Betupfungen mit spirituösen Lösungen und nachfolgender Puderapplikation aus. Man kann diese Therapie auch auf Fälle anwenden, die schon die Umwandlung in Bläschen zeigen; allerdings müssen diese noch geschlossen sein, d. h. es darf nirgends Nässen oder gar Krustenbildung bestehen. Als spirituöse Lösung empfiehlt sich 0,5- bis höchstens 1%iger Salizylspiritus (Spir. vini dil.), als Streupuder Talc. venetum. Dieses darf erst aufgestreut werden, wenn der Salizylspiritus fast schon vertrocknet ist. Diese Applikation muß, soll sie ihren Zweck erfüllen, oftmals des Tages vollzogen werden, also ungefähr sechs- bis achtmal und auch öfter, weil ja die Verdunstungskälte einen wesentlichen Heilfaktor darstellt. Ist die Entzündung weiter vorgeschritten und ist es zum Nässen auf weite Strecken gekommen, dann eignen sich oft gewechselte Umschläge mit essigsaurer Tonerde oder Liquor Burowi (beide Mittel in zehnfacher Verdünnung) zur Behandlung. Die Überhäutung wird durch kurzdauernde Anwendung von 1- bis 2%iger wässeriger Resorzinlösung als Umschlag beschleunigt. Es ist aber nicht zweckmäßig, diese letzteren Umschläge länger als etwa 12 Stunden einwirken zu lassen, weil sie eine leicht ätzende Wirkung haben, die — zu weit getrieben — zu Reizungen Anlaß geben kann. Man verwendet also die Resorzinlösung am besten abwechselnd mit den früher genannten, indem man z. B. tags Resorzin-, nachts Burowumschläge macht. Man setzt diese antiphlogistische Therapie so lange fort, bis kein oder nur wenig Nässen mehr besteht. Dann folgt die unten erwähnte Pastenbehandlung. Ist ein akutes Gesichtsekzem stark verkrustet, dann sollen die Krusten zuerst entfernt werden, bevor man die oben empfohlene Antiphlogose betreibt. Hiezu eignen sich Verbände mit reinem Lanolinum hydrosum (der Zusatz von Borsäure ist ganz entbehrlich) oder Unguentum Diachylon. Beide Medikamente werden auf Leinwandlappen messerrückendick aufgestrichen, auf die kranken Stellen gelegt, mit Watte bedeckt und mit Mullbinden befestigt. Man kommt in der Regel mit vier Lappen aus: einem rechteckigen für die Stirn, zwei runden für die Wangen und einem für das Kinn. So erübrigt sich die Herstellung von Gesichtsmasken, die meist nur geübte Wärterinnen zweckmäßig zuschneiden können. Der Verband wird sechs bis zwölf Stunden liegen gelassen und, wenn nötig, erneuert. Sind alle Krusten durch leicht wischende Bewegungen beim Abnehmen des Verbandes entfernt, dann kann man Umschläge applizieren. Oft aber bemerkt man schon beim ersten Verbandswechsel eine Besserung des Zustandes; dann soll man die Behandlung nicht ändern, weil es auf diese Weise oft gelingt, um die Umschlagsbehandlung herumzukommen, d. h. Überhäutung unter dem Lanolin- oder Diachylonverband zu erzielen. Ersteres Mittel ist als das mildere zu bezeichnen, es wird aber sehr häufig auch unter Diachylon ein akutes, verkrustetes und nässendes Ekzem erstaunlich rasch gebessert; und dies trotz der leicht mazerierenden Wirkung der Diachylonsalbe. Allerdings wird auch sie bei allzu langer Anwendung meist nicht gut vertragen; es bilden sich unter ihr oft randständig vom Krankheitsherd neue Effloreszenzen, manchmal sogar Follikulitiden. Ist dies der Fall, dann ändert man die Behandlung, macht also Umschläge oder bedeckt mit Zinkpaste, wenn genügend Überhäutung eingetreten ist.

Nicht immer jedoch gelingt es, eines akuten Ekzemes mit den genannten Mitteln und Methoden soweit Herr zu werden, daß es zu überhäuten beginnt und der Pasten- und Salbenbehandlung zugänglich wird. Ich selbst, der ich zum Ekzem neige, bin hiefür ein Beispiel und möchte mir erlauben, Sie mit einer Behandlungsart bekannt zu machen, die mir selbst und einer Reihe von Kranken meiner Abteilung Erfolg gebracht hat. Vor eineinhalb Jahren hatte ich am ganzen Kinn ein akutes Ekzem, das allen genannten Mitteln getrotzt und schon mehr als vier Wochen bestanden hatte. Meine Kinnhaut war siebartig durchlöchert und es bestand heftigstes Jucken. In meiner Verzweiflung griff ich nach der Elida-Rasiercreme — mit Seife und Wasser durfte ich ja schon seit Wochen nicht hantieren — strich sie dick auf weiße Gaze und machte mir damit einen Verband, der mit einer Kinnschleuder fixiert wurde. Ich konnte ihn nur etwa 20 bis 30 Minuten liegen lassen, weil das Gefühl des Brennens zu heftig war und blieb. Nach Abnahme des Verbandes sah ich aber, daß die akute Hyperämie geringer war und verspürte subjektiv eine angenehme Kühle. Nun stellte ich die geöffnete Dose der Rasiercreme neben mein Bett und bestrich während der Nacht jede halbe bis ganze Stunde die erkrankte Hautstelle mit der Creme. Am Morgen war eine deutliche Besserung festzustellen. Die Schwellung war erheblich zurückgegangen, das Jucken ließ nach und das Nässen war viel geringer. Ich setzte diese Behandlung in den nächsten Tagen fort und nach etwa einer Woche war die so überaus lästige Affektion verheilt.

Es war klar, daß ich mich nach diesem auffallenden Erfolg für die Zusammensetzung des Präparats — es war, wie erwähnt, die gewöhnliche Elida-Rasiercreme, die von der Firma Schicht in den Handel gebracht wird — interessierte. Nach den Mitteilungen des chemischen Laboratoriums der Firma besteht diese Creme aus

Stearinsäure	15,0
Borax	0,4
Ammoniak (0,92)	6,0
Wasser.......................	78,6

Der Ammoniak wird zur — allerdings unvollkommenen — Verseifung der Stearinsäure zugesetzt. Da Fettsäure im Überschuß vorhanden ist, kann man das Gemenge als saure Seife bezeichnen. Auffallend ist der große Wassergehalt, der rasch verdunstet, wenn man die Creme auf die entzündete Haut aufträgt und der wohl auch die so angenehm empfundene Kühle beim Verdunsten hervorruft. Die Riechstoffe, die der Crême zugesetzt sind, wurden mir, da sie Fabriksgeheimnis sind, nicht bekannt gegeben. Ich kann nicht annehmen, daß ihnen irgend eine Wirkung zukommt.

Worauf beruht also die Wirkung? Offenbar auf dem Fettsäureüberschuß und dem Wassergehalt. Wegen der raschen Verdunstung des Wassers muß, wie schon erwähnt, die Creme recht häufig aufgetragen werden; es handelt sich also offenbar im wesentlichen um eine subjektiv sehr angenehm empfundene Kühlbehandlung. Der stete Zutritt der Luft erleichtert die Verdunstung, zu der es in diesem Ausmaß unter Umschlägen oder nach Applikation von Kühlsalben nicht kommen kann.

Akute Ekzeme heilen unter der Behandlung mit der Creme manchmal restlos aus. Bleibt aber nach der Überhäutung die Entzündung noch bestehen, dann ist der Augenblick für die Pastenbehandlung gekommen. Die uns in den Apotheken zur Verfügung stehenden Zinkpasten sind die Pasta Zinci und die Lassarsche Zinkpaste. Die Pasta Zinci besteht aus je einem Teil Zinkoxyd und Weizenstärkemehl und zwei Teilen Vaselin. Der Lassarschen Zinkpaste sind noch 2% Acid. salicyl. beigefügt. Ich verwende beide Pasten bei der Ekzembehandlung nur selten; ich ersetze die Salbengrundlage unserer gewöhnlichen Zinkpaste, also das Vaselin, durch Unguentum simplex und das Amylum durch Talc. Venetum. Zu dieser Modifikation sehe ich mich vor allem durch den Umstand veranlaßt, daß die weitaus größte Zahl auch der Gesichtsekzeme nicht seborrhoisch ist, wie allgemein irrtümlich angenommen wird, sondern viel häufiger geradezu auf Fettarmut beruht. Einer asteatotischen Haut aber eine Zinkpaste zuzumuten, die mit Vaselin hergestellt ist, erscheint mir ein Wagnis. Die Haut wird dann zu trocken, weil das Vaselin ja kein Fett ist. Sie kann aber durch diese Salbengrundlage auch noch gereizt werden, wenn das Vaselin nicht ganz einwandfrei ist. Pasten sollen bei Ekzemen nicht auf Lappen gestrichen aufgelegt werden, weil durch den Luftabschluß Mazeration und möglicherweise Reizung entstünde, worauf Kren mit Recht hingewiesen hat. Sie sollen also in dünner Schicht aufgetragen und mit viel Talc. venetum bedeckt werden. Die Applikation erfolgt in der Regel zweimal des Tages, und zwar immer über die alten Salbenschichten, ohne diese zu entfernen. Nur etwa alle drei bis vier Tage entfernt man die ganzen Salbenmassen mit Benzin, um nachher sofort wieder neuerlich Paste aufzutragen und darüber Puder zu applizieren.

Sie vermissen in meinen Ausführungen vielleicht die so häufig angewendeten und gepriesenen Trockenpinselungen. Die Salizylspiritusbehandlung mit nachfolgendem Einpudern und die Behandlung mit der von mir empfohlenen Creme ersetzen sie mir in akuten Fällen. Außerdem werden Sie meine Abneigung gegen Trockenpinselungen aus dem im vorstehenden Gesagten über die asteatotische Natur der meisten Ekzeme verstehen. Damit soll aber die Möglichkeit eines seborrhoischen Ekzems nicht etwa abgeleugnet werden. Es ist aber zweifellos viel seltener, als man allgemein annimmt, und bedarf dann einer von der geschilderten ganz abweichenden Behandlung. Hier sind gerade mit Vaselin als Salbengrundlage hergestellte Zink-Schwefelsalben usw. am Platze.   *Brandweiner*

Welche therapeutischen Maßnahmen empfehlen sich bei Lichen ruber planus?

Die beiden Lichenarten sind hinsichtlich ihrer Lokalisation recht different, insoferne der Lichen ruber planus die zarten Hautpartien der Beugeseiten, der Genitalhaut usw. bevorzugt, während der Lichen ruber acuminatus derbe Hautstellen wie die Streckflächen der Extremitäten (besonders oft der Fingerphalangen), die Nackenhaut usw. hauptsächlich befällt. Das Einzelelement, die Primäreffloreszenz, ist bei beiden Krankheiten auch sehr verschieden, da für Lichen planus ganz flache, polygonale, zentral oft gedellte Effloreszenzen charakteristisch sind, während sich der Lichen ruber acuminatus aus derben, spitzkegeligen, follikulären Knötchen zusammensetzt, deren Spitze ein derbes Hornkegelchen trägt. Die beginnenden Effloreszenzen des Lichen planus haben meistens die Farbe normaler Haut, sie werden erst bei seitlicher Beleuchtung durch den Glanz sichtbar, der durch die Spannung der Hornschicht infolge Erhebung der Effloreszenz zwischen den Hautfurchen entsteht. Die Effloreszenz beginnt also als minimale Erhebung eines kleinen Hautfeldes, das durch seine Begrenzung durch die Hautfurchen polygonal konturiert ist. Beim Lichen ruber acuminatus hingegen beginnt auch die kleinste Effloreszenz als intensiv rotes, follikuläres Knötchen.

Die Behandlung des Lichen planus beschränkt sich nun auf die Darreichung von Arsen. Wir haben kein anderes Mittel, um die Affektion zum Schwinden zu bringen. Ob das Arsen nun intern oder subkutan einverleibt wird, ist völlig gleichgültig. Die Hauptsache ist, daß man etwa auf die zehnfache Anfangsdose steigern kann und auf der Höchstgabe so lange verweilt, bis Involutionserscheinungen (Abflachung, schließlich größtenteils Abheilung mit Pigmentierung) deutlich zu sehen sind, um dann ebenso allmählich zur Anfangsdose zurückzukehren. Wird Arsen intern gut vertragen, dann ist dies die bequemste Behandlungsart. Wir geben entweder Tinct. arsenic. Fowleri, Tinct. nucis vomicae, Aqu. foeniculi ana 10,0 (von dreimal täglich zwei Tropfen jeden zweiten oder dritten Tag um einen Tropfen pro dosi bis zur Höchstmenge von dreimal täglich 20 Tropfen ansteigend) oder Pilul. asiat. (von dreimal täglich eine Pille jeden dritten Tag um eine Pille pro die bis zur Höchstmenge von zwölf Pillen auf drei Rationen verteilt ansteigend). Verträgt der Magen-Darmtrakt die innere Darreichung im Verlauf der Kur nicht oder besteht eine Kontraindikation gegen die innerliche Arsenmedikation, dann ist die subkutane Applikation angezeigt. Da die starke Steigerung der gewöhnlichen Arzneimittel zur hypodermatischen Anwendung (Natr. cacodylic. u. a.) meist nicht möglich ist, möchte ich Ihre Aufmerksamkeit auf die sogenannte neutrale Arsenkur nach v. Ziemssen lenken, bei der das Arsen größtenteils als Acid. arsenicos. und zum geringen Teil als saures Natriumsalz der arsenigen Säure in Lösung neutralisiert ist. Man gibt drei Injektionen pro Woche in gleicher Dose von 1 Milligramm bis 12 Milli-

gramm steigend. Die niedrigen Dosen sind schmerzlos, die größeren verursachen nur ganz geringe Beschwerden an der Applikationsstelle. Wird
Arsen intern oder subkutan, welch letzteres sehr selten ist, nicht vertragen, so geht man mit der Dose bis zu jener Höhe herab, die noch vertragen wurde und versucht dann neuerdings den Anstieg. Meist gewöhnen
sich die Kranken an das Mittel. Ich möchte aber hier gerne betonen, daß
es auch kein Unglück ist, wenn man gezwungen wird, aus irgendwelchen
Gründen plötzlich die Arsenkur abzubrechen. Da der Lichen planus häufig
ziemlich heftiges Jucken verursacht, ist man genötigt, zur lokalen Applikation von juckstillenden Mitteln, wie Menthol- oder Salizylspiritus, zu
greifen. Man kann auch dem Ungt. Zinci Wilsoni nach Unnas Vorschlag 4% Acid. carbolic. und 1%₀ Sublimat zusetzen. Nur die verrukösen Formen des Lichen planus, die am häufigsten an den Unterschenkeln zu beobachten sind, wird man zur Unterstützung der Allgemeinbehandlung einer lokalen Therapie zuführen, die in der Applikation derjenigen Mittel besteht, die man bei ganz chronischen Ekzemen oder hartnäckigen Plaques von Psoriasis vulgaris anwendet (Salizylseifenpflaster,
Teerpräparate, Chrysarobinpflaster, Dreuwsche Salbe u. dgl.). Sonst
aber ist eine Lokalbehandlung überflüssig, abgesehen von den seltenen
schweren Fällen von Lichen planus universalis, die Umschläge, blande
Salben usw. zur Linderung der Beschwerden erfordern können.

Brandweiner

Herzkrankheiten

**Welche differential-diagnostischen Erwägungen sind bei Schmerzen in
der Herzgegend zu berücksichtigen?**

In erster Linie das Verhalten des Kranken: Sie werden z. B. eines Tages,
kurz nach Mitternacht, dringendst zu einem Ihrer Klienten gerufen. Es
ist ein Mann von 50 Jahren, der über bohrende, rasende, schnürende
Schmerzen mitten in der Brust klagt. Sein Gesicht ist blaß, die Stirne mit
kaltem Schweiß bedeckt, der Gesichtsausdruck verstört. Ein Griff nach dem
Puls lehrt Sie, daß keine besondere Veränderung desselben vorliegt. Vielleicht ist er ein wenig gespannter und zählt ein paar Schläge mehr als sonst
in der Minute. Aber andere Anomalien sind an ihm nicht zu finden, keinerlei
Unregelmäßigkeit, nicht einmal eine Extrasystole. Der Kranke ist bei
klarem Bewußtsein und hat eigentlich keine Atemnot. Aber er hält den
Atem an, wie er überhaupt jegliche Bewegung vermeidet, teilweise anscheinend willkürlich, weil er den Eindruck hat, daß jede Bewegung seinen
Schmerz vergrößern würde, teilweise gleichsam unbewußt, als wenn eine
unsichtbare Macht ihn zwänge, stillzuhalten, weil Bewegungen ihm schädlich,
selbst gefährlich werden könnten.

Wir denken der Sachlage nach sofort an einen Anfall von Angina pectoris,
trotzdem die Herztöne regelmäßig und rein sind, der zweite Aortenton
normal ist, keine Zyanose besteht, auskultatorisch auch über der Lunge
nichts Abnormes zu finden ist.

Kann dies trotzdem ein Anfall von Angina pectoris sein?

Welche diagnostischen Erwägungen kommen überhaupt in Frage?

Der plötzliche Beginn, Sitz und Heftigkeit der Schmerzen, das Fehlen einer eigentlichen Atemnot und die zwanghafte Ruhestellung, die Blässe, der Schweiß sprechen für einen stenokardischen Anfall. Aber es fehlt das Vernichtungsgefühl, die Angst, die man als das zuverlässigste Kennzeichen der Angina pectoris zu betrachten hat. Und das Herz selbst bietet nicht den geringsten Anhaltspunkt für eine Erkrankung, welche doch bekanntlich jeden Augenblick zum Tode, und zwar zum direkten Herztode, führen kann.

Darauf ist nun zweierlei zu sagen: Auch ein scheinbar normales Herz, ja selbst ein ganz normales Herz, kann plötzlich, z. B. durch Ventrikelflimmern, zugrunde gehen, wenn genügend starke Einflüsse auf den Herzmechanismus einwirken. Ein krankes Herz wird solchen Verhältnissen natürlich noch leichter unterliegen und erliegen. In bezug auf das Vernichtungsgefühl kann man sodann sagen, daß es in unserem Falle nur scheinbar fehlt. Tatsächlich ist es in dem Krankheitsbild enthalten. Nur muß man es verstehen, psychologisch vorzugehen, in den Mienen und Gebärden des Kranken, vielleicht auch sozusagen zwischen den Zeilen zu lesen. Aber das ist oft eine schwere, die schwerste Aufgabe, die an uns herantreten kann. Wir sind noch zu wenig psychologisch geschult, zu wenig psychologisch eingestellt. Allerdings bereitet sich in dieser Hinsicht unter dem Einflusse der gegenwärtigen medizinisch-psychologischen Bestrebungen eine erfreuliche Wendung zum Besseren vor. Wir kehren damit teilweise zur Methodik der alten, großen Ärzte zurück, die viel weniger Laboratoriumstechnik, aber dafür viel mehr Menschenkenntnis besessen haben. Gerade die Angina pectoris ist ein Gebiet, von dem aus das Leib-Seele-Problem sehr wichtige Aufklärungen zu erwarten hat. Was wir Angst, nämlich physiologische, körperliche Angst nennen, kann ganz verschiedenartige Formen und Ausdruckserscheinungen annehmen. Sie tritt z. B. als hochgradige Schwäche und eigentümliche Unorientiertheit, aber auch als Bewegungshemmung, Regungslosigkeit, als ein Gefühl der bleiernen Schwere, des Gebrochenseins der Glieder, der Ohnmacht auf. Denken Sie an die „Schreckstarre" des Käfers. Die Angst kann aber auch ganz versteckt im Schmerze selbst enthalten sein. Es ist etwas da, sagten die alten, großen Ärzte, was mehr ist als Schmerz allein, was selbst durch den größten Schmerz nicht erklärt werden kann. So, wenn z. B. ein solcher Kranker uns sagt: „Sehen Sie, wenn mich der ‚Schmerz' packt, ich stehe gerade auf der Fahrbahn und es kommen eine Menge Automobile dahergerast, ich kann doch nicht weiter". Er will damit sagen, es sei nicht Schmerz allein, was er empfindet, denn nur Schmerz, bloßer Schmerz würde ihn jagen und treiben, dieser „Schmerz" aber fesselt ihn und hält ihn fest.

Man wird in solchen Fällen und bei derartigen Schilderungen immer den Eindruck haben, daß eine Art von Charakterisierung vorliegt, die jeder anderen Art von Schmerzschilderung eigentlich fremd ist. Auch die psychischen Folgen sind oft ganz eigenartig. In der Stimmung des Kranken tritt eine Wendung und Wandlung ein, die durch den Schmerzanfall allein nicht erklärt werden kann, bei der vielmehr das psychische Moment der Angst, wenn auch oft in versteckter oder verhüllter Weise, als Motor und als Motiv fungiert.

Der aortalgische Schmerz ist mehr als der anginoide an eine unmittelbar vorhergehende körperliche Anstrengung des Kranken gebunden. Er

zeigt auch kein Angstgefühl und auch nicht die entsetzliche Furcht vor
der Wiederkehr der Schmerzen, der den Anginaanfall so besonders kennzeichnet.

Beim Asthma cardiale, das differentialdiagnostisch zu erwägen ist,
besteht wirkliche Atemnot. Der Kranke kämpft und ringt um den Atem,
und zwar mit dem Aufgebote seiner ganzen Kraft und Zuhilfenahme der
gesamten, auch der auxiliaren Atemmuskulatur. Fast in allen Fällen besteht
von vornherein Zyanose und Schwellung der Halsvenen. Der Kranke springt
aus dem Bette, ist sehr unruhig und wird, keuchend vor Anstrengung,
schließlich mit Schweiß bedeckt. Der Schweiß wird hier nicht kalt und
klebrig schon am Anfang des Anfalles aus den Schweißdrüsen heraus-
gepreßt wie im stenokardischen Anfalle. Über der Brust hören Sie gleich
am Anfang Giemen, Schnurren, Pfeifen, Rasseln und schließlich mit der
schaumigen, rosenroten Expektoration, die der Kranke mühsam heraus-
bringt, das ominöse Knistern des beginnenden Lungenödems. Da es zumeist
Hypertoniker, Kranke mit Aortenfehlern, Mesaortitis und Arterioskle-
rotiker sind, die von solchen Anfällen heimgesucht werden und während
derselben paroxysmale Blutdrucksteigerungen zu bestehen pflegen, findet
man gewöhnlich einen hämmernden, drahtartig gespannten Puls und
Galopprhythmus am Herzen. Lebensgefahr besteht in der Regel nur im
Beginne des Anfalles. Ein länger bestehender Anfall pflegt zumeist allmählich aufzuhören.

Ähnliche Symptome können auch bei Trachealstenosen, Embolien
der Pulmonalarterie, seltener bei ganz akuten Perikarditiden, auftreten. Hier steht aber die Blässe mehr im Vordergrunde als die Zyanose,
und ist der Puls klein, schlecht gefüllt und weich.

Heftige, selbst furchtbare Schmerzen in der Brust können auch bei
Neuralgien vorkommen, z. B. bei Aneurysma- oder Tumordruck auf
den Plexus. Hauthyperästhesien im Gebiete der oberen Extremität,
namentlich der linken, kommen bei Angina und bei Neuralgien vor. Manchmal findet man hingegen bei Angina pectoris eine Unterempfindlichkeit
im linken Ulnarisgebiete. Ebenso scheint, nicht allzu selten, eine
Druckschmerzhaftigkeit des linken Augapfels für Angina pectoris
charakteristisch zu sein.

Das eigentümliche Gefühl von Irradiation in den linken Arm mit
quälenden Parästhesien in demselben — der Kranke sagt z. B., mein Arm
ist wie aus Holz — ist für Angina pectoris sehr charakteristisch und sehr
ominös. Ich möchte namentlich den Schmerz, der im linken Handgelenk
sitzt und dasselbe eigentümlich versteift oder schraubt oder holzig fühlen
läßt, sehr ernst nennen. Beim Aneurysma wiederum liegt zumeist ein
mehr hämmernder Druckschmerz vor, der zuweilen exazerbiert. Oft
besteht in der Herzgegend weniger ein Schmerz als ein überaus lästiges
Gefühl von Parästhesie, namentlich von Kälte.

Bei der diaphragmatischen Pleuritis, die sehr intensive Schmerzen
verursacht, aber anfangs ohne ein erkennbares physikalisches Symptom
einhergehen kann, besteht zumeist Dyspnoe und schmerzhafte Atmungsbehinderung. Der Kranke versucht immer wieder, tief zu atmen und gibt
es stöhnend auf, weil es ihn heftig schmerzt, stechend schmerzt. Es ist
mehr eine schmerzhafte Atmungsbehinderung als eine gleichsam psychische

Atmungshemmung. Der Plexus ist immer druckschmerzhaft. Sehr häufig finden Sie auf der Seite der Affektion die charakteristische, paradoxe, reflektorische Kontraktion des Musculus rectus abdominis, das heißt eine dem Beginne der Inspiration nachfolgende peristaltische Welle, die über den Rectus abdominis, entweder der ganzen Länge nach oder über einen Teil des Muskels abläuft.

Entscheidend sind natürlich für Angina pectoris die Zeichen der epistenokardischen Perikarditis, des sicheren Merkmals dafür, daß die A. coron. ventr. sin. thrombosiert, der zugehörige Teil der Ventrikelwand anämisiert und nekrotisiert, der entsprechende Anteil des viszeralen Perikards entzündlich verändert ist. Aber diese Veränderung kommt erst nachher, nach zwölf Stunden oder einem Tage, und kann daher am Anfange diagnostisch nicht verwendet werden. Das gleiche gilt auch für die Pleuritis diaphragmatica oder allenfalls einen subphrenischen Entzündungsherd, der, wenn seine physikalischen Symptome hervorgekommen sind, kein schwieriges diagnostisches Problem mehr darstellt.

Ein perforierendes Magengeschwür könnte einmal ähnliche Symptome machen, und auch „gastrische Krisen" oder tabische Aortalgien können differentialdiagnostische Schwierigkeiten bereiten.

Für die Angina pectoris ist die Anamnese sehr wichtig. Sie werden z. B. hören, daß der Kranke einen oder zwei Tage vorher eine Reise gemacht und auf dem Bahnhofe, auf dem er sehr spät ankam, keinen Träger gefunden hat. Er mußte daher mit seinem Handgepäck laufen, konnte aber plötzlich nicht weiter. In der Nacht vor dem Anfall hatte er dann einen Traum, aus dem er ganz verstört aufschreckte, weil ihm träumte, daß jemand auf seiner Brust saß und mit beiden Händen seinen Hals zuschnürte. Solche anamnestische Daten sind höchst bedeutungsvoll und unter Umständen für die Diagnose Angina pectoris beweisend.

In der Anamnese des Tabikers mit Schmerzen in der Herzgegend werden Sie solche Angaben vermissen. Fast immer wird sich dafür etwa eine träge reagierende, entrundete Pupille, eine Sensibilitätsstörung, namentlich in der Mammillargegend, auffinden lassen. Wenn Sie eine begleitende luetische Aorteninsuffizienz finden oder andere Zeichen von Mesaortitis, dann kann die Differentialdiagnose unter Umständen sehr schwierig sein.

Das perforierende Magengeschwür wird vor allem durch die starke Bauchdeckenspannung charakterisiert. Die peritoneale Reizung oder eine bereits bestehende Peritonitis ist an niedrige Blutdruckwerte gebunden. In solchen Fällen klettert auch die Pulszahl rasch nach aufwärts. Zuweilen geht die Perforation mit einem sehr heftigen, in die linke Schulter ausstrahlenden Schmerz einher. Die charakteristische Parästhesie im linken Arme kommt aber beim Ulcus perforans kaum jemals vor.

Auch ein Ulcus ventriculi ohne Perforation kann zu Schmerzanfällen hinter dem Brustbeine mit Ausstrahlung in die Arme, besonders in den linken, führen. Auch in solchen Fällen werden Sie eine reflektorische Muskelspannung im Epigastrium, entsprechend dem oberen Drittel des rechten oder linken Rektus, nicht vermissen und ebensowenig den Boasschen Druckpunkt. Der Nachweis von okkultem Blut und die Röntgenuntersuchung werden einen solchen Fall in seinem weiteren Verlaufe, aber erst dann, natürlich restlos aufklären können.

Daß auch ein Magenkarzinom stenokardieähnliche Schmerzen bewirken kann, steht fest. Die Begleitsymptome, kopiöses Erbrechen, kolikartige Beschaffenheit des Schmerzes oder ein Wundschmerz, übelriechendes Aufstoßen, der Palpationsbefund, die reflektorische Muskelspannung, werden doch wohl zumeist zur Diagnose führen.

Schließlich haben wir noch die Differentialdiagnose zwischen einer Angina pectoris und einer Thorakobrachialneuralgie oder Neuritis zu bedenken, weil auch diese mit vasomotorischen Erscheinungen und Vertaubungsgefühl im linken Arme einhergehen kann. In solchen Fällen werden Sie aber immer Druckpunkte finden, zwischen den Rippen, am Plexus, über dem Ulnaris, eine Steigerung der Schmerzen bei Bewegungen des Armes, eine gewisse Müdigkeit desselben, die bei der Angina pectoris fehlt, und nie die so charakteristische Parästhesie, aber dafür zuweilen Muskelatrophien.

Durch den weiteren Verlauf klärt sich die Situation in der Regel bald auf. Ebenso bei Interkostalneuralgien, die zudem durch ihre lateralen und rückwärtigen Druckpunkte charakterisiert zu sein pflegen, während bei Angina pectoris die Herzgegend selbst, im dritten oder vierten Interkostalraum, druckschmerzhaft sein kann oder aber jedwede Hyperästhesie fehlt.

In den Lehrbüchern und Handbüchern wird das Krankheitsbild der Vagusneurose und der vagovasalen Anfälle auch als vaso - epileptoide Attacken tradiert, angeblich dadurch charakterisiert, daß anfallsweise schwere vegetative Störungen auftreten, Druckgefühl im Magen, Atemruhe, Aufstoßen, oft ein auraartiges Gefühl, seltener Nausea, ferner Schmerz in der Herzgegend, das Gefühl von Herzstillstand mit nachfolgendem oder vorhergehendem Herzjagen, Beklemmung, Vernichtungsgefühl. Allem Anscheine nach handelt es sich hier entweder um Anginaanfälle oder um Insulte von „Petit mal", ein anderes Mal um mehr oder weniger ausgesprochene Attacken von „Adams-Stokes", vielleicht auch zuweilen um tetanieartige Erscheinungen, wobei Störungen des Atemmechanismus, namentlich Hyperventilationsvorgänge, eine genetische Rolle spielen.

Hie und da kann auch einmal eine recht schmerzhafte Omarthritis mit dem Gefühle der Schwäche und des Eingeschlafenseins des linken Armes und schmerzhafter Ausstrahlung in die Herzgegend eine Angina pectoris vortäuschen. Ein anderes Mal kann dies eine Myalgie in der Interkostalmuskulatur bewirken. Und wieder ein anderes Mal sind es Oesophaguskrämpfe, die zweifellos sehr schmerzhaft sein können. Sie beginnen im Schlunde und breiten sich wellenartig nach abwärts aus oder sitzen hinter dem Brustbein fest und strahlen in die Arme ein. Man sieht sie bei starken Zigarettenrauchern, aber auch bei Nichtrauchern. Eine Verwechslung mit Angina pectoris wird zu vermeiden sein, da die Kranken eher einen Bewegungsdrang als die aufgezwungene Ruhe der Anginakranken gezeigt haben. Manchmal klärt die Röntgenuntersuchung den Fall auf. In solchen Fällen ist Extr. fol. Belladonnae oder Papaverin ein ausgezeichnetes, sozusagen erlösendes Mittel.

Die Differentialdiagnose zwischen einer echten Angina pectoris und einer nervösen ist oftmals sicher ebenso ein psychologisches wie ein rein ärztlich-diagnostisches Problem. Jedenfalls sollte man die beiden Affektionen nicht in einem Atem nennen. Das gesamte Szenarium und Inventarium ist ja verschieden. Neusser hat dies treffend geschildert: „Bei der nervösen Angina ist mehr Lärm als Gefahr." Ich möchte glauben, daß unter anderen zwei Symptome hier diagnostisch wichtig sein können. Das erste ist die respiratorische Arrhythmie, die desto deutlicher ausgesprochen ist, je deutlicher auch die übrigen Zeichen der Neurose sind, und die bei schweren Herzveränderungen mehr oder weniger zu verschwinden pflegt. Das zweite ist das „Vagusdruckphänomen", das, durch Druck auf den Hals in der Gegend des rechten Vagus (der rechten Karotis) in Schildknorpelhöhle ausgelöst, bei der echten Angina pectoris oft in geradezu erschreckender Deutlichkeit produziert werden kann, während es beim Neurotiker (und beim Normalen) zumeist fast vollkommen fehlt.   *Braun*

Welche diagnostische Bedeutung hat das Vagusdruckphänomen?

Das „Vagusdruckphänomen" wird durch Druck auf die rechte Karotis in Kehlkopfhöhe ausgelöst und beweist, wenn es sehr deutlich ist, eine Veränderung im Gebiete der Koronargefäße des Herzens, namentlich der linken Kammer. In seltenen Fällen gelingt seine Auslösung von links her. Es besteht in schweren Fällen in einer namhaften Verlangsamung des Herzschlages, unter Umständen in einem völligen Stillstande des Herzens durch mehrere (fünf bis sieben bis acht) Sekunden, und darf deshalb nur am liegenden Kranken versucht werden. Nur bei Sinusrhythmus ist es auslösbar; Fiebertemperaturen heben den Druckeffekt anscheinend fast immer auf. Begünstigt wird es durch Schlängelung und Rigidität der Karotis, ebenso durch Sklerose der Hirngefäße, weshalb es bei frischen oder sich vorbereitenden Hirnapoplexien oft sehr deutlich ist. Es lehrt, daß zur Zeit seiner leichten Auslösbarkeit eine floride Veränderung im Gebiete der Kranzgefäße des Herzens besteht, deren Prognose sich nach der Art des Grundleidens und der Ausdehnung des Herdes in der Herzwand, wohl auch nach der Lokalisation desselben, richtet. Aus diesem Grunde ist das Vagusdruckphänomen bei Anfällen von Angina pectoris und Anginabereitschaft besonders deutlich und ist es zur Differentialdiagnose gegenüber allen stenokardieähnlichen Symptomen brauchbar. Man muß ja bedenken, daß selbst schwerste, prognostisch ungünstige Anginaanfälle ohne prägnante Kennzeichen der üblichen Diagnostik am Herzen erscheinen können. Gerade für solche Fälle ist das Vagusdruckphänomen eine wertvolle Ergänzung unserer diagnostischen Hilfsmittel. Es wird als Beweis gegen die Abhängigkeit des Phänomens von der Vagusreizung u. a. angeführt, daß das periphere Vagusstück und der Vagus überhaupt im Experimente und bei Operationen gegen Zug und Druck unempfindlich sind. Diese Annahme beruht auf einem Trugschluß. Ein positiver Ausfall einer solchen Reizung ist eben auch dann nur zu erwarten, wenn die Koronargefäße des linken Ventrikels erkrankt sind. Tatsächlich liegt u. a. in der Literatur ein Fall von Tilmann vor, in dem die versehentliche Kompression des Vagus am Halse mit einer Sperrpinzette während einer Operation von einem lange anhaltenden Herzstillstande gefolgt war.

Frage: Womit ist es zu erklären, daß das Vagusdruckphänomen bei beginnendem Asthma cardiale während des Anfalles nicht nachweisbar ist,

nach dem Anfalle aber wieder in Erscheinung tritt? — Antwort: Diese
Beobachtung ist vielleicht in Analogie zu setzen mit dem Aufhören steno-
kardischer Anfälle bei Eintritt von Herzinsuffizienz, worauf seinerzeit
namentlich Neusser hingewiesen hat.   *Braun*

**Welche Bedeutung hat das Auftreten von Vorhofflattern und Vorhof-
flimmern?**

Das Vorhofflattern und -flimmern gehören zu den klinisch bedeutsamsten
Rhythmusstörungen, nicht nur weil sie an Häufigkeit des Auftretens an
erster Stelle stehen, sondern auch, weil sie zu einer wesentlichen Beeinträchtigung des Kreislaufes führen. Die charakteristische Eigentümlichkeit
dieser Rhythmusstörungen ist eine überaus erregte Vorhoftätigkeit, welche
beim Flimmern eine Frequenz von 400 bis 600 in der Minute erreicht.
Dabei kommt keine koordinierte Vorhofkontraktion mehr zustande. Die
Muskelfasern führen unabhängig voneinander zuckende Bewegungen aus,
der Vorhof steht, praktisch genommen, still und leistet nichts für die Fort-
bewegung des Blutes. Das Hissche Bündel ist nicht imstande, alle diese
frequenten Vorhofreize weiterzuleiten, daher entsteht ein partieller Block
zwischen Vorhof und Kammer, wobei sich die Kammerfrequenz in der
Regel zwischen 90 bis 130 bewegt. Da bei einer so hohen Reizfrequenz
die Reizleitung im Bündel unregelmäßig erfolgt, kommt eine völlig
regellose Kammertätigkeit zustande. Dies, sowie die Ungleichheit der Pulse
sind die charakteristischen Eigenschaften, an denen bei der klinischen
Untersuchung das Vorhofflimmern erkannt werden kann. Dazu kommt
noch eine weitere Besonderheit, daß nämlich bei der raschen Kammertätigkeit eine ganze Anzahl von Kammerkontraktionen frustan bleibt,
also im peripheren Puls kein Äquivalent besitzt. Die Folge dieser
unökonomischen Kammertätigkeit einerseits und des Wegfalles der Vorhofkontraktion andrerseits ist eine wesentliche Beeinträchtigung des Kreislaufes, welche vom gesunden Herzen wohl lange Zeit durch Mehrarbeit
ausgeglichen werden kann, bei an sich schon krankem Herzen jedoch nicht
selten zu einem völligen Zusammenbruch des Kreislaufes führt. Das Vorhofflattern ist nur graduell vom Flimmern verschieden, seine Reizfrequenz ist geringer, etwa 200 bis 400 in der Minute, sehr häufig geht
es mit hochgradiger Tachykardie (200 in der Minute und darüber) einher,
wobei die Kammerfrequenz im Gegensatz zum Vorhofflimmern nicht
selten völlig regelmäßig ist. Die Einwirkung des Flatterns auf den Kreislauf ist nicht weniger schädlich als die des Flimmerns. Beide Zustände
treten zunächst anfallsweise auf, um sich schließlich als dauernde
Rhythmusstörung zu etablieren.   *Dressler*

Wie behandelt man das Vorhofflattern und Vorhofflimmern?

Zur therapeutischen Beeinflussung dieser Rhythmusstörungen stehen
uns zwei ausgezeichnet wirkende Mittel zur Verfügung: das Chinidin
und die Digitalis. Durch Chinidin wird in 40% aller Fälle der abnorme
Rhythmus beseitigt und der Sinusrhythmus wieder hergestellt. Man verabreicht die ersten zwei Tage dreimal 0,2 Gramm Chinidin sulf., an den
folgenden zwei Tagen dreimal 0,4 Gramm, am fünften und sechsten Tag

dreimal 0,6 Gramm. Ist bis dahin ein Erfolg nicht eingetreten, so ist die Fortsetzung der Kur nutzlos. Chinidin darf wegen seiner lähmenden Einwirkung auf das Herz niemals bei dekompensierten Herzen angewandt werden. Sein Gebrauch eignet sich vor allem für die paroxysmalen Anfälle und für jene Dauerzustände von Flattern oder Flimmern, die nicht länger als ein Jahr bestehen.

Handelt es sich um länger dauerndes Flattern oder Flimmern oder um schwerkranke Herzen, dann ist die Anwendung der Digitalis angezeigt. Digitalis hemmt die Überleitung vom Vorhof zur Kammer und beseitigt so die schädliche Kammertachykardie. Der Erfolg dieser Therapie ist meist ausgezeichnet, vorausgesetzt, daß genügend große Dosen gegeben werden. Es ist die Droge in Pulverform oder als Infus den Spezialpräparaten bei weitem vorzuziehen. Man gibt dreimal 0,1 täglich von Pulvis fol. Digitalis oder Infus fol. Digitalis 1,0/100,0, welche Menge in 24 Stunden zu nehmen ist. Die Medikation soll so lange fortgesetzt werden, bis sich eine Bradykardie von 70 Pulsen einstellt. Die Gefahr einer Digitalisüberdosierung und Intoxikation ist gering. Mit einer einmaligen Digitalismedikation darf es beim Vorhofflimmern und -flattern nicht abgetan sein, sondern es soll chronisch intermittierend dem Patienten so viel Digitalis zugeführt werden, als zur dauernden Festhaltung einer mäßigen Kammerbradykardie erforderlich erscheint.

Fragen: Welches Digitalispräparat ist zu verordnen, wenn die orale Darreichung unmöglich ist und die Applikation rektal erfolgen muß? Wie bewährt sich das Strychnin und die Kombination desselben? Welche Wirkung haben die Wenckebachschen Pillen? Welche Nebenwirkungen hat das Chinidin? Wie äußert sich der Einfluß einer gleichzeitigen Verabreichung des Chinidins und Digitalis? Kann durch den Valsalvaschen Versuch oder durch Druck auf den Vagus eine Flattertachykardie zum Verschwinden gebracht werden? Wie unterscheidet sich die Wirkung des Chinidins von der des Chinins? — Antworten: Bei starker Portalstauung wird mit sehr gutem Erfolg Digitalis-Dispert als Zäpfchen dreimal täglich verordnet. Das Strychnin hat keinen Einfluß auf das Flimmern und Flattern an sich, doch werden die subjektiven Beschwerden häufig verringert; allerdings eignet sich diese Therapie hauptsächlich für die Extrasystolie. Digitalis setzt in kleinen Dosen ebenso wie Chinin die Erregbarkeit der heterotopen Zentren herab. Das Chinidin erzeugt in seltenen Fällen Ohrensausen, Schwindel, Kopfschmerzen, Erbrechen, Durchfälle, Tachykardie. Es wird empfohlen, Digitalis in Kombination mit Chinin zu geben, weil dadurch die Toleranz für größere Dosen Digitalis erhöht wird. Der Karotisdruck beeinflußt durch Vagusreizung das Flattern und Flimmern an sich gar nicht, es wird nur die a-v-Überleitung gehemmt, so daß eine längere Kammerpause eintritt, während welcher das Flattern oder Flimmern ungestört weiter geht. Das Chinidin wirkt essentiell ebenso wie Chinin, doch ist seine Wirkung zehnmal stärker. *Dressler*

Welche Diät ist bei kardialen Erkrankungen zu empfehlen?

Die diätetische Therapie der kardialen Erkrankungen nahm ihren Ausgangspunkt von der Karellschen Kur. Karell, Hofarzt in Petersburg, empfahl auf Grund reichlicher Erfahrung bei dekompensierten Herzkranken ausschließlich Milchkost; die erste Zeit verordnete er täglich nicht mehr als drei bis vier Tassen Milch, also zirka 800 Gramm, und ging dann später zu größeren Milchmengen über. Er gab selbst an, daß der ursprüngliche Erfolg später bei Übergang zu größeren Mengen sehr häufig wieder verloren geht, so daß man gezwungen ist, vorübergehend wieder zu kleineren Mengen zurückzukehren. 800 Gramm Milch sind eine relativ salzarme, eiweißarme und kalorienarme Kost, eine halbe Hungerkost. Will man den Kalorienbedarf eines Erwachsenen mit Milch decken, so muß man 3 bis 3,5 Liter pro Tag geben, das sind dann 5 bis 7 Gramm NaCl, zirka 18 Gramm Stickstoff und selbstverständlich viel Flüssigkeit.

Nach unseren modernen Anschauungen müssen wir bei Herzkranken eine kochsalzarme, eiweißarme, aber nicht kalorienarme Kost geben, um den Ernährungszustand aufrecht zu erhalten. Bei schwerer Dekompensation kommt es zu einer Zurückhaltung der Stoffwechselschlacken und des Kochsalzes im Körper. Es ist daher verständlich, wenn wir versuchen, Herz und Nieren durch diätetische Maßnahmen zu entlasten und dadurch wieder eine bessere Herztätigkeit herbeizuführen. Bei dieser Entlastung spielt das Kochsalz eine sehr große Rolle. Seit vielen Jahren ist es auf meiner Abteilung üblich, die dekompensierten Herzkranken, soferne es ihr Zustand erlaubt, zuerst nicht mit Digitalis und anderen Herzmitteln zu behandeln, sondern die ersten Tage einfach bei Bettruhe und vollkommen kochsalzfreier und eiweißarmer Kost zu halten. Manchmal sieht man schon dadurch allein eine Entwässerung eintreten. Wo diese nicht ausreicht, wird die Schonung durch Einschaltung von Zuckertagen oder Kompottagen oder Kartoffeltagen oder knappen Milchtagen verschärft und erst dann, wenn damit nicht ein genügender Erfolg zu erzielen ist, wird die übliche Digitalistherapie oder die Behandlung mit Diuretizis, insbesonders Salyrgan, eingeleitet. Wir sehen also, daß in manchen Fällen die Kochsalzentziehung und Eiweißbeschränkung allein genügt. Wie sollen wir uns das erklären? Ich möchte an Untersuchungen erinnern, die an meiner Abteilung durch Daniel, Högler und Überrack durchgeführt wurden. Wenn man nach Art der Volhardschen Probe einem normalen Menschen eine Kochsalzlösung einverleibt, so kommt es zu einer hochgradigen Retention von Flüssigkeit, statt 1000 werden nur 400 Kubikzentimeter Flüssigkeit im Verlaufe von sechs Stunden ausgeschieden, dabei findet eine Zunahme des Wassergehaltes des Blutes statt. Macht man dasselbe Experiment mit einer Lösung von Kalziumchlorid oder Kaliumchlorid, so findet man im Gegenteil eine weit überschießende Diurese von 1400 bis 1800 Kubikzentimetern und eine Eindickung des Blutes. Sie sehen also: Es handelt sich nicht um das Anion Chlor, sondern um das Kation Natrium, bzw. Kalium und Kalzium. Das erstere wirkt quellend, die letzteren wirken entquellend.

Wenn wir den Herzkranken das Kochsalz entziehen, so begünstigen wir, ebenso wie durch Einverleibung von Kalziumsalzen, die Entquellung der Kolloide; große Dosen von Calcium chloratum wirken ja bekanntlich oft wunderbar diuretisch. Auch die Wirkung aller anderen Diuretika, insbesonders des Salyrgans, wird durch Kochsalzentzug begünstigt. Der Hydrops der Herzkranken unterscheidet sich also von dem der Nierenkranken dadurch, daß zwar durch Kochsalzentziehung bei beiden ein günstiger Erfolg erzielt wird, daß wir aber bei Nierenkranken von einer Kalziumtherapie meist keinen guten Erfolg sehen, weil bei schwerer Niereninsuffizienz die Ausscheidung der Kalziumsalze ebenfalls Schaden gelitten hat, während wir bei Herzkranken gerade durch Kalzium oft einen ausgezeichneten diuretischen Effekt beobachten.

Auch in einer anderen Beziehung unterscheidet sich der Hydrops der Herzkranken von dem der Nephrotiker. Es ist bekannt, daß man bei der Nephrose durch große Dosen Harnstoff oft ausgezeichnete Diurese erzielt und daß man reichlich mit Eiweiß ernähren soll. Bei den Herzkranken erzielen wir hingegen keinen Erfolg mit Harnstoff und müssen die Eiweißzufuhr einschränken, weil die Schlacken des Eiweißstoffwechsels retiniert werden. Das sehen wir am besten, wenn wir bei erzielter Diurese die Ausscheidung der Stoffwechselschlacken im Harn verfolgen. Da finden wir beim Herzkranken neben Kochsalz reichlich Stickstoff, Phosphate und Sulfate, bei der typischen Nephrose aber hauptsächlich Kochsalz; unterscheidet sich ja schon die Ödemflüssigkeit der Herzkranken von der der Nephrotiker. Bei ersteren reichlicher Albumingehalt, während die Nephrose-ödemflüssigkeit eiweißarm, manchmal fast eiweißfrei ist.

Bei akuter Dekompensation gelingt, wie bereits erwähnt, manchmal schon durch den Kochsalzentzug allein die Entwässerung, wodurch die Herztätigkeit erleichtert wird und da, wo sie nicht gelingt, wird jedenfalls die Wirkung der Digitalis und der Diuretika dadurch wesentlich verstärkt.

Bei chronisch dekompensierten Herzkranken, bei denen eine Entwässerung nicht so ohneweiters gelingt, sollte an diesem Prinzip immerhin festgehalten werden. Wir haben einen Fall beobachtet (Depisch hat ihn in der Gesellschaft der Ärzte vorgestellt), welcher durch eineinhalb Jahre auf salzarmer Kost gehalten wurde. Jede Zulage von Salz, von nur 2 bis 3 Gramm, führte sofort zu leichten Erscheinungen der Dekompensation trotz aller Herzmittel. Ich möchte aber betonen, daß man diesen Salzentzug nicht übertreiben darf. Es wäre ganz verfehlt, wenn dadurch der Appetit und damit der Ernährungszustand leiden würde. Gewiß kommt es sehr viel auf die Kunst der Küche an, salzarme Kost schmackhaft zu machen. Sollte es aber trotzdem nicht gelingen, bei salzarmer Kost zu bleiben, dann ist es besser, Konzessionen zu machen. Am besten bewährt sich auch dann wieder eine Schaukeldiät, d. h., mehrere Tage scharfer Salzentzug und dann wieder Salzzulage. Dasselbe gilt von der Eiweißbeschränkung. Auch hier darf nicht übertrieben werden und ist es oft besser, eiweißarme Tage einzuschalten, als dauernd eiweißarme Kost zu geben. Die Salzbeschränkung in der Kost hat auch noch den Vorteil, daß man dabei auf eine allzu starke Flüssigkeitsbeschränkung verzichten kann.

Fragen: Stößt die kochsalzfreie Diät bei Herzkrankheiten nicht auf Schwierigkeiten? Kann als Ersatz des Salzes nicht Brom oder Hosal verwendet werden? In welcher Dosierung ist Kalziumchlorat bei Herzkranken zu verabreichen? Können die Obst- und Kartoffeltage abwechselnd gegeben werden? — Antworten: Die kochsalzfreie Diät erfordert sicherlich eine sorgsame Küchentechnik. Die meisten Ersatzpräparate des Kochsalzes haben nur geringen Erfolg, da es sich bei dem Kochsalzentzug nicht um das Anion Chlor, sondern um das Kation Natrium handelt und die Ersatz-

präparate fast durchwegs Natriumsalze enthalten. Das Kalziumchlorat
wird vier- bis sechsmal 1 Gramm pro Tag durch zwei bis drei Tage gegeben.
Obst- und Kartoffeltage können abwechselnd verordnet werden; die Obst-
tage stellen, da bei ihnen nur Zucker gegeben wird, eine strenge Entlastung
dar, während bei den Kartoffeltagen der Hauptvorteil in der Verabreichungs-
möglichkeit größerer Fettmengen gelegen ist.   *Falta*

Wann darf bei Kreislaufkranken Morphium gegeben werden?

Drei Indikationen für die Verwendung des Morphiums bei Kreislauf-
kranken sind besonders hervorzuheben: die Schmerzbekämpfung Herzkranker, die Bekämpfung des akuten Lungenödems bei kardialem Asthma
und bei den Mischformen, wie sie gelegentlich das urämische Asthma
vorstellt, und die Bekämpfung der subjektiven Dyspnoe.

Bei der Schmerzbekämpfung Herzkranker muß man sich fragen, ob das
Bestehen eines Klappenfehlers oder einer Hypertonie, einer Arteriosklerose
oder einer Aortenerkrankung eine Kontraindikation gegen den Gebrauch
dieses souveränen Schmerzstillungsmittels bietet, wenn der Kranke eine
schmerzhafte Nierenkolik, eine Cholelithiasis oder Cholezystitis durchmacht.
Es ist selbstverständlich, daß man dem Zustand des Herzens und der Zirkulation entsprechende Aufmerksamkeit schenken wird, aber gerade mit
Rücksicht auf die Schonungsbedürftigkeit des Herzens wird man bei solchen
Schmerzanfällen mit dem Morphin nicht zögern müssen. Wenn ein Tabiker
sehr heftige gastrische Krisen hat, so wird man ihm trotz einer etwa bestehenden Aortenklappeninsuffizienz oder eines Aneurysmas die zur
Schmerzstillung notwendige Morphinmenge geben.

Wie verhält man sich nun bei den Schmerzen, die im Herzen oder in
der Aorta selbst entstehen? Der typische Fall ist hier wohl der heftige, mit
unerträglichen Schmerzen verbundene Anfall von Angina pectoris. Bei
der Behandlung des schweren Anfalles von Angina pectoris vera wird man
das Morphin nicht vermissen wollen. Das Herz muß jedoch vorerst zu
möglichst kräftiger Tätigkeit angeregt werden, damit der Kranke aus dem
Kollaps kommt. Neben den lauten Äußerungen des Schmerzes, der Angst,
der Todesfurcht sprechen der kleine, fadenförmige, oft aussetzende Puls,
die Kühle der Extremitäten, Blässe und Zyanose eine nur zu beredte
Sprache. Ein so erfahrener Kliniker wie Romberg empfiehlt kleine Dosen
Morphin zu 0,003 bis 0,01 und warnt vor mittleren und größeren Dosen.
Jedoch wird man, wenn es sich wirklich um schwere und schwerste Formen
von Stenokardie handelt, schon etwas mehr geben müssen. Man darf natürlich nicht übersehen, daß gleichzeitig alles übrige getan wird, was zur Bekämpfung eines schweren Angina pectoris-Anfalles gehört: Kampfer, noch
besser Hexeton, Digitalispräparate, Koffein, schwarzer Kaffee, Alkohol-
gaben, Senfteig auf die Herzgegend, heißes Handbad, Amylnitrit und
Nitroglyzerin. Aber Morphin wirkt besser am Beginne eines Anfalles
oder bei den prämonitorischen Zeichen eines solchen, als dann, wenn das
schwere Bild der Angina pectoris sich entwickelt hat. Hier, glaube ich, muß
man 0,01 bis 0,02 Morphium hydrochloricum subkutan verabfolgen und
kombiniert es gleich zeitig mit einer ausgiebigen Dosis Kampfer oder Hexeton
oder noch besser mit Koffein. Wie lange man mit dieser Dosis auskommt,

hängt von dem weiteren Verhalten des Kranken ab. Doch wird man gut tun, hier ungemein vorsichtig zu sein. Jeder von uns kennt Fälle, wo mit dieser Dosis nicht genug getan ist, wo nach einer kurz dauernden Besserung der Schmerz von neuem weiter tobt. Es ist mir bekannt, daß auch nach 0,06 Morphin bei subkutaner Zufuhr keine Besserung der Schmerzen erfolgte. Doch glaube ich diesbezüglich auf etwas Wichtiges aufmerksam machen zu müssen; das ist der Umstand, daß nicht selten infolge der schlechten Zirkulation das subkutan verabfolgte Morphin nur ungenügend resorbiert wird und daß daher die Wirkungslosigkeit des Morphins nur eine scheinbare ist. In solchen Fällen ist es gut, sich den Ort der Injektion vorher gut anzusehen, sie soll an einer gut durchbluteten Hautstelle erfolgen. Ich glaube schon, daß man dann mit den üblichen Dosen von 0,01 bis 0,015 bis 0,02 Gramm Morphin sein Auskommen finden wird. Jedenfalls wird man, wie bereits erwähnt, das Morphin mit Koffein zugleich geben. Vom Pantopon wird man so viel geben müssen, als seinem Morphingehalt entspricht: 0,02 Pantopon = 0,01 Morphin; Romberg empfiehlt das Dionin, bekanntlich ein Äthyl-Morphin, in Dosen von 0,02 bis 0,03.

Beachtenswert wäre sicherlich ein Versuch mit Narkophin. Dieses Präparat ist eine Kombination von Morphin und Narkotin an Mekonsäure gebunden. 0,03 Narkophin enthalten 0,01 Morphin, und es ist experimentell nachgewiesen, daß die Herabsetzung der Schmerzempfindung bei Menschen durch das Zusammenwirken von Morphin und Narkotin deutlich größer wird, als durch die entsprechende Dosis Morphin allein. Dafür wird das Präparat langsamer resorbiert als andere Morphinsalze, anderseits hält die Wirkung auch länger an.

Andere Präparate, wie Kodein, Eukodal oder Opium, können nicht in Konkurrenz treten, ebensowenig Hypnotika und Anodyna anderer Art.

Eine wichtige Indikation ist die Bekämpfung des Lungenödems, wie es sich im Gefolge eines Anfalles von kardialem Asthma einstellt. Sicherlich gehen viele und sehr viele Anfälle von Lungenödem vorüber, ohne daß man Morphin verabfolgen muß, weil die subjektiven und objektiven Symptome nur eine geringe Intensität haben oder nur kurz dauern. Der charakteristische und nächtliche Husten Herzkranker wird richtiger durch eine abendliche Dosis Digitalis bekämpft, die nicht selten eine gute Nacht gewährleistet. In solchen Fällen leichten kardialen Asthmas kommt man im allgemeinen ohne Morphin aus. Eine abendliche Kampferinjektion oder Kardiazolgaben, sei es subkutan oder per os, Eukodal, Kodein werden sich als nützlich erweisen. Allerdings werden wir bisweilen die abendliche Morphingabe nicht umgehen können. Da bewährt sich oft die Verabfolgung des Morphins per os mit Aqua laurocerasi.

Bei dieser üblichen Verabfolgung des Morphins mit Kirschlorbeerwasser soll man sich eines wichtigen Umstandes bewußt werden, damit tatsächlich die verabfolgte Menge Morphin nicht kleiner wird, als beabsichtigt ist. Z. B. wir wollen 0,01 geben und lassen 20 Tropfen 1%iger Morphinlösung in Kirschlorbeerwasser geben; das wäre aber nur dann richtig, wenn man destilliertes Wasser ohne jeden Zusatz vor sich hätte. Von diesem geben 20 Tropfen tatsächlich 1 Gramm, aber fast das Doppelte ist notwendig, 39 Tropfen Kirschlorbeerwasser, um 1 Gramm zu bilden. (Dabei wollen wir gar nicht den wichtigen Umstand berücksichtigen, daß die Größe der

Tropfen von der Pipette, oder der Abtropfvorrichtung, selbst abhängt.)
Diese Eigenschaft der Aqua laurocerasi hängt mit der geringeren Ober-
flächenspannung zusammen; die einzelnen Tropfen fallen daher kleiner aus als
mit destilliertem Wasser. Wenn man also, wie üblich, 10 bis 15 bis 20 Tropfen
1%ig Morphium in Aqua laurocerasi verordnet, so gibt man in Wirklichkeit
sehr kleine Dosen Morphin. Diese werden zwar in ihrer beruhigenden Wirkung
vielleicht durch den Zusatz des Kirschlorbeers, dem ebenfalls eine geringe
analgetische Wirkung zukommt, unterstützt. Die Gewohnheit der Praxis,
das Morphin in Aqua laurocerasi zu geben, hat daher manchmal Vorteile;
man verabfolgt dann wesentlich kleinere Morphindosen. Ein Nachteil ist
aber, daß man bisweilen dort, wo man wirklich 0,01 bis 0,02 Morphium
geben will, bei der üblichen Verordnung zu wenig gibt, daher keine Wirkung
bekommt und nun zu einer energischeren Applikationsweise greift, die
vielleicht noch zu vermeiden gewesen wäre.

Bei der Behandlung des kardialen Asthmaanfalles ist Morphin unbedingt
nötig, die entsetzliche Atemnot, die Polypnoe, die dadurch noch begünstigte
Tachykardie verlangen energisch 0,01 bis 0,02 Gramm Morphin, am besten
subkutan gleichzeitig mit Koffein 0,25 oder mit Kampfer.

Selbstverständlich sind Digitalispräparate, eventuell Strophantin intravenös angezeigt. Sehr nützlich ist oft ein Aderlaß, der nicht zu groß und
nicht zu klein sein soll. Man entnimmt etwa 5 Kubikzentimeter Blut für
1 Kilogramm Körpergewicht. Dieser Aderlaß ist dort indiziert, wo die
rechte Kammer entlastet werden soll. Auch Abbinden der Extremitäten
kann nützlich sein. Das Morphin ist aber das Mittel der Wahl. Ist es doch
in erster Linie das Atemzentrum und das Hustenzentrum, das durch die
Überschwemmung der Lunge mit Transsudat in Not gerät. Ein solcher
Mensch mit kardialem Asthma droht in seinem Lungenödem zu ertrinken.

Oft hilft bei Lungenödem die Morphininjektion allein, wenn es sich um
ein Asthma uraemicum mit Kombination von Asthma cardiale handelt.
Wie mit einem Schlage können nach 0,01 bis 0,02 Gramm Morphin die
Beschwerden beseitigt werden. Wir erzielen unter diesen Umständen eine
Besserung der objektiven Symptome durch Beeinflussung der subjektiven
Symptome und gewinnen vor allem Zeit, um die übliche Herzmitteltherapie
in ihre Rechte treten zu lassen. *Zak*

Hirnerkrankungen

Welches sind die Ursachen und die Bedeutung apraktischer Störungen?

Unter Apraxie versteht man den Verlust bewußter zweckmäßiger Bewegungen. Im allgemeinen nimmt man an, daß es sich hier um Störungen
der Rindentätigkeit handelt, wobei man allerdings feststellt, daß es sich
nicht um eine Ausschaltung von Rindenzentren handelt, sondern um eine
Unterbrechung intrakortikaler Bahnen. Man unterscheidet heute am besten
eine motorische Apraxie (gliedkinetische A. Liepmanns) und eine
idiokinetische Form. Die dritte Gruppe, die ideatorische Apraxie,
welche vielfach auch als amnestische Bedeutung hat, wird von zahlreichen
Autoren abgelehnt und mit Recht in die Gruppe der Agnosien eingereiht.
Die motorische Apraxie geht mit dem Verlust einfacher motorischer Prin-

zipalbewegungen einher, die Patienten haben also die Fähigkeit, unkomplizierte Bewegungen auszuführen, verloren. In diesem Sinne gehört letzten Endes auch die motorische Aphasie hieher und kann als motorische Apraxie der Sprache aufgefaßt werden. Bei der idiokinetischen Apraxie ist der Verlust komplizierter Bewegungen oder Bewegungsfolgen gestört, wobei auch besonders durch Prüfung von Gesten oder Affektbewegungen die Störung manifest wird. Was die Lokalisation der apraktischen Störungen anlangt, so besteht heute vielfach die Annahme, daß die linke Seite des Großhirns ebenso wie bei der Sprache von Bedeutung ist, doch sprechen zahlreiche Fälle der Literatur dafür, daß auch der rechten Hirnhemisphäre eine Bedeutung beim Zustandekommen apraktischer Störungen zuzuschreiben ist. Im allgemeinen müssen wir wohl annehmen, daß die motorisch-apraktischen Störungen in die Gegend der Zentralwindung, besonders das präzentrale Stirnhirnfeld zu verlegen sind, während die idiokinetische Apraxie am Knotenpunkt der sensorischen, optischen und akustischen Bahnen im Gyrus supramarginalis lokalisiert wird. Im übrigen macht es aber den Eindruck, als ob apraktische Störungen gewöhnlich nur dann auftreten, wenn die Herde einen beträchtlichen Umfang erreichen, wo also eine Allgemeinschädigung des Großhirns wahrscheinlich ist. Die Störungen der Apraxie sind keine Dauersymptome, sondern bilden sich gewöhnlich nach mehr oder minder langer Zeit zurück. Die Bedeutung des Balkens für das Zustandekommen apraktischer Störungen ist heute nicht ganz feststehend, da die sichere Beteiligung der rechten Hemisphäre am Zustandekommen apraktischer Störungen die Annahme der Balkenkomponente vielfach entbehrlich macht und außerdem zahlreiche Fälle von Balkenläsion ohne apraktische Störungen gegen eine dominante Bedeutung dieses Systems sprechen.   *E. Pollak*

Wie sind Störungen des Gedächtnisses in der Sprechstunde festzustellen?

Über die Methoden, die zur Feststellung von Gedächtnisstörungen in der Sprechstunde zur Verfügung stehen, ist sehr wenig zu sagen. Die einfachste und am längsten hergebrachte Methode ist die beste: Den Patienten einen Namen, eine Zahl, ein Datum einzuprägen und sie nach drei Minuten, nach 30 Minuten, bzw. am Ende der ganzen Untersuchung, und am folgenden Tag reproduzieren zu lassen.

Man wird sofort einwenden, daß mit der erwähnten, altbekannten Methode nicht das Gedächtnis geprüft wird, sondern die Merkfähigkeit; Gedächtnis und Merkfähigkeit sind ja prinzipiell streng zu scheiden. Der dauernde Gedächtnisbesitz eines Individuums ist zwar einer Abschätzung bei längerer Bekanntschaft zugänglich, nicht aber einer kurzen schematischen Prüfung, und in praxi gibt es nur sehr wenige Störungen des Gedächtnisses ohne gleichzeitige Störung der Merkfähigkeit, die für den Arzt in Frage kommen.

Es ist zu berücksichtigen, daß der größte Teil der Patienten, die in der Sprechstunde über Gedächtnisstörungen klagen, eigentlich keine nachweisbaren Defekte haben; es sind Neurastheniker, Hysteriker usw. Auch die Melancholiker äußern bekanntlich derartige Beschwerden, ohne daß die Probe wirkliche Fehler zeigt. Nur bei arteriosklerotischen Individuen kann es vorkommen, daß subjektive und objektive Seite der Merkfähigkeitsstörung miteinander übereinstimmt.

Es ist deswegen sehr leicht, die Merkfähigkeitsprüfung in der Form einzuführen, als ob man derartige neurasthenische Beschwerden ad absurdum führen wollte: „Um Ihnen zu beweisen, wie Unrecht Sie haben, mute ich Ihnen Dinge zu, die ich mir selber nicht ordentlich merken kann, z. B. Telephonnummern oder dgl." usw. Man muß nur darüber nicht vergessen, daß die Merkworte usw. wirklich eingeprägt werden müssen; d. h. sie sollen vom Patienten mehrmals wiederholt werden; jede Reproduktion soll mit dem ausdrücklichen Hinweis geschlossen werden, daß man dasselbe noch einmal fragen wird. Paralytikern — die es wirklich sind — braucht man nicht sehr viele Vorsichtsmaßregeln angedeihen zu lassen. Ihre Kritiklosigkeit und der Mangel an Krankheitseinsicht schützt sie vor Empfindlichkeit. Jedenfalls ist es aber geraten, die Merkfähigkeitsprüfung auf den Zeitpunkt aufzuschieben, in dem man (aus der Euphorie, aus einer Sprachstörung, nicht aber etwa bloß aus dem Argyll-Robertson) die Diagnose Paralyse schon so ziemlich vollendet hat. Es ist auch hervorzuheben, daß man aus der Merkfähigkeitsstörung allein allenfalls den Verdacht auf Paralyse schöpfen, aber nicht die richtige Diagnose stellen kann. Bekanntlich gibt es Zustände mit viel schwererer Störung der Merkfähigkeit, als die Paralyse hat: so z. B. die Korsakowsche Psychose bei alkoholischer Polyneuritis, bei Hirntumoren, beginnender Meningitis tuberculosa usw. Hier ist die Störung der Merkfähigkeit oft so eklatant, daß bei der zweiten Wiederholung der Kranke sich überhaupt nicht mehr erinnert, daß man ihm etwas zu merken gegeben hat. Wo man derart schwere Grade der Merkfähigkeit findet, dort diagnostiziere man überhaupt nichts anderes als den Korsakowschen Symptomenkomplex.

Wenn man die Merkfähigkeitsprobe in der mitgeteilten einfachen Form anwendet, so muß man sich davor schützen, daß man nicht etwa einen einseitigen spezifischen Gedächtnisdefekt mit einer allgemeinen Gedächtnisstörung verwechselt. Man gibt ein benennendes Wort, eine Zahl, ein Datum. Es kann vorkommen, daß eine gestörte schwere Merkfähigkeit für Nennworte nur die Teilerscheinung einer Wortamnesie, also einer amnestischen Aphasie ist, man wird daher zweckmäßig bei einem eklatanten Versagen der Merkfähigkeit für Worte die Benennung und Bezeichnung von Gegenständen zu prüfen oder auf ein Suchen nach Worten, bzw. auf häufiges Paraphasieren in der Rede zu achten haben. Fast jede spezifische Störung aus der Hirnpathologie hat einen scheinbaren Defekt der Merkfähigkeit für die betreffende Kategorie von Leistungen zur Folge: Die Seelenblindheit für optische Bilder, die Aphasie für Sprachliches, die Apraxie für Handlungsvermögen usw.

Eine besondere Beachtung verdienen die allerdings seltenen Fälle, in denen ein Individuum erklärt, den Erlebnisinhalt größerer Zeiträume über Jahre, Jahrzehnte hinweg usw. vollkommen vergessen zu haben. Naturgemäß betreffen die meisten derartigen Fälle Hysteriker, deren Vergessen ja nur ein Vergessenwollen, ein Verdrängen ist. Es ist aber hervorzuheben, daß vereinzelte derartige Fälle doch eine organische Grundlage haben.

Man hat paralytische Anfälle unter dem Namen des Ictus amnesique beschrieben, bei denen ein plötzliches Vergessen über derartige lange Zeiträume erfolgt ist. Solche paralytische Anfälle kommen auch als allererste Erscheinung der progressiven Paralyse vor, wie ja überhaupt das manifeste Stadium dieser Erkrankung nicht so selten durch einen paralytischen Anfall eingeleitet wird. Die bekannte Variévénummer des Herrn Korff „Der Herr ohne Namen", der Herr, der seinen Namen und seine Adresse total vergessen hat, ist also in praxi meist ein Hysteriker, zuweilen aber ein initialer Paralytiker. Auch bei Arteriosklerotikern können kleine Malazien in der Gegend des unteren Scheitellappens zuweilen das Ictus amnesiqueartige Bild auslösen; es scheint, daß es eine Region im unteren Scheitellappen (vielleicht der linken Hemisphäre) gibt, durch deren Zerstörung vorübergehend nach Art einer Blockierung jene Tätigkeit ausgeschaltet werden kann, die der Aufrechterhaltung des Gedächtnisbesitzes entspricht; natürlich darf man nicht sagen, daß die Funktion des Gedächtnisses als Ganzes an diese Region gebannt wäre; sie ist ja eine Funktion der Materie, der lebenden Substanz im Sinne von Hering. Es scheint sich hier ähnlich zu verhalten, wie bei der Funktion des Schlafes in ihrer Beziehung zu den Economoschen Schlafregulierungszentren im Zwischenhirn und Mittelhirn. *Pötzl*

Nach welchen Gesichtspunkten ist die Testierfähigkeit von Kranken nach Gehirnschlag zu beurteilen?

Der psychiatrisch-neurologische Facharzt kommt verhältnismäßig oft in die Lage, hinterdrein im Gutachten über die Testierfähigkeit von Kranken nach apoplektischem Insult sich äußern zu sollen; zur Lösung dieser Aufgabe sind ihm sachliche und richtige Beobachtungen des Hausarztes unentbehrlich.

Daß es so häufig zu dieser Problemstellung kommt, hängt zuweilen damit zusammen, daß viele Menschen sich vor dem Testieren fürchten wie vor dem Tode selbst und daher warten, bis es zu spät ist; sodann aber kommt es nur zu häufig vor, daß eine Testamentsänderung von solchen Kranken in letzter Stunde geplant wird oder daß man sie von außen her nach dieser Richtung zu beeinflussen sucht.

Weit wichtiger als die Erscheinungen unmittelbar nach dem apoplektischen Anfall selbst ist für die Frage der Testierfähigkeit solcher Kranker eine genaue und objektive Beobachtung des Hausarztes über eine Änderung der Persönlichkeit schon in der Zeit vor dem Anfalle, namentlich in bezug darauf, ob sich ein arteriosklerotisch bedingter Beeinträchtigungswahn entwickelt, der sich in der Regel gerade gegen die gutgesinnten Familienmitglieder kehrt und von anderen ausgebeutet werden kann. Es ist das König Lear-Problem, über das sehr häufig der Hausarzt allein später sachlich referieren kann, wenn es zur Begutachtung kommt.

Daß die Benommenheit und die Delirien unmittelbar nach dem Anfall die Testierfähigkeit ausschließen, ist selbstverständlich; es handelt sich mehr um die Beurteilung länger dauernder Ausfälle, die an der Grenze des Physischen und Psychischen stehen.

Der motorisch Aphasische ist zwar von der Testierfähigkeit ausgeschlossen, da ihm das Instrument dazu — Sprache und Schrift — fehlen;

er ist aber in den meisten Fällen kritisch geblieben und weiß, was er will, so daß bei unkomplizierter motorischer Aphasie das gedankenlose Unterschreiben eines vorgelegten Schriftstückes in der Regel nicht zu erwarten ist. Ähnliches gilt für die Kranken mit apoplektiformer Pseudobulbärparalyse, die nicht sprechen können (Anarthrie), aber schreiben. In beiden herangezogenen Fällen wird also zumeist nicht eine Kritiklosigkeit, sondern weit eher die Entwicklung eines Beeinträchtigungswahns zu erwarten sein, da die depressive und gereizte Stimmungslage dieser Art von Kranken einen Boden für diese Entwicklung abgibt. Bei der Beurteilung von Testamenten aus solcher Zeit wird es daher sehr viel darauf ankommen, ob und wieweit der Inhalt des Testaments solche Elemente von Beeinträchtigungswahn als möglich erscheinen läßt.

Anders ist es bei der sensorischen Aphasie; solange sie auf dem Höhepunkt steht, gleicht sie einer Psychose; mit ihrer Geschwätzigkeit in unverständlichem Jargon, ihrer totalen Unaufmerksamkeit bei kindischfreundlichem überhöflichem Wesen wird sie oft für eine Verwirrtheit gehalten und tatsächlich steht sie der Verwirrtheit sehr nahe. Hier kann es wirklich leicht vorkommen, daß der Kranke mechanisch irgend etwas Beliebiges unterschreibt, das ihm vorgelegt wird, zumal ihm oft als einziges lesbares Wort sein Namenszug geblieben ist. Ähnliches gilt von gewissen herdförmigen Scheitellappenaffektionen mit Orientierungsstörungen im Raum, Apraxie und gestörter Unterscheidung zwischen rechts und links.

Die Kritiklosigkeit besteht aber nur, solange die sensorische Aphasie auf der Höhe ist; gemeint sind hier selbstverständlich nur Fälle, die nicht mit arteriosklerotischer Demenz kompliziert sind. Wenn bei solchen Kranken die sensorische Aphasie bei der Rückbildung sich in eine amnestische Aphasie (Suchen nach Worten und Paraphasieren bei weitgehend hergestelltem Sprachverständnis) verwandelt, gewinnen die Kranken ihre Kritik in genügender Weise zurück. Das Bestehen einer rückgebildeten sensorischen, bzw. amnestischen Aphasie schließt daher die Testierfähigkeit keineswegs prinzipiell aus; wenn solche Kranke Worte, die ihnen fehlen, von der Umgebung übernehmen, so nehmen sie nur die inhaltlich ihnen passenden an und weisen zurück, was ihnen nicht paßt.

Ebenso ist hervorzuheben, daß (in unkomplizierten Fällen) das Bestehen einer reinen Wortblindheit (Leseblindheit auch für die eigene Schrift bei gutem Schreibvermögen) gleichfalls sehr häufig mit voller Kritik und Geistesschärfe vereinbar ist, so daß an der Testierfähigkeit solcher Kranker nur dann gezweifelt werden darf, wenn entsprechende Komplikationen vorgelegen sind. *Pötzl*

Wie entsteht ein Hydrozephalus, wie wird er erkannt und behandelt?

Unter Hydrozephalus versteht man die Vermehrung des Liquors in den Liquorräumen, das sind Subarachnoideal-, bzw. Interarachnoidealräume und Ventrikel. Man spricht von einem äußeren und einem inneren Hydrozephalus, von denen uns nur der letztere interessiert.

Ein einfaches Experiment hat uns vor wenigen Jahren Klarheit über die Genese des Hydrozephalus verschafft. Wenn man nämlich, wie das d'Abundo getan hat, neugeborene Tiere oder Föten an irgendeiner Stelle des Gehirns verletzt, so entsteht ein Hydrozephalus. Je jünger die Tiere, desto größer, je näher dem Ventrikel die Verletzung, desto mächtiger ist der Hydrozephalus. Stellt man sich nämlich vor, daß der Innendruck der Ventrikel durch den Außendruck des Gewebes paralysiert wird, so wird eine Störung des letzteren im Sinne der Herabsetzung den Innendruck wirksam gestalten und der Ventrikel wird sich einfach erweitern, ebenso wie ein Gefäß sich erweitern kann, wenn man den Gewebswiderstand der Umgebung herabsetzt. Man wird oft bei Hydrozephalus irgendwelche Narben nach Entzündungen, Blutungen, Erweichungen oder meningeale Verklebungen finden, die uns das Zustandekommen der Ventrikelerweiterung erklären. Diese Erkenntnis ist für die Prophylaxe von größter Bedeutung, denn jede Infektion der Mutter, jedes Trauma, jede andere Schädigung, die den Fötus trifft, vor allem die luetische Infektion mit ihren Konsequenzen der Gefäßschädigung sind imstande, letzten Endes einen Hydrozephalus herbeizuführen.

Dank der Ventrikulographie, der Lufteinblasung in die Ventrikel, sind wir in der Lage, jederzeit festzustellen, ob es sich um einen Hydrozephalus handelt oder nicht. Es gelingt auf dem lumbalen oder subokzipitalen Wege, Luft in die Ventrikel einzubringen oder man kann diese Luft vom Schädel aus in die Ventrikel leiten. Es ist allerdings diese letztere Methode bei bestehendem Hirndruck, wie er ja auch beim Hydrozephalus vorkommt, nicht ungefährlich, da man an verschiedenen Stellen ungefähr 12% Mortalität der Ventrikulographie vom Schädel aus errechnet hat. Bei der lumbalen Lufteintreibung hat man kaum mit 1% Mortalität zu rechnen. Das gilt natürlich nur für Fälle, bei denen Hirndruck besteht. Auch die Einbringung von Lipjodol kann uns die Diagnose eines Hydrozephalus ermöglichen; jedoch bei weitem nicht so sicher, wie die Lufteinblasung. Nur ein Fall ist auszunehmen. Das ist der Nachweis des Hydrozephalus des III. Ventrikels. Hier wird nämlich das Lipjodol, das sich in der Cisterna chiasmatis ansammelt, nach abwärts gegen die Sella gedrückt, während beim Hypophysentumor das Lipjodol oberhalb der Sella gegen das Gehirn zu gepreßt erscheint, eine Tatsache, die Sgalitzer gefunden hat.

Die klinischen Bilder, unter denen sich der Hydrozephalus manifestiert, sind ganz verschieden: Vom einfachen Dauerkopfschmerz, der mitunter an einer umschriebenen Stelle auftreten kann, zu allgemeinen Hirndruck- erscheinungen finden sich alle Übergänge. Während aber beim Tumor die Erscheinungen meist den Prozeß als nur einseitigen erkennen lassen, finden wir beim Hydrozephalus meist bilateral Symptome, allerdings asymmetrisch: eine leichte Parese der einen Seite mit Reflexsteigerung auf der anderen, Jaksonepileptische Anfälle, auch echte Epilepsien sprechen für einen Hydrozephalus der Seitenventrikel. Bei Kindern sieht man viel häufiger die Symptome seitens der hinteren Schädelgrube und es gibt Fälle, die ganz den Eindruck eines Kleinhirntumors machen.

Von der Epilepsie als Symptom des Hydrozephalus wurde bereits ge- sprochen und man muß in jedem Fall von Epilepsie an Hydrozephalus denken, besonders dann, wenn sich ausgesprochene Halbseitenerscheinungen oder Linkshändigkeit zeigt, was ja bekanntlich fast immer mit einer um- schriebenen Hirnschädigung einhergeht. Diese Tatsachen sind für die Be- handlung von größter Bedeutung.

Ferner wurde bereits betont, daß eine ganze Reihe von traumatischen Neurasthenikern, die man früher zu Unrecht als Rentenjäger bezeichnete, besonders solche, die unter schweren Kopfschmerzen leiden, einen Hydrozephalus besitzen können. Wir werden demzufolge bei einem Hydrozephalus immer trachten, festzustellen, ob sich neben den Erscheinungen, die er als solcher bietet, nicht irgendein Symptom findet, das eine vorangegangene Hirnschädigung erkennen läßt, sei es anamnestisch, sei es durch die klinische Untersuchung.

Medikamentös hat sich bei Kindern, aber auch bei Erwachsenen vielfach die Jod-Medikation, in Kombination mit Schilddrüse, als wirksam erwiesen. In neuerer Zeit wird man besonders bei akuten Fällen versuchen, durch Injektion von 30% Zuckerlösung (Osmon 1 Kubikzentimeter) oder Magnesiumsulfat (45 Gramm per os, 90 Gramm auf 180 Wasser per Klysma) oder hypertonische Kochsalzlösung (10 bis 30%, 60 bis 100 Kubikzentimeter in 20 bis 30 Minuten intravenös) eine Einwirkung zu erzielen. Auch das Epiglandol kann man als Adjuvans benützen. Die chirurgischen Methoden haben nicht viel geleistet. Dagegen können wir mit absoluter Sicherheit heute feststellen, daß durch die Röntgenbestrahlung die Liquorproduktion beschränkt werden kann. Beweis dafür sind die Fälle von Liquorfisteln und Liquorrhoe, die durch Bestrahlung mitunter in auffallend kurzer Zeit gänzlich geheilt werden. Aber man darf nicht vergessen, daß die Röntgenwirkung keine augenblickliche ist, sondern sich erst nach einiger Zeit einstellt. Demzufolge wird man in Fällen, die tumorartig verlaufen und bei denen der Prozeß schon ziemlich weit vorgeschritten ist, eine Palliativtrepanation vornehmen müssen, zwecks Druckherabsetzung. Dann wird man nachfolgend mit Röntgen bestrahlen. Wenn aber die Hirndruckerscheinungen keine besonders großen sind und hauptsächlich das Auge nicht in Gefahr ist, kann man auch ohne Trepanation bestrahlen und man wird oft schon nach einer, meist aber nach zwei bis drei Serien ein ans Wunderbare grenzendes Resultat erzielen. Damit soll keineswegs gesagt sein, daß wir dadurch alle Fälle heilen können. Aber in der Mehrzahl der Fälle wird man einen Erfolg erzielen. Das ist ja der Grund, weshalb manche Fälle von Kopfschmerzen oder von Epilepsie auf Röntgen ansprechen, weil sie eben solche larvierte Hydrozephali sind.

Es erscheint deshalb wichtig, sich mit der Frage des Hydrozephalus zu befassen, wegen seiner Häufigkeit, seiner Vielgestaltigkeit in klinischer Hinsicht und wegen des Umstandes, daß man ihn therapeutisch günstig beeinflussen kann. *Marburg*

Welcher Unterschied besteht zwischen der Encephalomyelitis migrans und ähnlichen Erkrankungen? Welche Behandlung ist zu empfehlen?

Die betreffenden Patienten erkranken aus voller Gesundheit plötzlich oder innerhalb weniger Tage unter schweren Symptomen, welche das Bestehen einer Herderkrankung im Gehirn oder Rückenmark diagnostizieren lassen. Es tritt z. B. eine Aphasie, eine Paraplegie der Beine oder eine Sensibilitätsstörung im Bereiche eines Armes o. dgl. m. auf. Es handelt sich bei dieser Erkrankung um enzephalitische, bzw. myelitische Prozesse. Nun hat eine Reihe solcher Fälle die Eigentümlichkeit, daß nach dem

Schwinden des einen Herdsymptoms an einer anderen Stelle ein neues Herdsymptom auftritt; Augenmuskelstörungen, die zuerst vorhanden waren, gehen zurück und eine Motilitäts- und Sensibilitätsstörung an einem Bein tritt auf. Oder es besteht eine Zeitlang eine spastische Paraparese und Ataxie der Beine; nachdem sie geschwunden ist, tritt ein akut bulbär-paralytisches Syndrom auf, das auch wieder schwindet usw.

Der Wechsel der Erscheinungen, ihre relative Flüchtigkeit, insbesonders ihre Aufeinanderfolge haben die Bezeichnung als Encephalomyelitis migrans veranlaßt. Es kommt natürlich zuweilen vor, daß gleichzeitig an mehr als einer Stelle ein Herdsymptom nachweisbar ist. Das bringt diese Fälle nahe denjenigen, die als Encephalomyelitis disseminata beschrieben worden sind. Charakteristisch ist aber für unsere Fälle das Wiederkehren der Krankheit in anderer Lokalisation, was sich in manchen Fällen auf Jahre hinaus verfolgen ließ. Angaben über vorausgegangene Grippe in einzelnen Fällen sind nicht sicher verwertbar. Fieber ist nicht vorhanden. Die Untersuchung des Liquor, der zuweilen unter stärkerem Drucke steht, ergibt meist eine leichte Zellvermehrung, auch uncharakteristische Goldsolzacken, sonst keine Auffälligkeit. Alter und Geschlecht der Patienten ist auch ohne Bedeutung. Der Verlauf zeigt insoferne Unterschiede, als die Rückbildung der Herdsymptome zuweilen in kurzer Zeit erfolgt, zuweilen auch Monate braucht. Der Einfluß der Therapie ist manchmal scheinbar deutlich, andere Male kommt es zu einer spontanen Rückbildung auch ohne Therapie. Der Ausgang der Erkrankung ist nicht sicher zu bestimmen. In einem Falle traten seit vier Jahren immer neue Rezidive auf, andere Fälle sind jahrelang rückfallsfrei geblieben.

Nun fragt es sich, wie diese Erkrankung zu werten ist. Wir finden eine auffallende Ähnlichkeit mancher Zustandsbilder mit solchen der multiplen Sklerose und es liegt nahe, zuerst an eine akute multiple Sklerose zu denken. Pette hat sich auf Grund eigener anatomisch untersuchter Fälle von disseminierter Enzephalomyelitis auf den Standpunkt gestellt, daß es sich bei diesen Krankheiten um wesensgleiche Prozesse handelt.

Dementgegen vertritt Redlich, dem ich mich anschließe, die Auffassung, daß sich eine große Anzahl der bei seinen Fällen gesehenen Bilder als der multiplen Sklerose zugehörig auffassen lassen, daß aber manche Erscheinungen wenig dazu passen, wie das Auftreten einer akuten Querschnittsmyelitis, eines Brown-Sequard u. dgl., dann auch das rapide Auftreten hochgradiger Herderscheinungen und ihre ebenfalls rasche gänzliche Rückbildung. Es kann natürlich möglich sein, daß eine Encephalomyelitis migrans oder disseminata in eine multiple Sklerose übergeht, ohne daß die erstere schon den Anfang der multiplen Sklerose bedeutet; man hat von sekundärer multipler Sklerose gesprochen und auch an die Möglichkeit einer Variante in den Verlaufsformen der Encephalitis epidemica gedacht.

Therapeutisch haben sich nun einige Maßnahmen öfters bewährt; dahin gehören die Lumbalpunktion, intravenöse Cylotropininjektionen und vor allem die therapeutische Röntgenbestrahlung. Letztere ist meistens deshalb gut durchführbar, weil wir lokalisierbare Herderscheinungen vor uns haben und den Ort der Behandlung angeben können.   *O. Albrecht*

Welche Fortschritte sind in der Behandlung der Dementia praecox (Schizophrenie) erzielt worden?

Auch bei der Dementia praecox (oder, wie man früher sagte, bei den chronischen Endzuständen akuter Psychosen, also bei den Fällen sogenannter „sekundärer Demenz") wurden erstaunliche Besserungen unter dem Einfluß interkurrenter fieberhafter Infektionskrankheiten beobachtet. Die gegenüber der Paralyse so erfolgreiche Fiebertherapie wurde daher auch zur Behandlung der Schizophrenien angewendet. Wenngleich die Erfolge der Pyrotherapie hier leider recht unbefriedigende genannt werden müssen, so können doch in vereinzelten Fällen weitgehende Remissionen erzielt werden, so daß ich Ihnen immerhin empfehlen muß, in jedem Falle auch einen Versuch damit zu machen, sei es in Form der intravenösen Typhusvakzineinjektionen, sei es durch Rekurrens- oder Malariainokulation; auch ein Versuch mit der alten Tuberkulintherapie ist anzuraten, nur müssen Sie bei der bekannten größeren Disposition der Schizophrenen gerade zur Tuberkulose mit besonderer Vorsicht zu Werke gehen, d. h. mit ganz geringen Dosen beginnen, um eine etwa vorhandene Tuberkulose auszuschließen.

Auch die Organotherapie vermag in manchen Fällen gute Resultate herbeizuführen. Kombination von Schilddrüsenpräparaten; die bisher üblichen Testikelpräparate erwiesen sich aber als zu schwach; verwenden Sie das Testosan forte der Firma Sanabo in Dosen von drei bis sechs Tabletten pro die, und ebenso werden Sie gut tun, von den üblichen Ovarialpräparaten größere Dosen zu geben. Ich rate Ihnen also, keinen Fall von Dementia praecox für verloren zu geben, wenn Sie nicht vorher eine mehrmonatige konsequente Organotherapie, unterstützt durch Eisen-Arsen, und im Anschlusse daran oder gleichzeitig irgendeine Fieberbehandlung durchgeführt haben. Gerade bei weiblichen Individuen mit verzögerter oder ausgebliebener Pubertätsentwicklung kann diese Opotherapie nicht allzu selten nicht nur rasche Besserung der Geschlechtsentwicklung, sondern auch Heilung der Psychose bewirken. Dort, wo eine ganz beträchtlich gesteigerte Hypersexualität im Vordergrunde des Krankheitsbildes steht, ist ein Versuch mit Epiglandol (intern und in Injektionen) am Platze. Ich möchte bei dieser Gelegenheit erinnern, daß Wagner-Jauregg in drei Fällen exzessiver Masturbation mit schweren psychischen Störungen, nach beiderseitiger Unterbindung, bzw. Resektion der Samenleiter nicht nur Aufhören des triebhaften Onanierens, sondern auch Heilung in psychischer Hinsicht beobachtet hat.

In manchen initialen Fällen paranoider Schizophrenie vermag auch eine sachkundige und konsequente Psychotherapie die Kranken überraschend lange arbeits- und gesellschaftsfähig zu erhalten und die Notwendigkeit einer Anstaltsinternierung möglichst hinauszuschieben.

In symptomatischer Hinsicht möchte ich erwähnen, daß zur Bekämpfung der sogenannten Sitophobie, d. h. des Symptomes der Nahrungsverweigerung, subkutane Insulininjektionen sich zuweilen recht gut bewährt haben; mit der Erweckung von Hungergefühlen schicken die Kranken öfters sich an, wieder spontan zu essen.

Auf andere Fragen, die nur für den Anstaltsarzt bzw. Kliniker, nicht für den Hausarzt von Bedeutung sind, so z. B. Indikationen und Gefahren der

sogenannten ,,Dämmerschlafbehandlung", gehe ich nicht weiter ein. Von
der modernen Schwermetallsalzbehandlung (Walbum) sahen wir keine überzeugenden Erfolge. *Pilcz*

**Wie gestaltet sich das Indikationsgebiet für eine Malariabehandlung bei
den verschiedenen syphilitischen Erkrankungen des Zentralnervensystems?**

Man pflegt den großen Komplex der Nervensyphilis in zwei Hauptgruppen einzuteilen: Die interstitielle oder meningo-vaskuläre Nervensyphilis einerseits, die parenchymatöse, sogenannte metaluetische Nervensyphilis anderseits. Die erste Gruppe umfaßt in verschiedener Variation
folgende Formen: Die luetische Meningitis, die Endarteriitis luetica und
die Gummen im Gehirn und Rückenmark. Hier bildet die Ausgangsstelle
des pathologischen Prozesses das mesodermale Gewebe, die Meninx und
die Gefäßwand, weshalb auch von einer mesodermalen Nervensyphilis
gesprochen wird; das Nerven- bzw. ektodermale Gewebe leidet sekundär.
Die zweite Gruppe schließt in sich die wohlbekannte progressive Paralyse,
Tabes dorsalis und primäre genuine Sehnervenatrophie ein. Hier gehen
zwei pathologische Prozesse selbständig nebeneinander: ein primärer
degenerativer Prozeß im funktionierenden Nervengewebe (Ganglienzellen
und Nervenbahnen) selbst und ein infiltrativ-entzündlicher Prozeß im
interstitiellen Gewebe, den Meningen und Gefäßwänden. In Hinblick auf den
primären destruktiven Vorgang in der Nervensubstanz als solcher wird
hier auch von einer ektodermalen Nervensyphilis gesprochen. Es lassen
sich beachtenswerte Unterscheidungsmerkmale feststellen, die diese Klassi-
fikation genügend rechtfertigen. Diese Unterscheidungsmerkmale sind
pathologisch-anatomischer, parasitologischer, biologischer, klinisch-sympto-
matologischer und nicht zuletzt therapeutischer Natur.

Nun hat sich immer wieder gezeigt, daß, während die Erscheinungsformen der mesodermalen Nervensyphilis auf die sogenannten rein spezifischen Maßnahmen eine grundsätzlich günstige Beeinflussung zu zeigen
pflegen, die Erscheinungsformen der ektodermalen Nervensyphilis, namentlich die progressive Paralyse, der alleinigen Anwendung von rein spezifischen Prozeduren ein mehr oder weniger resistentes Verhalten entgegen-
setzen. Dies ist ja das treibende Agens, das stets dazu drängte, bei der
progressiven Paralyse und sonstigen metaluetischen Erkrankungen nach
anderen Maßnahmen Umschau zu halten, mittels welcher bessere Ergebnisse zu erzielen wären. Es entstanden so in vieljährigen kontinuierlichen
Versuchen, die sich hauptsächlich an den Namen Wagner-Jaureggs
knüpfen, die sogenannten unspezifischen Behandlungsmethoden, die
Fieber- und Infektionstherapie, deren letzter konsequenter Ausläufer die
moderne Malariabehandlung ist.

Aus dieser kurzen Betrachtung ergibt sich in folgerichtiger Weise, daß
das Indikationsgebiet für die Malariabehandlung im Rahmen der Nervensyphilis in erster Linie die ektodermale Gruppe betrifft, und zwar jene
Erscheinungsform derselben, die der sogenannten rein spezifischen Behandlung gegenüber bekanntlich die größte Resistenz darbietet, nämlich
die progressive Paralyse. Hier ist die Malariabehandlung tatsächlich die

Methode der Wahl. Sie soll daher bei dieser Krankheit unter gegebenen Bedingungen ohne Zögern — und zwar in Verbindung mit einer nachfolgenden Salvarsankur — durchgeführt werden, wobei das Prinzip eingehalten werden soll, die Behandlung in möglichst frühen Stadien der Krankheit in Anwendung zu bringen. Darüber besteht gegenwärtig allgemeine Übereinstimmung.

Aber schon bei der der progressiven Paralyse am nächsten stehenden Erscheinungsform der parenchymatösen Nervenlues, der Tabes dorsalis, verhält es sich anders hinsichtlich der Indikation für die Malariatherapie. Denn die Tabes dorsalis kann auch durch die [übliche sogenannte spezifische Behandlung allein und besonders in Kombination mit sogenannten unspezifischen (fiebererzeugenden) Mitteln, wie Alttuberkulin, polyvalente Typhusvakzine, Phlogetan usw., unter Umständen — namentlich in den Frühstadien — recht günstig beeinflußt werden, in dem Sinne, daß sie in eine stationäre Form, d. h. eine Tabes mit fehlender klinischer Progression und negativem Blut-Liquorbefund übergeführt wird, was ja das praktisch allein erreichbare Ziel jeder Tabestherapie bedeutet. Keinesfalls zeigt die Tabes im allgemeinen jenen Grad von Resistenz gegenüber rein spezifischen Mitteln, wie die progressive Paralyse. Überdies ist die Tabes keine Krankheit von derart progredientem Verlauf wie die Paralyse, ihr Verlauf ist zumeist ein mehr oder minder protrahierter, man hat Zeit, es zuerst mit milderen (und hier nicht unwirksamen) Maßnahmen zu versuchen. Bleibt in dem einen oder in dem anderen Falle der therapeutische Effekt aus, entweder daß die klinischen Erscheinungen trotz der Behandlung fortschreiten, oder daß der vorher positive Liquorbefund keine besondere Tendenz zur Rückbildung aufweist, dann ist bei der Tabes die entschiedene Indikation für die Durchführung einer Malariabehandlung gegeben und es kann von derselben jenes Ergebnis erwartet werden, das bei der vorangegangenen einfacheren Behandlung ausgeblieben ist. Natürlich kann bei einer rasch fortschreitenden, stark liquorpositiven Tabes die Malariabehandlung von vornherein eingeleitet werden.

Wiederum anders steht es mit der primären genuinen Sehnervenatrophie. Auch hier ist — ähnlich wie bei der Tabes — das mittels einer Therapie praktisch erreichbare Ziel ein Stillstand des pathologischen Vorganges. Gegenüber rein spezifischen Maßnahmen verschiedener Applikationsweise besteht bei der genuinen Sehnervenatrophie ein ausgesprochen refraktäres Verhalten, und zwar nicht nur bei alleiniger Anwendung, sondern auch in Verbindung mit fiebererzeugenden Maßnahmen mittleren oder leichteren Grades (Tuberkulin, Typhusvakzine usw.). Mit der Malariabehandlung die hier eine besondere Art der Durchführung erfordert, gelingt es — bei nicht zu sehr vorgeschrittenem Stadium der Krankheit — in einem beachtenswerten Prozentsatz der Fälle das erstrebte Stationärwerden des Prozesses herbeizuführen.

Wie gestaltet sich nun das Indikationsgebiet für die Malariabehandlung bei den Erscheinungsformen der interstitiellen oder meningo-vaskulären Nervensyphilis? Im Sinne des einleitend Gesagten kommt da zum Unterschied etwa von dem Hauptrepräsentanten der parenchymatösen Nervensyphilis, der progressiven Paralyse, die Malariatherapie nicht in erster, sondern in späterer oder letzter Linie in Frage. Man wird bei dem Formen-

kreis der meningo-vaskulären Nervensyphilis mit einer einfachen anti-
luetischen Behandlung, der sogenannten rein spezifischen Therapie, in der
Mehrzahl der Fälle das Auskommen finden, wobei es im Prinzip nicht
von Belang ist, ob man bei den älteren Anwendungsarten bleibt oder eventuell auch die neueren intralumbalen Injektionsmethoden heranzieht.
Der Erfolg wird hier weitgehend abhängig sein vom Stadium der Krankheit
und dem Alter der luetischen Infektion. Bei einer spätsyphilitischen Nerven-
affektion wird es sich auch hier empfehlen, die rein spezifischen Mittel
mit diesem oder jenem unspezifischen (Tuberkulin, Typhusvakzine, Phlogetan usw.) zu kombinieren, namentlich wenn positive serologische Reaktionen vorliegen. Zeigt sich aber das eine oder andere Mal, daß ein gegenüber dieser Behandlungsweise hartnäckig sich verhaltender Fall von meso-
dermaler Nervensyphilis vorliegt, wie es bei der Spätform derselben nicht
so selten vorkommt, dann erst wird eine Malariabehandlung angezeigt sein.
Die Malariabehandlung wird in solchen Fällen sehr häufig jenes Ausmaß
an günstiger Beeinflussung bewirken, das mit den im Vergleich zur Malaria-
kur schwächeren Methoden nicht zu erzielen war. Dies gilt aber nicht für
alle vorher genannten Erscheinungsformen der interstitiellen Nervensyphilis in gleicher Weise. Eine Ausnahme bildet nämlich die vaskuläre
Form der Nervensyphilis, die Endarteriitis luetica der Hirngefäße, bei der
eine Malariabehandlung in der Regel nicht in Anwendung gebracht werden
soll. Denn es hat sich gezeigt, daß die Wirkung der Impfmalaria auf die
meningeale und nervöse Syphilislokalisation von der auf die vaskuläre
different ist, daß der so weitgehenden günstigen Beeinflussung der Nervenlues durch die Malaria eine geringe oder geringere Beeinflußbarkeit der
Gefäßlues im allgemeinen, wie der im Bereich des Nervensystems im besonderen gegenübersteht.

Als in den Rahmen der Nervensyphilis gehörig ist noch die liquorpositive
Spätlatenz der Lues zu betrachten. Das sind jene liquorpositiven Luetiker
der Spätperiode, die frei von manifesten klinischen Nervenerscheinungen
sind, bei denen aber der pathologische Liquor rein spezifischen Maßnahmen
gegenüber sehr häufig ein hartnäckig resistentes Verhalten darbietet. Es ist
dieser Erscheinungsform der Syphilis eine gewisse Sonderstellung einzu-
räumen, insoferne als nicht zu entscheiden ist, ob der positive Liquor hier
eine primäre meningeale Veränderung repräsentiert oder ob er der Ausdruck eines im Zentralnervensystem sich vorbereitenden, vielleicht schon
latent vorhandenen pathologischen Vorganges ist. Nicht ohne theoretische
und praktische Berechtigung erblickt man in diesen spätluetischen liquorpositiven Fällen die Kandidaten für eine nachherige Metalues. Nach über-
einstimmender Auffassung der Mehrheit der Sachverständigen ist hier
die Malariabehandlung gleichsam die Methode der Wahl. Überdies ist hier
auf Grund mehrfacher Indizien der Malariatherapie ein bestimmter präven-
tiver Einfluß hinsichtlich einer späteren Metalues zuzugestehen.

Zusammenfassend läßt sich das Wesentliche des Gesagten folgendermaßen formulieren: Je frischer die Lues ist und je weniger das Nervengewebe als solches betroffen ist, desto wirksamer sind die rein spezifischen
Mittel, desto eher wird man mit denselben — auch bei alleiniger Anwendung — das volle Auslangen finden. Je älter die luetische Infektion
ist und je intensiver und extensiver das Nervensystem selbst ergriffen ist,

in desto größerem Ausmaß müssen zu den spezifischen die unspezifischen Behandlungsmittel hinzukommen; und zwar in abgestufter Stärke — von den einfacheren fiebererzeugenden Mitteln bis zur künstlich herbeigeführten Infektionskrankheit, der Impfmalaria tertiana. *Gerstmann*

Hygiene

Auf welche Weise soll die Wohnung gelüftet werden?

Wenn von Lufterneuerung der Wohnräume die Rede ist, soll immer wieder vorher ausgesprochen werden, daß wichtiger als sie die Vermeidung der Luftverunreinigung ist, soweit sie eben irgend vermeidbar erscheint: Staub, üble Gerüche, Feuchtigkeit, giftige Gase kommen oft nur durch Unsitten bei der Wohnungs-, Möbel- und Kleiderreinigung, der Nahrungsmittelverwahrung und -zubereitung und durch Unvorsichtigkeiten, besonders mit Gasleitungen, zustande.

Aber auch für die einzuführende Luft ist die erste Forderung die, daß sie nicht selbst Verunreinigungen schon mit sich bringt. Das Wohnhaus verhält sich im ganzen wie ein Schacht, der, auf die Erde gestellt, Luft aus dieser ansaugt und oben austreten läßt; Bodenluft, Kellerluft, Kanalluft ganz besonders, wird deshalb, wenn sie nicht daran gehindert wird, in die Wohnräume leichter eindringen als die erwünschte Frischluft, und die so verbreiteten üblen Hausgerüche mögen im ganzen wohl mehr aus dieser Quelle stammen, als daß sie erst im Hause selbst entstehen. Das Stiegenhaus bietet dem aufsteigenden Luftstrom meist den breitesten Weg; wenn dieses unreine Luft aus Kellern, Ställen, Küchen empfängt, so durchdringt sie auch das ganze Haus. Ebenso wirken Aufzugsschächte und ebenso auch unverschlossene Abfallrohre, der Abortschlauch vor allem, aber auch jeder offenstehende Wasserablauf.

Die Lufterneuerung des Wohnraumes ist grundsätzlich auf zweierlei Weise: plötzlich oder ständig, möglich und soll auch immer auf beiderlei Art möglich gehalten werden.

Die plötzliche Lufterneuerung eines Raumes, das „Lüften" im gewöhnlichen Wortsinn, ist zur gründlichen Entfernung angesammelter Luftverunreinigungen unentbehrlich, also während oder nach allen Staub, Dämpfe, Geruch erzeugenden Verrichtungen, wie sie bei der täglichen Wohnungsreinigung, bei der Nahrungsmittelzubereitung und bei der Krankenpflege unvermeidlich vorkommen. Dafür sind bestimmte bauliche Voraussetzungen erforderlich, die als „Gegenlüftbarkeit" bekannt sind. Eine wesentliche Abkühlung eines warmen Raumes ist auch bei kalter Außenluft durch kurzdauernde Gegenlüftung — und eine solche genügt auch schon — nicht zu befürchten, weil die Luft im Vergleich zu Mauerwerk und Mörtel nur sehr wenig Wärme faßt.

Die ständige Lufterneuerung, welche unter der Wirkung der natürlichen Triebkräfte — Temperaturunterschiede, Winddruck — praktisch immer in gewissem Ausmaß eintritt, ist für die dauernde Versorgung der Wohnräume mit Frischluft am wichtigsten. Der Luftdurchgang durch Tür- und Fensterspalten macht auch bei gutem Schluß mehr aus als der durch die Wandporen, so daß man ohne Schaden für die Lüftung auf die Wanddurchgängigkeit, wie z. B. bei Beton- oder Stahlplattenhäusern verzichten kann, wenn nur sonstwie die Luftbewegung richtig in die Wege geleitet ist. Eine ganz andere Frage ist allerdings der Wert der Mauerporösität für die Wärmeleitung und Wärmefassung sowie für die Verhütung tropfbar-flüssigen Niederschlages der Zimmerfeuchtigkeit.

Die beste Einrichtung für die ständige Lüftung der Wohnräume und auch der am meisten lüftungsbedürftigen Küche ist, besonders wenn wir hier nur die private Einzelwohnung, nicht Großbetriebe, wie Spitäler, Sanatorien u. dgl. ins Auge fassen, die Fensterklappe, d. h. der durch Schub- oder Kippvorrichtungen mehr oder weniger weit öffenbare obere Fensterflügel. Hier strömt die Luft vor allem leicht ab, nötigenfalls auch zum Teil zu, ohne daß es so leicht zu Zugbelästigungen kommt, wie das bei besonderen Lüftungsschächten im unteren Zimmeranteil leicht der Fall ist. Im Sommer und zur Nachtzeit, bei entsprechend warmer Bedeckung auch im Winter, soll die breite Fensterlüftung, das „offene Fenster" an Stelle der Klappflügellüftung treten.

Künstliche Triebkräfte für die Lufterneuerung kommen für die private Wohnung nicht in Betracht. Auch in Anstalten trachtet man soweit als möglich, ohne sie auszukommen.

Fragen: Kann bei Stahlhäusern, wo ein Luftdurchgang durch die Wände ausgeschlossen ist, durch die schlechte Lüftung Kohlensäure angehäuft werden? Ist die Lüftung um das Eck der Gegenlüftung gleichzusetzen? Bestehen Bedenken gegen eine Lüftung mit einem künstlichen Ventilator? — Antworten: Bei Stahlhäusern ist durch Fensterflügelventilation für genügende Lüftung Sorge zu tragen. Die Lüftung ums Eck ist nicht ganz so wirksam wie die Gegenlüftung; wenn jedoch keine solche möglich ist, so soll wenigstens jene erfolgen. Gegen eine Lüftung mit künstlichem Ventilator ist nichts einzuwenden, sie ist jedoch kostspielig und wird nur selten richtig gehandhabt.   *Reichel*

Welche Art der Heizung ist für Wohnräume zu empfehlen?

Die Forderungen, welche wir an eine Heizung zu stellen haben, sind teils quantitativer, teils qualitativer Art. Der Westeuropäer zieht meist dem Ofen das Kaminfeuer vor, das ihn nur von einer Seite her erwärmt und den Raum kühl läßt. Diese Art der Heizung ist aber selbstverständlich nur in Ländern möglich, wo das Wärmebedürfnis ein geringes ist; wir bevorzugen eine gleichmäßige Erwärmung, die auch in ökonomischer und hygienischer Hinsicht besser ist. Ein Stahlhaus bietet in dieser Hinsicht wesentlich größere Schwierigkeiten als gemauerte Gebäude. Das Wärmefassungsvermögen des Eisens ist wohl nicht geringer als das des Ziegels, aber bei der ganz geringen Menge Eisens, das zum Bau verwendet wird, kann nur eine kleine Menge von Wärme in der Wand aufgestapelt werden. Das Wärmefassungsvermögen bedingt auch, daß eine einmal erwärmte Wohnung so lange Zeit warm bleibt. Dadurch sind auch unsere Wohnungen im Herbst verhältnismäßig lange Zeit noch warm, während sie im Frühjahr länger kalt bleiben. Will man einen durch längere Zeit nicht geheizten Wohnraum rasch heizen, so gelingt dies nur scheinbar für kurze Zeit; die Luft wird wohl darin warm, jedoch das Mauerwerk bleibt noch lange kalt.

Zur Erwärmung der Wohnungen bedienen wir uns der Öfen oder lokaler Wärmevorrichtungen. Die Heizung des Raumes geschieht nicht mit der Flamme selbst, sondern durch Vermittlung einer Heizfläche, die die Luft erwärmt und Wärme ausstrahlt.

Die Heizflächen müssen vor allem rein sein und sie dürfen auch nicht allzu heiß werden. Sind sie unrein, so kommt es durch Röstung des Staubes zu einer Luftverunreinigung und zu dem typischen kratzenden Geruch, wie er beim langsamen Verbrennen organischer Stoffe in so charakteristischer Weise auftritt. Hauptsächlich zu Beginn der Heizperiode wird über solche Gerüche geklagt, oder vielmehr meistens über die „Trockenheit" der Heizluft. Der Mensch besitzt nun aber gar kein Sinnesorgan, um die Trockenheit oder Feuchtigkeit der Luft wahrzunehmen, und empfindet höchstens die absolut feuchte Luft infolge der Wärmestauung. Der Mensch braucht auch keine feuchte Luft, denn diese wird in dem Augenblick, wo wir sie einatmen, ausreichend befeuchtet.

Daß ganz besonders bei Zentralheizungen über zu „trockene" Luft geklagt wird, hängt vor allem damit zusammen, daß hier meistens verstaubte Heizflächen erwärmt werden. In neuerer Zeit werden die Heizflächen so glatt gebaut und senkrecht gestellt, daß eine Versengung des Staubes vermieden wird. Die beste Zentralheizung ist die Warmwasserheizung, weil hier mit Temperaturen unter 100° C geheizt werden kann, und zwar mit verschiedenen, je nach dem Wärmebedarf.

Der alte Kachelofen mit mehreren Durchzügen war ein gesundes und bequemes Heizverfahren. Die Eisenkonstruktionen, die jetzt meist in Verwendung stehen, haben den Nachteil einer geringen Wärmefassung; es wird hier oft durch einen eingebauten Stutzen eine größere Menge von Kohlen vorgewärmt, wodurch der Ofen wieder zum Wärmespeicher wird. Manche wärmetechnisch recht vollkommenen Öfen sind jedoch nicht ganz unbedenklich, da die Heizgase anstatt gleich in den Schornstein, durch den Sockel geleitet werden. Verlegt sich dieser oder kommt es durch Witterungsumschläge zu einem Zurückschlagen, so können die Heizgase in das Zimmer gelangen, was zu Kohlenoxydvergiftungen Anlaß geben kann. Heute werden zur besseren Wärmeausnützung auch Zusatzöfen aufgestellt, bei denen die Gefahr der Verlegung geringer ist.

Beim Gaskamin werden die Heizgase aus dem Raum abgeführt. Ist bei Gasflammen für keinen genügenden Abzug der Verbrennungsgase gesorgt, so wird die Luft mit Kohlensäure und Wasserdampf verunreinigt. Das früher fast ausschließlich zu Beleuchtungszwecken verwendete Gas wird jetzt hauptsächlich zu Heizzwecken herangezogen, weil der Lichtbedarf anders gedeckt ist. Das Gas ist demgemäß heute im Verhältnis zu den anderen Brennstoffen bei weitem nicht mehr so teuer wie früher. Auch die Gaskamine tragen Behälter, die mit Wasser gefüllt werden sollen, nicht um die Luftfeuchtigkeit zu erhöhen, sondern um wieder nur die Röstung des sich dort ansammelnden Staubes zu verhindern.

Die Petroleumöfen haben keine Abzüge; es bleiben die Verbrennungsgase im Raum und es ist deshalb diese Art der Beheizung besonders für Schlafzimmer abzulehnen. Bei der richtig geleiteten Verbrennung von Petroleum entsteht allerdings fast kein Kohlenoxyd, es kann daher zu keiner Vergiftung kommen, aber schon durch die große Menge von Kohlensäure und Wasserdampf, noch mehr durch die Gefahr des Rußens ist das Heizen mit Petroleumöfen nicht immer angenehm.

Fragen: Haben Dauerbrandöfen einen besonderen Wert? Betrifft die Gefahr der Kohlenoxydvergiftung alle Systeme der Dauerbrandöfen gleichmäßig oder besteht ein Unterschied? Ist die elektrische Heizung vom hygienischen Standpunkt günstig zu beurteilen? — Antworten: Vom wärmetechnischen Standpunkt aus sind die Dauerbrandöfen sicher von besonderem Wert, da sie bei geringem Brennstoffverbrauch eine bessere Durchwärmung der Wohnräume herbeiführen; ob sie vom gesundheitlichen Standpunkt aus zu empfehlen sind, möchte ich nicht ganz bejahen, schon weil sie eine allzu gleichmäßige Durchwärmung der Wohn- und Nebenräume herbeiführen und so der Abhärtung der Bewohner nicht förderlich sind. Durch Witterungsumschläge, z. B. Sturmkatastrophen, kann bei jeder Form des Dauerbrandofens eine Umkehrung des Luftzuges eintreten und dadurch eine Kohlenoxydgasausströmung erfolgen, weshalb sie auf jeden Fall in Schlafzimmern unerwünscht sind. Je sparsamer eine Konstruktion wirkt, desto größer ist immer die Gefahr des Umschlagens. Die elektrische Heizung ist sicher vom hygienischen Standpunkt aus am besten; sie kann jedoch wegen der großen Betriebskosten derzeit nur als Reserveheizung in Frage kommen. *Reichel*

Welche gesundheitlichen Schädigungen entstehen durch feuchte Wohnungen?

Wenn wir in der Zeit der Wohnungsnot über Wohnungshygiene sprechen, so interessiert uns dabei nicht die herrschaftliche Wohnung, nicht die bürgerliche Wohnung, sondern die Kleinwohnung ist es, welche unser Interesse in Anspruch nimmt.

Philippovich, der die Wiener Wohnungsverhältnisse in den Jahren 1890 bis 1893 eingehend untersuchte, konnte feststellen, daß in jenen Bezirken Wiens, welche die größte Zahl übervölkerter Kleinwohnungen haben, auch die größte Sterblichkeit zu verzeichnen ist.

Als übervölkerte Kleinwohnungen werden jene Wohnungen bezeichnet, in denen auf einen Raum vier und mehr Personen angetroffen werden.

Aus der Wiener Statistik aus dem Jahre 1897 ersehen wir, daß die Zahl der Todesfälle an Tuberkulose, auf 10000 Einwohner berechnet, in den Wiener Bezirken mit übervölkerten Kleinwohnungen 48 bis 54 betragen hat, während im I. Bezirk nur elf Fälle zu verzeichnen waren. Die hauptsächlichste Verbreitungsweise der Tuberkulose ist jene durch Tröpfcheninfektion. Die beim Husten, Niesen und Sprechen herausgeschleuderten, mit Tuberkelbazillen beladenen Tröpfchen können beim engen Zusammenleben in der Kleinwohnung viel leichter einen Wohngenossen treffen und zur Infektion führen. Es ist allgemein bekannt, wie schwer die so berechtigte hygienische Forderung in vielen Fällen durchzusetzen ist, daß für jeden Patienten mit offener Tuberkulose ein eigenes Bett mit Bettschirm vorhanden sein soll, damit er durch seine Hustenstöße nicht die Wohngenossen infiziere.

So wie die Tuberkulose durch Tröpfcheninfektion, werden auch zahlreiche andere Krankheiten, wie Diphtherie, Influenza, Grippe, epidemische

Genickstarre, Keuchhusten und die verschiedenen Arten der Lungenentzündung übertragen.

Aber nicht nur die Tröpfcheninfektion, sondern auch die Kontaktinfektion ist bei engem Zusammenleben in Kleinwohnungen begünstigt.

Solche Kleinwohnungen werden auch heute in der Zeit der Wohnungsnot wieder in großem Maßstabe errichtet. Mit großer Geschwindigkeit wird gebaut, in drei bis vier Monaten wird die größte Mietskaserne fertiggestellt. Ja, das Haus ist noch nicht einmal in allen Teilen fertiggestellt, ziehen die Leute schon in die Wohnungen ein. Früher bestand für Neubauten eine Austrocknungsfrist und der Wohnkonsens für beziehbare Wohnungen war an einen Wassergehalt des Fugenmörtels von nicht mehr als 2% gebunden. Gut ausgetrocknete Mauern haben einen Feuchtigkeitsgehalt von unter 0,5%. Dieser Wassergehalt rührt daher, daß beim Bauen ungeheure Wassermengen verwendet werden. Pettenkofer hat berechnet, daß für ein mäßig großes Wohnhaus mit drei Stockwerken und nur fünf Zimmern im Stockwerk schon 85000 Liter Wasser gebraucht werden. Daraus ergibt sich, daß eine frisch aufgeführte Mauer 20 bis 25 Volumprozent Wasser enthält. Je nach der Jahreszeit ist die Austrocknungsfrist eine sehr verschiedene und geht im Winter langsamer vor sich als im Sommer. Es kann aber eine Mauer viel Feuchtigkeit enthalten und doch trocken aussehen, wenn alle Poren der Mauer gleichmäßig mit Wasser erfüllt sind; bei ungleichmäßiger Verteilung des Wassers treten aber feuchte Flecke auf. Eine Wohnung mit feuchten Flecken sollte auch trotz der herrschenden Wohnungsnot nicht bezogen werden, denn die Mauer enthält mehr als 10% Feuchtigkeit und wird unter Umständen überhaupt nicht mehr trocken. In früheren Zeiten gab es sogenannte Trockenwohner, denen Abfallholz des Baues zur Verfügung gestellt wurde und die von einem Neubau in den anderen zogen. Diese Leute gaben ihren Beruf meist nach kurzer Zeit wieder auf, längstens übten sie ihn ein bis zwei Jahre aus. Bei ihnen zeigten sich die typischen Erkrankungen der feuchten Wohnung, so vor allem Erkältungskrankheiten, Rheumatismus, Katarrhe der Luftwege und Nierenerkrankungen. Diese Affektionen kommen bei Insassen feuchter Wohnungen in einem viel höheren Prozentsatz zur Beobachtung, als bei solchen trockener Wohnungen.

Heute wird die Austrocknung der Räume durch Koksöfen mit Dunsthaube und Abzugrohr besorgt; dadurch gelingt die Austrocknung der Wohnungen nicht nur sicherer, sondern es wird auch der Einschleppung von Ungeziefer seitens der Trockenwohner vorgebeugt.

Die heute so vielfach verwendeten Wohnküchen verdienen wegen der Feuchtigkeit besondere Beachtung. Durch das Kochen, Waschen und die Ausdünstungen der Menschen kommen große Wassermengen in die Luft. Werden solche Wohnküchen zu früh bezogen, so können sie auch dauernd feucht bleiben.

Die jetzt so vielfach geäußerten Klagen über große Feuchtigkeit in der Küche sind wohl auf den Umstand zu beziehen, daß an Stelle des Sparherdes der Gasrechaud getreten ist. Nun produziert die Gasflamme als solche schon Wasserdampf, und zwar in dem Maße, daß beim Kochen auf dem Rechaud pro Stunde etwa 1 bis $1^1/_2$ Kilogramm Wasserdampf erzeugt wird, der sich an den kalten Wänden niederschlägt. Der Sparherd war aber nicht nur ein ausgezeichneter Ventilator für die Küche, sondern mit den Heizgasen

wurde auch viel Wasserdampf abgeführt und durch dieselben für die Erwärmung der Wände Sorge getragen.

Ein weiterer Grund für die stärkere Durchfeuchtung der Wohnräume
ist in der Schadhaftigkeit der äußeren Wände zu suchen. Der Schlagregen
kann bei abgefallenem Verputz in die poröse Mauer eindringen; es kommt
hiedurch zur Aufnahme von großen Wassermengen. Es ist bekannt, daß
speziell in den oberen Stockwerken die Außenwände durch die Witterung
vielfach leiden, wodurch dem Eindringen von Feuchtigkeit weniger Einhalt
geboten wird. Erst vor kurzem wurde von einem russischen Arzte erwähnt,
daß in Moskau 40000 Wohnungen durch den fortschreitenden Verfall un-
benützbar geworden sind. Wir müssen mit allen Mitteln trachten, daß nicht
dieselben Verhältnisse bei uns eintreten.   *Eugling*

Welche Nachteile haben Keller- und Dachwohnungen?

In der jetzigen Wohnungsnot wurden vielfach Keller- und Dachräume
zu Wohnungen adaptiert. Die Kellerwohnungen haben den Vorteil einer
verhältnismäßig gleichmäßigen Temperatur, sind jedoch meist infolge des
Aufsteigens des Grundwassers feucht und können überhaupt nie trocken-
gelegt werden. Sonne und Wind haben ja nur sehr wenig Zutritt und sind
daher die Kellerwohnungen im Sommer sehr kühl. Dringt die warme
Sommerluft in Kellerwohnungen ein, so schlägt sich der Wasserdampf
an den Wänden nieder und es kommt zu einem muffigen Geruch, der durch
Unreinlichkeit und Schmutz und durch die Bildung von Schimmelpilzen
erzeugt wird. Diese Schimmelpilze bilden eine direkte Gefahr, wenn sie an
den Wänden festhaften und diese mit einer arsenhaltigen Farbe gestrichen
oder mit einer solchen Tapete bekleidet sind.

Die Kellerwohnungen sind aus zwei Gründen besonders schlecht zu
lüften, und zwar deshalb, weil beim Öffnen der Fenster Staub und Schmutz
hineingetragen werden und eine Querlüftung bei Kellerwohnungen unmöglich ist. Die Kellerwohnungen haben auch darunter zu leiden, daß sie
mit Tageslicht schlecht versorgt sind und dem Sonnenlichte, das zahlreiche
Krankheitserreger abtötet, keinen Zutritt gewähren. Besonders von den
Tuberkelbazillen ist es bekannt, daß sie durch das Sonnenlicht vernichtet
werden. Aus all diesen Gründen finden wir bei Bewohnern der Kellerwohnungen besonders häufig Erkältungskrankheiten, bei den Kindern sehr
oft Tuberkulose, bzw. Skrophulose, durch Schmierinfektion hervorgerufen.

Auch zahlreiche Dachräume wurden zu Wohnzwecken hergerichtet, insbesondere waren es Ateliers von Künstlern, Malern und Photographen.
Diese Dachwohnungen haben sehr große Fensterscheiben in Metallrahmen
und lassen dadurch im Winter nur zu leicht die Kälte eindringen, die selbst
durch beste Heizmethoden nicht gebannt werden kann. Noch ärger als die
Kälte im Winter ist jedoch in diesen Wohnungen die Hitze im Sommer; sie
sind der intensiven Bestrahlung während des ganzen Tages ausgesetzt, so
daß die Temperatur in solchen Wohnungen oft höher ist als die Außenluft.
Diese hohe Temperatur ist jedoch nicht nur für die Bewohner sehr unangenehm, sondern bildet eine ernste Gefahr hinsichtlich der Zersetzung
von Nahrungsmitteln. Infolge der weiten Entfernung vom Keller werden
die Nahrungsmittel sehr oft in der Wohnung aufbewahrt, die Milch z. B. nur

in der Wasserleitung gekühlt; es kommt bei dieser dann zu einem außerordentlichen Keimreichtum, der für die Kinder besonders in den Sommermonaten sehr schädlich sein kann und nicht zu selten Anlaß zum Auftreten von Sommerdiarrhöen gibt. Besonders hervorzuheben ist hier, daß
die pasteurisierte Milch nicht keimfrei ist und daß die in ihr enthaltenen
Sporen, vor allem die der Heubazillen, durch die hohe Temperatur auskeimen können. Gar nicht so selten werden durch derartige Diarrhöen
Todesfälle verursacht. Aber auch der infantile Hitzschlag spielt bei den
Dachwohnungen eine große Rolle. Dadurch, daß bei Vorhandensein von
Kleinkindern die Windeln in den Dachwohnungen gewaschen und aufgehängt werden, kommt es zu einer hohen Feuchtigkeit und hiedurch zu
einer Wärmestauung, wodurch wieder das Auftreten von Hitzschlägen
begünstigt wird. Die verminderte Wärmeabgabe tritt beim Säugling ganz
besonders dann ein, wenn er in seinem Bette liegt und seine Windeln naß
werden. Aus dem Vorstehenden ist ersichtlich, daß die Dachwohnung für
den Erwachsenen nicht sehr erfreulich, für den Säugling aber direkt gefährlich ist.   *Eugling*

Welches ist die zweckmäßigste Art der Insektenvertilgung in den Wohnungen?

Die Insektenvertilgung ist nicht nur für die Privatwohnungen von großer
Wichtigkeit, sondern auch für Heilstätten und Krankenhäuser. In Wohnungen wird besonders durch das Halten von Kleintieren das Ungeziefer
in bedeutendem Maße vermehrt. Kaninchen, Meerschweinchen, Hühner
und auch andere Tiere locken viele Insekten und vor allem Wanzen im
besonderen Grad an, gar nicht selten sind die Stallungen der Kleintiere
mit Tausenden von Wanzen besiedelt. Durch die Futterreste und die
geringe Reinlichkeit bei der Haltung solcher Kleintiere kommt es oft zu
einer starken Fliegenplage, aber auch Mäuse und Ratten können durch
die Futterreste in die Wohnungen gelockt werden. Insekten in Wohnungen
werden allgemein als ein Zeichen der Unreinlichkeit angesehen; sie haben
vor allem aber als Ruhestörer und als Krankheitsübertrager eine Bedeutung.

Die Ruhestörung durch Insekten kann oft recht beträchtlich sein,
insbesondere sind an Reinlichkeit gewöhnte Personen sehr empfindlich
und können durch Wanzen und Flöhe um ihre ganze Nachtruhe gebracht
werden. In Krankenhäusern werden, ebenso wie in Hotels, durch die Ankömmlinge ab und zu Wanzen eingeschleppt, deren Beseitigung oft sehr
schwer ist, so daß schon nach kurzer Zeit die Nachtruhe der Patienten
stark gestört ist. Die gestörte Nachtruhe bedeutet für den Kranken eine verminderte Erholung und für den Gesunden eine verminderte Arbeitsfähigkeit. Die größte Bedeutung aber haben die Insekten als Krankheitsüberträger.

Im Orient und vor allem im wärmeren Klima kommen Krankheitsübertragungen durch Insekten sehr häufig vor; aber auch bei uns ist
— z. B. zu Zeiten der Ruhr — die Übertragungsmöglichkeit durch Fliegen
gar nicht zu unterschätzen. Diese sind es, die sich besonders gern auf den
süßlich riechenden, schleimigen Ruhrstuhl setzen und sich dann wieder

mit ihren verunreinigten Füßchen auf Obst und andere roh oder kalt genossene Nahrungsmittel niederlassen und so zur Verbreitung der Krankheit beitragen. Auch Typhuskeime, Choleraerreger, Eitererreger und andere Keime können durch Fliegen übertragen werden, denn die Füße der Fliegen sind immer stark verunreinigt. Bei Untersuchungen von Fliegen in der Nähe von Ablageplätzen konnten sogar einmal Milzbrandbazillen an den Krallen eines solchen Tieres nachgewiesen werden. Außerdem kann durch Flöhe die Pest, durch Kleiderläuse das Fleckfieber, durch Zecken und Wanzen das Rückfallfieber, durch Mücken die Malaria und das Gelbfieber übertragen werden. Auch noch zahlreiche andere Krankheiten der Menschen und Tiere werden durch Insekten übertragen, daher hat die Insektenvertilgung eine ganz besondere hygienische Bedeutung.

Die Insektenbekämpfung wird vor allem dadurch besonders erschwert, daß diese Tiere sich durch eine ganz besonders starke Vermehrungsfähigkeit auszeichnen. Eine Fliege z. B. legt im Laufe eines Sommers ungefähr zehnmal etwa 80 bis 100 Eier, aus denen nach 14 bis 20 Tagen die vollentwickelten Tiere entstehen; dadurch ist es möglich, daß die Nachkommen einer einzigen überwinterten Fliege in einem Jahr mehrere Millionen betragen können. Jede Fliegenbekämpfung hat vor allem mit der Beseitigung von Mist, Kehricht und Küchenabfällen zu beginnen. Ist eine solche restlose Beseitigung nicht möglich, so muß die betreffende Müllablagestelle mit Kalkmilch, Chlorkalk- oder Eisenvitriollösung übergossen werden; am zweckmäßigsten ist es, wenn man nach jeder neuerlichen Ablagerung von Mist alle 14 Tage immer eine Schichte vorgenannter Substanzen aufträgt, um den Fliegen die Möglichkeiten zu nehmen, die Abfälle als Brutstätten zu benützen. In den Krankenhäusern und Wohnungen kann man sich vor den Fliegen einigermaßen schützen, wenn man an den Fensteröffnungen sogenannte Fliegengitter anbringt; auch das Aufstellen von Fangvorrichtungen, die mit Fliegenleim (6 Teile Kolophonium, 3 Teile Rizinusöl, 1 Teil Honig) bestrichen sind, oder von Fliegenfallen, insbesondere aber die Verwendung von Fliegengläsern, die mit altem Bier gefüllt sind, ist von Nutzen. Dem gleichen Zweck dient auch altes Bier, das mit Formalin versetzt ist, und zwar auf 1 Liter Bier 1 Eßlöffel Formalin, ferner auch Formaldehyd (Paraform) oder Arsenik enthaltende Fliegenpapiere, die in einen Teller mit etwas Milch oder Bier eingelegt werden. Arsenik wird wohl wegen der Vergiftungsgefahr für andere Tiere nur selten benützt. In Stallungen und auch in anderen Räumen, wo sich gerne Fliegen aufhalten, hat sich als besonderes Abwehrmittel der Wandanstrich mit blauer Farbe sehr bewährt; will man jedoch einen blauen Anstrich nicht machen lassen, so ist es ebenso gut, die Fenster mit blauem Seidenpapier zu verkleben und die Fliegen meiden diesen Raum.

Ebenso wie die Fliegenplage sind auch die Mücken in den Wohnungen oft recht lästig. Hier ist es wohl am zweckmäßigsten, mit Organtin bespannte Fensterrahmen zu benützen. Die Anophelesmücke — bekanntlich die Überträgerin der Malaria — kann durch gewöhnlichen großmaschigen Organtin durchschlüpfen, die Maschenweite darf daher nicht mehr als 1,2 bis 1,4 Millimeter betragen. In Malariagegenden wird es jedoch auch nötig sein, die Brutplätze der Mücken durch Ableitung oder Überschütten der Sümpfe und anderen Wasseransammlungen zu beseitigen. Handelt es

sich um große Gebiete, so wird hiezu in letzter Zeit mit Erfolg das Flug-
zeug verwendet. Mit Hilfe des Flugzeuges werden über die Sümpfe und
Teiche durch Streuapparate Arsenpräparate ausgeschüttet und hiedurch
die Larven getötet. Für kleine Wasseransammlungen in der Umgebung des
Wohnhauses wird auch das Übergießen mit Petroleum oder Schnacken-
saprol von Erfolg sein.

Läuse und Flöhe finden sich vor allem am Körper, kommen aber
auch in der Wohnung in Betten, Bettdecken und Matratzen vor; insbe-
sondere in den Betten unreiner Hotels sind sie sehr häufig. Die Larven der
Flöhe und Wanzen halten sich besonders im Fußboden und in den Ma-
tratzen. In unreinen Hotels kann man aber auch auf den Wolldecken
Kleiderläuse, sowie Flöhe und Wanzen nachweisen. Die Beseitigung des
Ungeziefers aus den Matratzen und Bettdecken geschieht am besten mittels
Dampfdesinfektion. Die Wanzen siedeln sich besonders gern hinter Holz-
bestandteilen, wie Bilder, Türrahmen, Holzmöbel oder Holzbetten sowie
Sesselleisten an, aber auch in den Eisenbetten der Spitäler finden sich sehr
häufig Wanzen, insbesondere in solchen, welche hohle Stützen haben.
Gar nicht selten kommt es vor, daß trotz Verwendung aller möglichen
Mittel die Wanzen doch immer wieder kommen; schuld daran sind die
Hohlräume und Schlupfwinkel in den Mauern und Zwischendecken, in
denen einige Exemplare überleben und sich wieder vermehren. Zur Bekämpfung im kleinen Maßstab eignet sich vor allem eine 5%ige Kresolseifenlösung, ferner Petroleum und das in neuester Zeit mit großer Reklame
in den Handel gebrachte Flit; letzteres ist jedoch für den Gebrauch im
großen ziemlich teuer. Zur Beseitigung von Flöhen dient vor allem eine
warme, etwa 2%ige Kresolseifenlösung, die mit einer Stielbürste aufgetragen werden soll. Sehr zu empfehlen ist auch Stauböl, das mit einer
Kresolseifenlösung versetzt ist, weil dadurch ebenfalls die Entwicklung
von Flohlarven verhindert wird. Auch Fußbodenpasta ist durch ihren
Gehalt an Terpentinöl sehr geeignet, die Entwicklung der Flohlarven im
Fußboden zu stören. Bezüglich der Wanzen wäre noch zu erwähnen, daß
sie sehr gern wandern und dabei, von dem Hunger nach Blut und durch
das Wärmebedürfnis getrieben, oft von einer Wohnung in die andere
kommen. Hier haben sich zwei Mittel besonders bewährt; das erste ist,
daß man gegen die Zuwanderung der Wanzen von unten die Randfuge
zwischen Fußboden und Wand abdichtet, und zwar in der Weise, daß man
die sogenannte Sesselleiste wegreißt und in die Randfuge Watte hinein-
stopft, die dann mit heißer Kresolseifenlösung übergossen wird. Die Sesselleiste wird auch mit Kresolseifenlösung oder Petroleum mehrmals an-
gestrichen und dann wieder aufgenagelt. Von Vorteil ist es auch, an allen
vier Wänden in der Nähe der Decke einen Strich mit einer Mischung aus
Terpentinöl und Kresol zu ziehen, da die Wanzen diese Linie nicht überschreiten, sondern an ihr entlang laufen. Dort, wo diese fortlaufende Linie
endigt, wird ein Glanzpapier mit einem Auffangtrichter angebracht, die
Wanzen können sich an dem glatten Glanzpapier nicht halten, fallen in
den Trichter hinein und verhungern dort. Diese Wanzenfalle schützt hauptsächlich gegen Zuwanderung von oben, sie hat sich in Kombination mit
anderen Bekämpfungsmethoden sehr bewährt. Das sogenannte dalmati-
nische Insektenpulver (Zacherl) kann gegen alle Insekten verwendet werden.

Bei einer kurzdauernden Berührung mit dem Insektenpulver tritt jedoch nur Betäubung ein, erst durch längere Einwirkung erfolgt Abtötung. Das Insektenpulver wird zerstäubt oder aufgestreut; es wird gewonnen aus den Blüten der in Dalmatien vorkommenden Pyrethrumarten.

Alle diese genannten Mittel eignen sich jedoch in erster Linie nur für die Insektenbekämpfung im kleinen. Handelt es sich darum, im großen, in Spitälern oder Kasernen eine radikale Insektenvertilgung vorzunehmen, so wird das Ausschwefeln oder die Verwendung von Blausäure nötig sein. Beim Ausschwefeln muß unbedingt 5 Kilogramm Schwefel auf 100 Kubikmeter Raum verwendet werden. Das Ausschwefeln geschieht in der Form, daß man das Gefäß mit dem Schwefel auf glühende Holzkohlen stellt und den Schwefel mit einem Viertelliter Spiritus überschüttet und anzündet. Sehr gut haben sich die von Graßberger empfohlenen, mit Schamotteerde ausgekleideten Schwefelrinnen bewährt, da in diesen der Schwefel besonders rasch und vollständig verbrennt. Auch Schwefelkohlenstoffpräparate, wie Salfarkose und Verminal werden vielfach zur Ungeziefervertilgung verwendet, doch ist dabei besondere Vorsicht geboten, weil Schwefelkohlenstoff sehr feuergefährlich ist. Die Anwendung dieser Präparate ist überdies verhältnismäßig teuer, denn es müssen für 100 Kubikmeter Raum 6 Liter dieser Flüssigkeiten zur Verbrennung kommen. Vielfach kommt auch die flüssige, schwefelige Säure in Anwendung, und zwar wird die in Stahlflaschen komprimierte, flüssige, schwefelige Säure durch ein Ventil herausgelassen. Das Verfahren wird so geübt, daß man die Bombe auf eine Waage gibt und durch das Schlüsselloch für 100 Kubikmeter Raum 9 Kilogramm schwefelige Säure einleitet; hiebei sind Fenster, Türen und der im Zimmer befindliche Ofen besonders abzudichten. Die Einwirkungsdauer muß mindestens sechs bis sieben Stunden betragen. Für dieses Verfahren ist besondere Vorsicht nötig, da die schwefelige Säure die Atmungsorgane des Menschen sehr stark reizt, Lebensmittel ungenießbar macht und Metallteile angreift. Das Formaldehyd, das zur Wohnungsdesinfektion auch in gasförmigem Zustand verwendet wird, ist für die Insektenvertilgung ganz unbrauchbar; es bewährt sich nur gegen Bakterien, die schwefelige Säure hingegen ist gegen Bakterien fast ohne Wirkung, aber vorzüglich gegen Insekten.

Ganz ausgezeichnet ist die Blausäure für die Insektenvertilgung; leider kann sie auch schon in ganz minimalen Mengen für Menschen und Haustiere gefährlich werden und schon bei kurzer Einwirkung tödlich sein. Früher wurde die Blausäure in der Form verwendet, daß man Zyannatrium mit Schwefelsäure übergoß. Dieses Verfahren wurde jedoch, weil es zu gefährlich war, verlassen; denn es sind dieser fast vollkommen geruchlosen Blausäure sehr viele Menschenleben zum Opfer gefallen. Es wurde daher in neuerer Zeit das Blausäureverfahren umgearbeitet und wird jetzt in Form des Zyklon B sehr viel verwendet. Bei diesem Verfahren wird die Blausäure mit besonderen Riechstoffen versehen, damit man durch diesen Geruch auf die Anwesenheit von Blausäure aufmerksam werden soll. Leider sind auch bei der Verwendung von Zyklon B bereits Todesfälle vorgekommen, wenn auch in viel geringerer Zahl wie früher. Die Blausäure hat gegenüber der schwefeligen Säure den großen Vorteil, daß sie die meisten Nahrungsmittel ganz unverändert läßt. Gefährdet sind nur Flüssigkeiten, Eier, Tabak, Tee und Kaffee; nicht vergessen darf man auf lebende Pflanzen und Haustiere. Bei dem Verfahren mit Zyklon B ist Kieselgurerde mit flüssiger Blausäure und einem Riechstoff in gasdichten Blechdosen notwendig. Diese Blechdosen werden unter Verwendung von Gasmasken von geschultem Personal im Raum geöffnet und der Inhalt auf große Papierbogen ausgeschüttet. Für 100 Kubikmeter Raum ist bei sechsstündiger Einwirkungsdauer 1 Kilogramm des Mittels erforderlich; das Verfahren ist heute noch ziemlich teuer. Bei der Verwendung von Blausäure sollen immer zwei geschulte Leute gemeinsam arbeiten und dabei Gasmasken tragen. Nach durchgeführter Insektenvertilgung mittels Blausäure muß gründlich gelüftet und durch Vornahme von Gasrestproben festgestellt werden, ob noch Vergiftungsgefahr besteht. Die Gasrestprobe besteht darin, daß Filterpapier, das mit einer Lösung von gleichen Teilen 3%igem Kupferazetat und Benzidinazetat getränkt ist, bei Fehlen von Blausäure nach zehn Minuten noch keine Blaufärbung zeigt. Die die Desinfektion vornehmende Mannschaft muß in eigenen Gaskursen entsprechend geschult werden, damit die Zahl der Unfälle möglichst gering bleibt. Bei Unfällen wird durch Injektion von Koffein oder Lobelin (3 Milligramm), aber nicht durch die Sauerstoffbombe Hilfe zu bringen sein.

Eugling

Hypophysenerkrankungen

Welche Erkrankungen der Hypophyse sind einer Röntgenbehandlung zugänglich?

Vorerst gewisse Formen der Akromegalie. Wir müssen zwei Haupttypen der Akromegalie unterscheiden: die stationären, oft Jahrzehnte hindurch unverändert bleibenden Fälle, von mir vor Jahren als stationäre Frühakromegalie beschrieben, und die progredienten, über die Grenzen der Sella turcica hinausgreifenden Prozesse. Die letzteren ziehen den Sehnerv in Mitleidenschaft, machen Hirndrucksymptome und bieten die anderen Allgemeinsymptome eines Hirntumors dar. Die letztere Gruppe erheischt einen operativen Eingriff, welcher in der Regel nach Hirsch auf endonasalem Weg unter Durchquerung der Keilbeinhöhle vorgenommen wird. Als Nachbehandlung nach der Operation kommt eine Röntgenbehandlung in Betracht oder als Hauptbehandlung bei Verweigerung des Eingriffes durch den Kranken. Die stationären Fälle, die oft zu einer starken Verunstaltung der Kranken führen, dürften die eigentliche Domäne der Röntgenbehandlung sein, da der operative Eingriff im Verhältnis zu dem zu erwartenden Erfolge zumeist zu schwer ist. Eine völlige Heilung darf man nicht erwarten, jedoch können verschiedene, oft sehr lästige Symptome, wie Kopfschmerz, Schwindel, manchmal auch einzelne körperliche Erscheinungen durch die Röntgenbehandlung günstig beeinflußt werden. Es scheinen eben die Röntgenstrahlen doch imstande zu sein, die Zellen der eosinophilen Adenome im Vorderlappen des Hirnanhanges zu schädigen, welche die Akromegalie hervorrufen.

Die Dystrophia adiposo-genitalis wird durch eine Veränderung der Neurohypophyse, vielleicht durch eine Schädigung vegetativer Zentren am Boden des dritten Ventrikels ausgelöst. Bei dieser Krankheitsgruppe ist es zuerst notwendig, zu untersuchen, ob Syphilis mit im Spiel ist, da besonders die Erfahrungen von Nonne gezeigt haben, daß die Dystrophie nicht selten auf dem Boden einer Heredolues erwächst. Wenn Lues nicht in Betracht kommt und keine Symptome auf einen progredienten, über die Sella hinausreichenden Prozeß hinweisen, so kann eine Röntgenbehandlung nur Nutzen bringen. Sind aber Zeichen eines fortschreitenden Hirntumors vorhanden, so ist die Indikationsstellung analog der bei Akromegalie. Wenn man die Hoffnungen nicht zu weit steckt, befriedigen die Resultate; die Fettsucht scheint eher durch die Behandlung günstig beeinflußt zu werden als die Rückbildungsprozesse, resp. die Unterentwicklung des äußeren Genitales und der sekundären Geschlechtscharaktere.

Ein drittes Syndrom, welches durch Röntgenstrahlen günstig beeinflußt werden kann, ist der Diabetes insipidus. Aber nur der echte insipidus, welcher dadurch charakterisiert ist, daß der Kranke nicht mehr imstande ist, konzentrierten Harn zu produzieren, kann mit Veränderungen in der Hypophyse oder in deren Nachbarschaft in Verbindung gebracht werden. Bestrahlungen der Hypophyse haben in mehreren meiner Fälle einen ausgesprochen günstigen Effekt gehabt.

Ungeeignet für die Radiotherapie sind jene Erkrankungen, welche mit einer Verkleinerung oder Atrophie der Hypophyse einhergehen. So darf man sich keine Wirkungen beim hypophysären Zwergwuchs, auch nicht bei der Simmondsschen hypophysären Kachexie erwarten. Die letztere Erkrankung bietet als Hauptsymptome eine unaufhaltsam progrediente Kachexie, Adynamie, Hypothermie und eine Rückbildung der Geschlechtscharaktere, sowie Haarausfall dar. In vielen Fällen sind syphilitische Veränderungen des Vorderlappens gefunden worden. Vielleicht wird in manchen Fällen eine rechtzeitig einsetzende antiluetische Behandlung solche Kranke retten können.

Frage: Tritt die Makroglossie bei Akromegalie auch monosymptomatisch auf? — Antwort: Es kommen wohl manchmal Fälle von Makroglossie vor, wo man im Zweifel ist, ob sie zur Akromegalie gehören oder nicht; ergibt die Röntgenuntersuchung neben anderen Symptomen eine Erweiterung der Sella turcica, hervorgerufen durch eine Zunahme der Hypophyse, so handelt es sich um eine Akromegalie.　　　　*H. Schlesinger*

Karzinom

Was lehrt die pathologische Anatomie der Krebsmetastasen am Skelett?

Es gibt fünf Karzinome, welche Knochenmetastasen ganz besonders häufig machen. (Mamma, Schilddrüse, Prostata, Bronchus, Hypernephrom.) Beim letzteren kommt es zuweilen vor, daß nur eine einzige Metastase im ganzen Skelett vorhanden ist, weshalb die Amputation wegen Knochenmetastase beim Hypernephrom durchaus indiziert ist.

Es ereignet sich manchmal, daß zu einer Zeit, als der primäre Tumor noch völlig unbekannt ist, bereits Knochenmetastasen klinisch in Erscheinung treten. In einem solchen Falle kann es geschehen, daß eine Knochenmetastase unter der unrichtigen Diagnose primäres Knochensarkom operativ entfernt wird. Dann ergibt erst die mikroskopische Untersuchung, daß es sich um Krebsmetastasen handelt.

In den langen Extremitätenknochen treten die ersten Metastasen immer am proximalen Ende auf, was durch den zentripetalen Verlauf des Vas nutricium bedingt ist. Gewisse Karzinome bevorzugen bei ihren Metastasen bestimmte Knochen, so das Schilddrüsenkarzinom die Schädelknochen, das Prostatakarzinom die Beckenknochen, das Mammakarzinom die Wirbelsäule, das Sternum und die Rippen.

Es gibt osteoklastische, osteoplastische und indifferente Metastasen. Bei den letzteren sind die Markräume der Spongiosa mit Karzinom erfüllt, aber an der Tela ossea sind gar keine Veränderungen nachweisbar, weshalb solche Metastasen radiologisch nicht zu sehen sind. Beim osteoplastischen Karzinom hingegen treten massenhaft Osteoblasten auf, welche so reichlich neues Knochengewebe bilden, daß die Spongiosamarkräume davon förmlich zugemauert werden. Solche Knochen sind sehr schwer und bedingen die Zunahme des Körpergewichtes trotz fortschreitender Krebskachexie. Bei osteoklastischem Karzinom wieder wird alles Knochengewebe im Bereich der Metastase durch massenhafte Osteoklasten abgetragen. So kann ein Wirbelkörper völlig zerstört werden und in langen Extremitätenknochen ist Spontanfraktur die Folge. Solche Wirbelmetastasen führen zu Transversalmyelitis und sind unter Umständen überaus schmerzhaft. Osteoklastische Metastasen können, wenn dies auch selten vorkommt, entgegen der allgemein verbreiteten Meinung wieder zur knöchernen Vereinigung gelangen, so daß der Knochen vollkommen gebrauchsfähig wird. Die Ursache, weshalb das eine Mal (Carcinoma mammae) osteoklastische, das andere Mal (Carcinoma prostatae) osteoplastische Metastasen entstehen, ist unbekannt. Es können aber auch in ein und demselben Knochen osteoklastische, osteoplastische und indifferente Metastasen nebeneinander bestehen.

Das Bronchialkarzinom war vor dem Krieg selten, betraf meist alte Individuen, entwickelte sich besonders nach schwieliger Lungentuberkulose und machte gerne Knochenmetastasen. Nach dem Kriege jedoch hat es in bezug auf alle diese Eigenschaften seinen Charakter geändert. Es ist auffallend häufig geworden, es betrifft nicht selten auffallend junge Individuen, es entwickelt sich oft auch ohne schwielige Lungentuberkulose und hat sich die Knochenmetastasen fast ganz abgewöhnt. Dieser Wandel der Dinge zeigt, daß die Krankheiten der Menschen im Laufe der Zeit Veränderungen unterworfen sind, so daß es sozusagen eine Phylogenese auch in der Pathologie gibt.

Fragen: Müssen bei Metastasen im Knochen solche auch in den regionären Lymphdrüsen vorhanden sein? Gibt es eine Spontanheilung einer Wirbelmetastase bei Carcinoma mammae? Wie wächst das Bronchialkarzinom? — Antworten: Bei Knochenmetastasen müssen keine Lymphdrüsenmetastasen bestehen. Eine Spontanheilung ist möglich, aber ungemein selten. Als krebsige Infiltration in der Bronchialwand selbst und im eigentlichen Lungengewebe. *Erdheim*

Welche sind die wichtigsten radiologischen Zeichen der krebsigen Knochenmetastasen und wie ist ihr Verlauf?

Die Krebsmetastasen im Skelett kommen unter sehr verschiedenen Formen vor, verschieden nach diversen Richtungen hin. Die Hauptunterscheidung geschieht danach, ob das Geschwulstgewebe Knochengewebe zerstört oder Knochengewebe neu bildet.

Die erste Gruppe, die der zerstörenden Metastasen, kommt in zwei Modifikationen vor:

a) bloß zerstörende, reaktionslose Formen, d. h. ohne reaktive Knochenneubildung, und zwar entweder Tabula rasa-Formen, oft mit Verdickung des Teiles, oder porotische Formen;

b) Formen mit reaktiver Knochenneubildung, und zwar mit äußerer knöcherner Schale und innerem knöchernen Balkenwerk, kortikulierte und trabekulierte Formen; nicht selten ist gleichzeitig eine Blähung des Knochens vorhanden, expansiv-zystische Formen. In dieser Reaktion sehen wir eine Festigung der kranken Teile, eine Heilungstendenz.

Außerdem kann man die Metastasen klassifizieren nach solitär und multipel, hier mit den Modifikationen oligotop, polytop ·und generalisiert.

Dann kann man bei den Metastasen auch unterscheiden örtlich abgegrenzte Formen (Knoten) und diffus infiltrierende· Formen.

Natürlich unterscheiden wir die Fälle auch nach dem Grad der Ausbildung, und zwar sowohl örtlich (höchste Grade: große Geschwülste in Tabula rasa-Form einerseits, Eburnisation und Leontiasis anderseits), als auch nach der Ausdehnung im Skelett (höchster Grad: Generalisation).

Bei den zerstörenden Metastasen kommen alle Modifikationen häufig vor, bei den knochenbildenden Metastasen ist dagegen die diffuse Form weitaus überwiegend.

Von größter klinischer Bedeutung ist der Nachweis von Verbiegungen, osteomalazischen Deformationen und von Brüchen, vor allem Halbbrüchen, d. h. unvollständigen Brüchen (Fissuren, Infraktionen, Kompressionsfrakturen); viel seltener sind vollständige Brüche, Vollbrüche; es sind insgesamt Spontanfrakturen. Während die Verbiegungen und Halbbrüche meist klinisch nicht erkannt und im Röntgenbild zuweilen nur schwer zu erkennen sind, sind — wie leicht erklärlich — die Vollbrüche ohneweiters zu diagnostizieren; wir haben hier auf Grund der Röntgenuntersuchung nur hinzuzufügen: „Keine echt traumatischen Brüche, sondern Brüche durch Neoplasma, Metastase.“ Die hochgradige Durchwucherung eines Skeletts durch die Neubildung erzeugt im allgemeinen an sich keine Schmerzen (an sich latent!), erst die Verletzungen führen zu Beschwerden.

Es ist nur zu wenig bekannt, daß Knochenmetastasen in ihrem Wachstum zum Stillstand kommen können, ja, daß sogar eine Rückbildung möglich ist, eine Art Heilung. Es kommt dies zunächst bei den umschriebenen destruierenden Formen, aber auch manchmal bei den generalisierten porosierenden Formen ab und zu vor. Heilung kommt auch an Bruchstellen vor.

Es besteht eine erkennbare Abhängigkeit der Metastasen in ihrem Sitz und ihrer Art von dem Sitz und der Art des Primärtumors. Ganz besonders häufig führen zu Knochenmetastasen der Mamma- und Schilddrüsenkrebs, das maligne Hypernephrom, ferner das Bronchial- und Prostatakarzinom.

Die radiologische Erkennung der Knochenmetastasen ist praktisch um so wichtiger, als man nicht gar selten vor der Röntgenuntersuchung gar keine Ahnung davon hat, daß eine karzinomatöse Erkrankung des Patienten vorliegen könnte, zunächst weil man keinen Primärtumor gefunden oder wenigstens nicht weiter berücksichtigt hat, und dann auch aus anderen Gründen, wie z. B. bei der langen Dauer der Beschwerden (mehrere Jahre!), beim Rückgang der Erscheinungen, bei gutem Allgemeinzustand (sogar blühendes Aussehen kommt vor), bei jugendlichem Alter (selbst zwischen 20 und 30 Jahren!).

Die auf diesen schweren anatomischen Veränderungen beruhenden Knochenerscheinungen können in der Tat das Frühsymptom der krebsigen Erkrankung des Körpers darstellen.

Differentialdiagnostisch kommen sehr viele Krankheiten in Betracht; bei den osteolytischen Metastasen vor allem das multiple Myelom, das Sarkom, die fibrozystische Knochenkrankheit, die Pagetsche Knochenkrankheit, dann auch die entzündlichen Affektionen; bei den osteopoetischen Metastasen, namentlich die Pagetsche Knochenkrankheit, dann auch entzündliche Affektionen. *Kienböck*

Kinderernährung

In welcher Weise kann eine systematische Flüssigkeitsbeschränkung bei Kindern durchgeführt werden?

Die Anwendung einer sogenannten Trockenkost ist für die Behandlung der verschiedensten Zustände seit langem in Gebrauch. Ich erinnere nur an die Schrothsche Durstkur, die bei den verschiedensten pathologischen Zuständen angewendet wurde, an die Durstkur nach Singer zur Behandlung der Bronchiektasien usw. Die bisherigen Methoden berücksichtigen vielfach nur jenen Anteil der Nahrung als Flüssigkeit, der wirklich „fließt" (Wasser, Suppe, Kaffee, Milch). Es wird aber in der Regel viel zu wenig berücksichtigt, daß auch aus den festen, bzw. halbfesten Speisen Wasser gebildet wird. Wenn nun eine systematische Flüssigkeitsentziehung durchgeführt werden soll, so muß zweifellos auch der Wassergehalt der nicht „fließenden" Speisen mit in Rechnung gestellt werden. Ich möchte hier nicht auf nähere Details eingehen, sondern nur so viel hervorheben, daß es für klinische Zwecke genügt, wenn wir den Wassergehalt der Nahrung in der Weise berechnen, daß wir das Gesamtgewicht der Nahrung als flüssigkeitbildende Größe in Rechnung setzen. Wir können demnach bei einer bestimmten Kalorien- oder Nemzahl der Tagesnahrung diese dadurch wasserreicher oder wasserärmer machen, daß wir diese in einer größeren oder geringeren Grammzahl herstellen, d. h., weniger oder mehr konzentriert zubereiten.

Beachtung des Nährwertes und des Gewichtes der Nahrung, Kontrolle des Körpergewichtes, der Harn- und Stuhlmenge, führten indirekt zur

Berechnung der insensiblen Perspiration bei verschiedenen Nahrungskonzentrationen und zur Aufstellung von Regeln über die Größe der durchschnittlichen täglichen Harn- und Stuhlmenge. Erstere beträgt im Durchschnitte die Hälfte des Nahrungsgewichtes, die Quantität der für die Perspiratio insensibilis verwendeten Flüssigkeitsmenge ist (Stuhl inbegriffen) ungefähr ebenso groß, die Menge des täglich gebildeten Stuhles beträgt 5 bis 10, in sehr seltenen Fällen bis 20% des Nahrungsgewichtes.

Vierfache Nahrung wurde öfters, insbesondere bei längerer Verabreichung, mit starken subjektiven Beschwerden beantwortet. Dieselbe sollte nur bei gleichzeitiger strenger Kontrolle des Allgemeinbefindens verordnet werden. Die systematische Anwendung der Flüssigkeitsbeschränkung wurde bei der Enuresis nocturna mit Nutzen angewendet.

Für die Behandlung der Enuresis hat sich folgendes Schema als zweckmäßig erwiesen:

1. Doppelnahrung. Leichte und mittelschwere Fälle werden und bleiben rein. Wenn nicht, Übergang

2. zu zweieinhalbfacher Nahrung (eine Woche), wenn noch nicht rein, drei bis vier Tage dreifache Nahrung. Wenn rein, Rückkehr zur Doppelnahrung, bei Rückfall neuerliche vorübergehende Steigerung der Nahrungskonzentration.

3. Bei allerschwersten Fällen einen bis zwei „strenge Tage" mit vierfacher Nahrung, aber nur unter sorgfältiger Beobachtung des Patienten. Als längere Zeit hindurch zu verabreichende Diät genügt in der Regel Doppelnahrung. Den flüssigen Anteil der Tagesdiät in der ersten Tageshälfte verabreichen.

Zahlreiche andere Krankheitsgruppen scheinen geeignet, um aussichtsreich mit konzentrierter Kost systematisch behandelt zu werden. So Pleuritiden, Nephritiden, Erkrankungen des Herzens mit Stauungszuständen usw. Bei letzteren Krankheitszuständen ist die günstige Wirkung der Flüssigkeitsbeschränkung der mechanischen Entlastung des gesamten Kreislaufes zu verdanken.   *Nobel.*

Knochenerkrankungen

Welche pathologisch-anatomischen Veränderungen kennzeichnen Rachitis und Osteomalazie?

Wir wollen nur drei wichtige Punkte aus diesem Fragenkomplex kurz besprechen.

Der erste Punkt betrifft die Grundtatsache: Was geht eigentlich im rachitischen und osteomalazischen Knochen vor sich? Er besteht oft nur noch zum geringsten Teil aus kalkhaltigem, zum größeren Teil aus kalklosem Knochengewebe, dem Osteoid. Man glaubte früher, daß dieses Osteoid bei der Osteomalazie nicht wie bei der Rachitis durch dauernd kalklos bleibenden Anbau von Knochengewebe zustande komme, sondern durch Halisterese, das heißt durch Kalkberaubung des alten kalkhältigen Knochens. Heute weiß man jedoch, daß bei der Osteomalazie das Osteoid genau ebenso wie bei Rachitis durch dauerndes Kalklosbleiben der neuen Knochen-Apposition entstehe, zu welch letzterer auch im ausgewachsenen

Skelett Gelegenheit vorhanden ist, da bis ins Greisenalter hinauf der normale Knochen einen physiologischen Umbau aufweist, das heißt auch im Knochen des Erwachsenen geht andauernder An- und Abbau von Knochengewebe vor sich. Da aber die pathologische Vermehrung des Osteoids an dieser Krankheit das eigentliche Pathognomische ist, heißt das: Rachitis und Osteomalazie seien vollkommen identische Krankheiten. Sie haben nur wegen des Altersunterschiedes zu einer Zeit verschiedene Namen bekommen, als man noch nicht wußte, daß beide Krankheiten identisch sind.

Der zweite Punkt betrifft die Beziehung der Epithelkörperchen zu allen jenen Skeletterkrankungen, bei denen die eben besprochene mangelhafte Kalkablagerung im Skelett eine Rolle spielt (Rachitis, Osteomalazie, Paget usw.). Wir müssen hier von der Ratte ausgehen, welche außer solchen Zähnen, wie sie der Mensch hat, auch noch Nagezähne besitzt, welche infolge andauernder Abnutzung zeitlebens ein Längenwachstum aufweisen wie unsere Fingernägel. Bei der Spontanrachitis der Ratte bleibt das Nagezahndentin ebenso kalklos wie das Knochengewebe. Die Exstirpation der Epithelkörperchen bei einer normalen Ratte verursacht im Nagezahndentin eine typische rachitische Veränderung. So könnte es scheinen, daß die Rachitis eine Folge von mangelnder Epithelkörperchenfunktion ist. Wenn man aber eine Ratte untersucht, die spontan rachitisch geworden ist, so findet man ihre Epithelkörperchen vergrößert, ganz ebenso auch beim Menschen. Trotzdem kann man die Rachitis und überhaupt diese ganze Gruppe von Skeletterkrankungen nicht als Folge von Überfunktion der Epithelkörperchen ansehen, da bei der Rachitis Tetanie vorkommt, welche sicher auf Unterfunktion der Epithelkörperchen beruht. Diese Überlegung kann auch durch die neueste Erfahrung nicht erschüttert werden, daß es gelungen ist, bei der Pageterkrankung durch Exstirpation des Epithelkörperchentumors eine Besserung der Skeletterscheinungen zu erzielen. Unerschütterlich aber bleibt die Tatsache, daß die Epithelkörperchen mit dem Kalkstoffwechsel sehr innig zusammenhängen und daher bei allen Skeletterkrankungen, bei denen Anomalien der Kalkablagerung bestehen, vergrößert sind.

Der dritte Punkt betrifft die großen Fortschritte auf dem Gebiete der Stoffwechselfrage bei Rachitis und Osteomalazie, welche wir englischen und amerikanischen Forschern verdanken. Rachitis und Osteomalazie beruhen auf einer mangelnden Ablagerung der Knochensalze in der Tela ossea. Dies ist dadurch bedingt, daß im Blut das Mengenverhältnis zwischen Kalzium und Phosphor, aus denen die Knochensalze bestehen, in dem Sinne gestört ist, daß relativ zu viel Kalzium und zu wenig organischer Phosphor im Serum enthalten ist. Deshalb können sich die für den Knochen notwendigen Kalzium-Phosphorverbindungen nicht bilden und das Osteoid bleibt kalklos. Der Grund für dieses gestörte Kalzium-Phosphorverhältnis im Blute liegt in der fehlerhaften Resorption vom Darme aus. Im Versuch kann man dieses fehlerhafte Kalzium-Phosphorverhältnis im Blute und damit Rachitis im Knochen durch eine besondere Diät erzielen, deren Wesen darin besteht, daß sie zu viel Kalzium und zu wenig Phosphor enthält. Vermindert man den Kalziumgehalt einer solchen Rachitisdiät, so heilt die Rachitis. Oder man erzielt die Heilung der Rachitis trotz unveränderter Rachitisdiät durch Zusatz von Lebertran. Der Lebertran verdankt seine Heilkraft seinem hohen Gehalt an einem Vitamin, welches Pflanzenfetten, der Milch, dem Cholesterin usw. fehlt, weshalb diese Substanzen therapeutisch wirkungslos sind. Durch Bestrahlung dieser wirkungslosen Substanzen mit dem Sonnenlicht oder mit dessen wirksamer Komponente, den ultravioletten Strahlen einer künstlichen Lichtquelle, gewinnen sie aber die Heilkraft des Lebertrans. Es heilt aber die Rachitis des Kindes auch durch Bestrahlung des Kindes selbst, und zwar ohne jeden anderen therapeutischen Behelf. *Erdheim*

Welches sind die pathologisch-anatomischen Merkmale der Osteomyelitis und der Knochenabszesse?

Die Osteomyelitis, neben der tuberkulösen Knochenkaries die wichtigste Infektionskrankheit des Skelettes, wird in typischer Weise durch den Staphylococcus pyogenes aureus verursacht. Dieser gelangt meist gelegentlich einer Angina ins Blut und mit diesem zum Knochenmark und siedelt sich deshalb besonders gerne in den langen Extremitätenknochen an, weil diese nicht selten Traumen ausgesetzt sind, bei welcher Gelegenheit ein kleines Hämatom im Knochenmark entstehen kann, in welchem die Bakterien besonders gut gedeihen. Das männliche Geschlecht im Knabenalter wird von der Osteomyelitis besonders bevorzugt, da gerade bei Knaben solche Knochentraumen besonders häufig vorkommen.

Der ganze Prozeß beginnt mit einer eitrigen Entzündung im Knochenmark, von wo aus in kürzester Zeit durch die vielen Gefäßkanäle der Kortikalis auch das Periost sehr bald infiziert wird, wonach es weithin durch Eiter von der Kortikalis abgehoben wird. Das Bakterientoxin hat Nekrose der Knochenkortikalis zur Folge und an manchen Stellen ebenso auch Nekrose des abgehobenen Periostes und von solchen Stellen des letzteren kommt es auch zur Infektion der umgebenden Muskulatur: Tiefe Muskelphlegmone. Da in diesem Stadium das Röntgenbild des erkrankten Knochens völlig negativ ausfällt, deutet der weniger Erfahrene diesen Befund fälschlich so, daß im Knochengewebe selbst keine Veränderung besteht und darum begnügt er sich mit der Inzision der Muskelphlegmone. Der erfahrene Chirurg hingegen geht tiefer und meißelt die Knochenröhre auf, um so dem in ihr angesammelten Eiter freien Abfluß zu verschaffen. Auch in solchen gründlich operierten Fällen kann das Individuum zugrunde gehen, wenn nämlich die Operation zu spät ausgeführt worden ist, das heißt zu einer Zeit, als bereits von der Osteomyelitis Pyämie ausgegangen war.

Der Heilungsvorgang spielt sich bei der Osteomyelitis in folgender Weise ab: An der Grenze zwischen dem abgestorbenen und lebenden Knochen treten massenhaft Osteoklasten auf und führen nach zwei bis drei Monaten eine Sequestration des Toten vom Lebendigen durch. Damit aber die dabei entstehende Durchtrennung der Knochenröhre von vornherein verhindert wird, erzeugt das abgehobene Periost an seiner neuen Stelle eine neue, viel plumpere Knochenröhre, welche mit der Zeit die Funktion der alten abgestorbenen Diaphyse vollkommen übernehmen kann. An den Stellen jedoch, wo das abgestorbene Periost nekrotisch geworden war, bleiben in der neuen Knochenröhre offene Fenster bestehen, durch die der Sequester spontan abgehen kann, wobei aber manchmal der Chirurg etwas nachhelfen muß. Dann füllt sich die Höhle mit Granulationsgewebe, aus dem dann ein Knochenbälkchen führendes Schwielengewebe wird, die Eiterung hört auf, die Fisteln schließen sich und die Heilung ist fertig.   *Erdheim*

Welche radiologischen Zeichen lassen die häufigsten trophischen Erkrankungen des Skeletts erkennen und wie ist ihr Verlauf?

Von besonderer Wichtigkeit sind 1. die Osteomalazie und Rachitis; hier handelt es sich — wie man heute weiß — um ein und dieselbe Krankheit; die Rachitis ist einfach die Osteomalazie der Wachstumszeit. Bei der Rachitis kennen wir außer der gewöhnlichen leichteren Rachitis noch zwei wichtige Formen, die schwere prolongierte Rachitis und die Rachitis des Pubertätsalters, dies ist die häufigste Form der Spätrachitis, Rachitis tarda. Bei den gewöhnlichen, und zwar leichteren Formen von Rachitis der kleinen Kinder sind fast nur die Enden der langen Röhrenknochen und der Rippen ergriffen, bei der Pubertätsrachitis sind sogar ausschließlich die Enden der langen Röhrenknochen, die epiphysären Schaftenden befallen. Es zeigt sich bei kleinen Kindern eine abnorme Breite der kalklosen (hellen) Epiphysenzonen, dabei Verdickung der ganzen Epiphyse, becherförmige Verbreiterung und Auffaserung der knöchernen Schaftenden; bei der Pubertätsrachitis dagegen fast nur die Verbreiterung· der hellen Zone und Verschwommenheit des Schaftendes. Bei schweren Fällen von Rachitis sind die ganzen Schaftteile stark erkrankt, porotisch, verbogen, mit Brüchen verschiedener Art, speziell auch Fissuren mit darauffolgender Bildung von längere Zeit persistierenden kalklosen „Umbauzonen“, Dekalzinationszonen — eine Art von Pseudarthrosen. Nach dem Röntgenbefund kann man nicht nur den Grad, sondern auch das Stadium der Affektion sehr gut bestimmen.

Die Osteomalazie der Erwachsenen, bekanntlich namentlich der Frauen, bildet meist die Fortsetzung einer früheren Rachitis, oft Pubertätserkrankung. Bei schweren Fällen zeigen sich die Knochen — zuweilen fast des ganzen Skeletts — so verändert, wie wir es bei der schweren Rachitis finden mit einer Ausnahme: es fehlen die Epiphysenzonenveränderungen.

2. Als zweite wichtigste Affektion ist die Pagetsche Knochenkrankheit, sog. Ostitis deformans, zu nennen. Diese hypertrophierende Krankheit ist gar nicht selten und zeigt zunächst nach der Lokalisation, dann auch nach dem Grad der Veränderungen, speziell auch der Knochenfestigkeit viele Verschiedenheiten. Charakteristisch ist im Röntgenbild die Kombination von eigentümlichen Strukturveränderungen (Porose) mit Sklerose; beide sind innig gemischt, d. h. zu weite Maschen der Spongiosa, dabei zu dicke Balken, ferner Auffaserung (Spongiosierung) der Rinde, dann äußere (periostale) Verdickung der Rinde der Schaftteile (Hyperostose) und endlich auch noch Verbiegung ebenso wie Verlängerung der Teile, und zwar in mäßigem Grad. Bei den äußeren Veränderungen spielt auch die Bildung von lange Zeit kalklos bleibenden periostalen Knochenschichten eine große

Rolle. Totaler innerer Umbau und Verplumpung der Formen sind besonders bezeichnende Merkmale der Veränderung.

Ungemein häufig kommen dabei stärkere osteomalazische Verbiegungen der Knochen vor, ab und zu auch Brüche, teils Halb-, teils Vollbrüche, bald in normaler Zeit, bald verspätet oder gar nicht fest verheilend, mit persistierenden kalklosen Umbauzonen. In seltenen Fällen (etwa 3 bis 5%) kommt es zu sekundärer Sarkombildung mit tödlichem Ausgang.

Die Krankheit wird in der Regel in der Praxis nicht erkannt; ziemlich gut orientiert sind die Ärzte fast nur über die Tibia- und Femurveränderungen, die Schädelverdickung und die sehr hochgradig ausgebildeten Fälle mit dem bekannten affenartigen Aussehen der Patienten. Über die Wirbelsäulen- und Beckenveränderungen ist man im allgemeinen gar nicht informiert, und doch sind diese Lokalisationen besonders häufig und wichtig; hier sind halbseitige osteomalazische Beckendeformitäten mit unvollständigem Bruch nicht selten. Klinisch denkt man aber meist nur an Ischias, wie überhaupt die Patienten auch bei schweren Veränderungen sehr beweglich bleiben, nicht schwer leiden und in der Regel ein hohes Alter erreichen.

Unsere Affektion ist ausschließlich eine Krankheit des reifen und höheren bis hohen Alters.

3. Generalisierte fibrozystische Knochenkrankheit, sog. Ostitis fibrosa cystica generalisata Recklinghausen. Diese Engel-Recklinghausensche Knochenkrankheit stellt eine atrophierende Knochenkrankheit dar. Es kommen vor: diffuse und örtliche Veränderungen, innere und periostale Vorgänge, knochenschalige und trabekulierte Expansivzysten, auch Hämatombildung, ferner Knochenbrüche verschiedener Art, auch Verbiegungen. Das Skelett kann an unzähligen Stellen, sogar fast zur Gänze erkrankt sein. Die Patienten leiden an sehr heftigen Schmerzen, werden meist bettlägerig, ganz besonders, wenn die Oberschenkel am Hals- oder Schaftteil sich zu biegen oder zu brechen anfangen. Nie aber kommt es bei der Krankheit zu sekundärer Sarkombildung.

Der Schädel kann ebenfalls ergriffen werden; pagetoide Veränderung. Die Hände können schwer affiziert werden mit vielerlei Veränderungen: Expansivzysten, Brüchen, auch Trommelschlegelfingern durch Erweichung der Endphalangen. Oft bleiben nur die Basen dieser Knochen fest; an den Mittelphalangen, zuweilen auch Grundphalangen, sind dagegen nur die Schaftteile oberflächlich kalklos.

Daran können bereits Kinder und Jugendliche erkranken, diese mit rachitiformen Erscheinungen: Epiphysenverdickungen.

Die Krankheit kann — selbst nach Erreichen von sehr hohen Graden — nach Jahren spontan zu vollkommener Heilung gelangen. Dann erscheint im Röntgenbild der Knochen zwar noch immer schwer deformiert, auch zystisch verändert, stellenweise sogar verdickt, aber fest, auch die Brüche sind geheilt; die Schmerzen haben aufgehört, die Kranken gehen meist wieder umher. Nun erinnert das Bild in vielfacher Beziehung an die Pagetsche Krankheit. In schweren Fällen findet man stets eine geschwulstartige Erkrankung eines Epithelkörperchens. Dabei ist der Kalkstoffwechsel stark verändert.   *Kienböck*

Welches sind die radiologischen Zeichen der wichtigsten entzündlichen Knochenaffektionen und wie ist ihr Verlauf?

Die eitrigen entzündlichen Affektionen (Osteomyelitiden) können so wie die Krebsmetastasen sowohl mit Knochenzerstörung als auch mit reaktiver Knochenneubildung einhergehen, manchmal ist nur eine dieser Veränderungen vorhanden. Man kann danach unterscheiden: rein destruktive, osteopoëtisch reagierende und ausgesprochen sklerotisch-hypertrophische Formen. Im Röntgenbild zeigt sich entweder Knochen-zerstörung, Aufhellung (grobe Defektbildung oder Porose) oder Verdichtung, Verdunklung, Verdickung; alle diese Veränderungen kommen in unzähligen Kombinationen vor.

Nach dem befallenen Teil des Knochenquerschnittes unterscheiden wir die zentrale, kortikale und transversale Osteomyelitis, oft mit Periostitis verbunden. Von besonderen Veränderungen sind zu nennen die äußeren knöchernen Schalen, der zentrale und periostale Abszeß, der zentrale, kortikale und Totalsequester. Bei Kindern kommt die eigentümliche Epiphysenzonen-Osteomyelitis vor.

Nach der Natur der Krankheitserreger sind mehrere Arten zu unterscheiden: erstens die durch verschiedene eitererregende Bakterien (Kokken und Bazillen) erzeugten Krankheiten, zweitens Tuberkulose, drittens Syphilis u. a. Die Affektionen zeigen zum größen Teil verschiedene, oft typische Röntgenbefunde, so daß wir dadurch die Natur bestimmen können.

Nach dem Röntgenbild sind Detailfragen verschiedenster Art gut zu beantworten, z. B. das Stadium der Krankheit; der Beginn, der rasch fortschreitende floride Prozeß und die vollkommene Heilung, ferner die Ausdehnung des erkrankten Gebietes, die Zahl und Größe von Sequestern, die Art der Demarkation, die Aussicht auf spontanen Abgang oder umgekehrt die Notwendigkeit eines chirurgischen Eingriffes, das Vorhandensein eines Empyems im benachbarten Gelenk.

Als Anhang sind hier zu nennen die entzündlichen Granulations-geschwülste durch tierische Parasiten, speziell durch den Blasen-wurm, die Knochenechinokokkose. Die Affektion kommt in zwei Formen vor; in der rein destruierenden Form und in der Form mit knö-cherner Reaktion und mit der Bildung von Knochenschalen und Knochen-trabekeln, dabei oft mit Expansivzysten. Auch bei hochgradigen Veränderungen treten im allgemeinen keine Schmerzen auf, es sei denn, daß durch mechanische Einwirkungen plötzlich starke Verbiegungen oder Brüche entstanden sind.

Ein Vergleich der drei Gruppen von Knochenerkrankungen ergibt:

Die geschwulstigen Krankheiten, speziell die Krebsmetastasen, sowie die entzündlichen Affektionen zeigen im allgemeinen in den erkrankten Gebieten eine große Unregelmäßigkeit der Veränderungen, ferner bald herdförmige Geschwülste, bald diffuse Infiltrationen; bei der dritten Gruppe, nämlich den trophischen Krankheiten, ist dagegen eine große Gleichmäßigkeit im veränderten Gebiet charakteristisch, außerdem oft symmetrische Verteilung der Veränderungen auf beide Körperhälften, meist große Multiplizität, nicht selten Generalisation. Von der eben genannten

Gleichmäßigkeit und diffusen Beschaffenheit bei dieser Gruppe sind aber doch auch Ausnahmen zu bemerken, und zwar durch den Eintritt von Blutungen (Hämatomen) und Knochenverletzungen (Expansivzysten, Verbiegungen und Brüche). Bei den meisten geschwulstigen, speziell metastatischen Krankheiten und bei vielen Dysplasien besteht eine große Weichheit und Brüchigkeit des Skeletts mit entsprechendem Eintritt von Verletzungen, Verbiegungen und Spontanfrakturen, bei den entzündlichen Affektionen ist dies dagegen nicht der Fall.

Das Ergebnis der Röntgenuntersuchung ist bei allen Knochenkrankheiten und in jedem Falle von größter Bedeutung; die durch die klinische Untersuchung dunkel gebliebenen Fälle werden durch die Röntgenuntersuchung in der Regel aufgeklärt, oft mit einem überraschenden Ergebnis. Ohne genaue klinische Untersuchung und Berücksichtigung der Anamnese kann jedoch kein Fall vollständig erfaßt werden.   *Kienböck*

Konstitution

Was ist Konstitution?

Zur Fassung des Konstitutionsbegriffes ist man zuerst mehr vom metaphysischen Standpunkte aus gekommen, weil die Ärzte ziemlich früh eingesehen haben, daß sie mit den ihrem Kausalitätsbedürfnis befriedigenden Annahmen und Beobachtungen nicht imstande sind, die Verschiedenheiten eines und desselben Krankheitsbildes bei den einzelnen Menschen zu erklären und dementsprechend ihr Handeln einzurichten. Mit jedem Fortschritte streng naturwissenschaftlicher Arbeit wurde die Frage nach der Konstitution immer mehr in den Hintergrund gerückt, da man zu dem Ergebnis gelangt zu sein glaubte, eine Menge Rätsel der Natur gelöst zu haben.

Alle Beschreibungen und Umschreibungen der Konstitution sind hinfällig, wenn wir nicht daran festhalten, daß die Konstitution im Individuum unabänderlich ist. Wir wissen, daß nicht alle Eigenschaften, die ein Mensch im späteren Leben offenbart, mit ihm auf die Welt kommen. Das ist der Grund, warum wir für eine Reihe von körperlichen Eigenschaften, die potentiell vorhanden sind und erst zu einer bestimmten Zeit des Lebens manifest werden, eine Manifestationszeit annehmen. Daraus ergibt sich das Bestehen eines Manifestationsdatums. So wissen wir, daß die Manifestationszeit der ersten Schneidezähne sechs bis acht Monate dauert, und daß ihr Manifestationsdatum der sechste bis achte Lebensmonat ist. Hierin besteht eine gewisse Heredität. Bei anderen Eigenschaften ist das jedoch weniger offenbar und sie wurden daher weniger beachtet, wie das Durchschneiden der einzelnen Zähne des Milch- und des bleibenden Gebisses. Bei Betrachtung des Ablaufes des Lebens können wir, soweit es sich um Umformung von Eigenschaften handelt, eine Manifestationszeit feststellen.

Geht man von dem Standpunkte aus, daß Konstitution nur einmal erworben werden kann, so folgt daraus die Frage, zu welchem Zeitpunkte die Erwerbung stattfindet. Auf Grund bestimmter Beobachtungen und Schlüsse bin ich zu der Überzeugung gekommen, daß die Konstitution im Momente der Kopulation der beiden Gameten erworben wird, und daß sie daher von da ab unabänderlich feststeht; demzufolge kann sie als somatisches und psychisches Fatum des Individuums bezeichnet werden. Diese Unabänderlichkeit ist Voraussetzung. Im Momente der Kopulation der Gameten wird eine Reihe von Schicksalen klar festgelegt. Die Kopulation der Gameten ist nur unter bestimmten Voraussetzungen möglich, z. B. daß ein menschliches Spermatozoon und ein menschliches Ovulum nur einen Menschen geben. Daß z. B. der Werdende ein Weißer wird, ist ebenfalls durch eine Reihe von Eigenschaften seiner Familie und der Ahnen festgelegt; und es ist selbstverständlich, daß auch sein Schicksal, soweit es sich morphologisch manifestiert und physiologische Beanspruchungen enthält, im Momente der Befruchtung festgelegt werden muß.

Wir haben in jedem Menschen zweierlei Eigenschaften, und zwar die konstitutionellen, die unbeirrbar sind, den Ausdruck seiner Gesamtbeanspruchbarkeit, und die konditionellen, die im Sinne der Anpassung sich ändern. *Tandler*

Kosmetik

Wie sind die kosmetischen Erfolge bei konservativer Behandlung der Runzeln?

Die konservative Behandlung der Runzeln im Gesichte besteht in physikalischen Heilmethoden (Gesichtsdampfbäder, Massage und Diathermie). Sie sind vielleicht imstande, eben sich bildende Falten zu beseitigen, sind jedoch nicht geeignet, bereits bestehende tiefe Runzeln zum Verschwinden zu bringen und führen zu einer intensiven Durchblutung des an sich bereits leicht atrophischen und sklerosierenden Gewebes.

Die Dauer des Gesichtsdampfbades soll zehn bis zwölf Minuten nicht übersteigen, an dasselbe schließt sich die Gesichtsmassage. An den Stellen, wo die Gesichtshaut straff über Knochen gespannt ist, empfehlen sich streichende Bewegungen (Effleurage); dort, wo sie gut unterpolstert ist, knetende Manipulationen (Petrissage). Gegen das allzu üppige Wuchern des bukkalen und submentalen Fettgewebes ist auch Vibrationsmassage angezeigt, die entweder mit kleinen Instrumenten (Elfenbeinhämmern) oder mit feindosierbaren Vibrationsapparaten vorgenommen werden soll.

Die Diathermie der Gesichtshaut wird mit hiefür konstruierten leichten und exakt anliegenden Elektroden ausgeführt. Recht geeignet hiezu sind flache Gummischwammelektroden, welche an der der Haut zugekehrten Seite mit Bronzegaze belegt sind. Sie werden von der Firma Sanitas hergestellt. Last hat für die gleichen Zwecke Gesichtsmasken konstruiert, welche in jedem Falle eigens angefertigt werden müssen.

Die physikalischen Heilmethoden dienen in erster Linie dem Ausgleich und der Abschwächung jener Faltenbildung, welche so leicht geeignet erscheint, dem Gesichte ein gealtertes und verwittertes Aussehen zu geben. Vor allem sind dies die als „Krähenfüße" bekannten Falten am äußeren Augenwinkel und die vom Nasenflügel gegen die Mundwinkel absteigenden Furchen. *Stein*

Wie sind die kosmetischen Erfolge bei operativer Behandlung der Runzeln?

Seinerzeit wurde empfohlen, durch subkutane Injektionen einer plastischen, bei zirka 45 Grad verflüssigenden, bei Körpertemperatur jedoch erstarrenden Masse Faltenbildungen des Gesichtes zum Ausgleich zu bringen. Gersuny war der erste, welcher ein in der Wärme flüssiges Vaselin mit einer Pravazschen Spritze einspritzte. Da sich das Vaselin mit der Zeit resorbiert und außerdem schlecht lokalisierbar ist, wurde es durch Paraffin ersetzt. Die Paraffininjektionen sind vom kosmetischen Standpunkte ebenfalls abzulehnen, sie führen zu entzündlichen Gewebsreaktionen (Paraffintumoren) und können in ihrem Bestreben, nach den Punkten des geringsten Widerstandes sich zu senken, ganz ungewollte Wege nehmen. So hatte ich kürzlich Gelegenheit, eine Patientin zu behandeln, welche vor zehn Jahren wegen submentaler Faltenbildung in Chicago mehrere Paraffininjektionen unterhalb des Kinnes erhalten hatte und bei der im Laufe der Zeit eine harte, beutelähnliche Geschwulst entstanden war. Die Operation derselben war außerordentlich mühsam, da der Tumor zahlreiche Fortsätze in die Umgebung entsendete. Die histologische Untersuchung desselben ergab eine schwammartige Struktur des exzidierten Gewebes, welches sich ausschließlich aus epitheloiden und Riesenzellen zusammensetzte.

Wesentlich ungefährlicher als Paraffininjektionen sind die chirurgischen Maßnahmen zur Beseitigung der Runzeln. Man bezeichnet diese Methode wohl am besten als kosmetische Gesichtsspannung. Gerade so wie man imstande ist, ein bereits ausgedehntes Gummiband durch Herausschneiden eines Stückes wieder anzuspannen, kann man auch durch Exzision von ovalären Hautläppchen an geeigneten Stellen Zugwirkungen setzen, welche die Runzeln ausgleichen. So z. B. kann man durch beiderseitige Exzision eines zungenförmigen Hautlappens, der in dem behaarten Teile der Schläfen beginnt und bis zum äußeren Gehörgang herabsteigt, eine derartige Zugwirkung entfalten, daß die tiefe Nasolabialfalte verschwindet. Ebenso ist es möglich, durch Exzision einer Hautfalte beiderseits unter und hinter dem Ohre die Hängebacken anzuspannen und die Faltenbildung am Halse wesentlich zu verschönern. Beginnende sogenannte „Tränensäcke" an beiden unteren Augenlidern lassen sich ebenfalls in Lokalanästhesie exzidieren und durch eine horizontal verlaufende, fast unsichtbare Naht beheben. Das gleiche gilt von dem beginnenden Doppelkinn, bei welchem die Exzisionsnaht knapp hinter die normale Kinnfurche verlegt wird. Die entsprechende Operationstechnik ist für den chirurgisch Geschulten unschwer zu erlernen und die genauen Operationsmethoden sind in den Publikationen von Joseph, Holländer, Noel u. a. beschrieben.

Diese kleinen operativen Eingriffe werden in Lokalanästhesie vorgenommen. Einreißen und nachfolgendes Klaffen der Wundränder ist bei Benützung geeigneten Nahtmaterials (Silkworm) nicht zu befürchten. Die Möglichkeit einer Umwandlung der Operationswunde in eine entstellende hypertrophische Narbe ist theoretisch zwar zugegeben, kommt jedoch praktisch so gut wie niemals vor. Die kosmetische Gesichtsspannung beseitigt die Runzeln nur für eine beschränkte Zeit, im Laufe von etwa zwei bis drei Jahren läßt die Spannung natürlich nach, und man muß den operativen Eingriff neuerlich vornehmen.   *Stein*

Welche Anwendung findet die Elektrokoagulation in der Kosmetik?

Wie schon der Name sagt, setzt die Elektrokoagulation eine Gewebszerstörung, somit eine Narbe. Es ist deshalb selbstredend, daß wir die Elektrokoagulation in einer solchen Weise durchführen, daß die Narbe möglichst klein wird. Sie hat dann gegenüber anderen Methoden den Vorteil, daß nach der Behandlung gar keine Schmerzen bestehen, daß man nicht mit einem glühenden Instrument wie bei der Galvanokaustik sich dem Patienten nähern muß. Die Elektrokaltkaustiknadel sieht viel harmloser aus, wenn auch der Schmerz bei der Behandlung nicht kleiner ist als bei der Galvanokaustik.

Was die Heilung der durch Elektrokoagulation gesetzten Zerstörungen anlangt, so muß man einbekennen, daß sie langsamer erfolgt als die mit Galvanokaustik erzielter Verödungen. Nichtsdestoweniger hat die Elektrokoagulation bei entsprechender Auswahl der zur Behandlung gelangenden Affektionen ihre Vorteile.

So gelingt die Zerstörung von Papillomen und gewöhnlichen Warzen meist recht gut, wenn man auch besonders bei empfindlichen Patienten eine lokale Anästhesierung vornehmen muß, denn die Schmerzempfindung ist, namentlich wenn es sich um Entfernung zahlreicher Gebilde handelt, nicht gerade gering. Man sticht die Nadel in das Papillom bis zur Basis vor. Einige Sekunden der Einwirkung genügen in der Regel, um das Gebilde zu zerstören. Ein Verband ist nicht nötig. Blutung gibt es naturgemäß keine. Auch Schmerzen treten nach der Behandlung, wie schon gesagt, nicht auf. Ganz vortrefflich reagieren Hydrozystome auf diese Therapie; eine einmalige, ein bis zwei Sekunden währende Behandlung zerstört sie. Weniger gut reagieren die Syringozystome, die oft nach mehrmaliger Behandlung in Intervallen von zirka einer Woche nur langsam sich verkleinern. Um so schneller schrumpfen alle Arten von kleinen Fibromen und harten Nävis unter der Behandlung zusammen. Man wähle nur spitze Nadeln, Einstiche, die mindestens 3 bis 4 mm voneinander entfernt sind und steche bis gegen die Tumorbasis vor. Die Stromeinwirkung soll nur ein bis zwei Sekunden dauern.

Teleangiektasien geben aus begreiflichen Gründen keine guten Behandlungseffekte. Genügt bei der Galvanokaustikbehandlung mit dem nur leicht erglühten Unnaschen Mikrobrenner oder dem Wirzschen Nadelbrenner die knappe Berührung der Haut über dem Gefäß, um das Blut im Gefäß zur Gerinnung und damit das Gefäß zur Verödung zu bringen, so setzt die Elektrokoagulation eben eine Koagulation und damit eine Zerstörung. Erstere Behandlung heilt ohne Narbe, während letztere eine strichförmige Narbe setzen muß oder, wenn sie das nicht tut, effektlos ist. Daraus ergibt sich, daß man mit Hitze bei Gefäßerweiterungen viel bessere Resultate bekommt als mit der Elektrokoagulation.

Gute Resultate zeitigt die Elektrokoagulation aber bei der Hypertrichosis. Will man besonders vorsichtig arbeiten, dann verwende man bis auf eine kurze freie Spitze mit Lack isolierte Nadeln, ähnlich den Nadeln des Kromayerschen Epilationsbesteckes. Doch eignen sich auch gewöhnliche feinste Epilationsnadeln dazu. Man spickt das betreffende

Areale, d. h. man führt in jeden Haarfollikel eine Nadel mit der Spitze bis in Haarzwiebeltiefe ein und berührt mit der Kaltkauternadel kurz jede einzelne im Haarfollikel steckende Epilationsnadel. Man setzt so Elektrokoagulation in der Tiefe, ohne die Haut zu schädigen. Die Behandlung ist eine rasche, der Effekt ist gut, besser als mit der galvanischen Elektrolyse.

Tätowierungen zu zerstören, ist schwer. Man muß die Nadel tief einwirken lassen und bekommt unter relativ großen Schmerzen, die zur Lokalanästhesie zwingen, Zerstörungen, unter denen die Tätowierung, allerdings mit einer dieselbe wiedergebenden Narbenzeichnung, schließlich entfernt wird. Die Heilung dauert lange.

Relativ gute Resultate erzielt man bei Kombination von punktförmiger Elektrokoagulation mit nachfolgender Radiumbestrahlung bei hypertrophischen Narben und Spontankeloiden. *Kren*

Lues

Wodurch charakterisieren sich die luetischen Gesichtsausschläge gegenüber anderen Dermatosen?

Wenn Sie an der Gesichtshaut ein Geschwür wahrnehmen, dann ist es immer das Wichtigste, an einen Primäreffekt zu denken. Es ist bekannt, daß es ein trauriges Schicksal extragenitaler und besonders der Gesichtssklerosen ist, nicht rechtzeitig erkannt zu werden. In der rechtzeitigen Erkennung liegt aber alles, denn anderenfalls gelingt die Abortivbehandlung nicht. Außerordentlich wichtig erscheint es, vor Beginn der Behandlung den Spirochätennachweis zu erbringen. Aus diesem Grunde dürfen Antiseptika niemals auf eine skleroseverdächtige Affektion appliziert werden.

Differentialdiagnostisch kommen vor allem andern länger bestehende Furunkeln und Gummen in Betracht. Vor der Verwechslung der Sklerose mit einem Furunkel schützt ihre Schmerzlosigkeit und der Mangel des nekrotischen zentralen Pfropfes, der Mangel der akut entzündlichen Erscheinungen der Umgebung eines Furunkels. Das Geschwür selbst ist entweder speckig belegt oder braunrot. Es ähnelt von allen extragenitalen Sklerosen noch am meisten den am Genitale vorkommenden. Wenn man bedenkt, daß die Mehrzahl der extragenitalen Sklerosen oral, an den Fingern oder an den Mammis situiert sind, dann kann man die Seltenheit der Gesichtssklerosen ermessen. Gummen unterscheiden sich von Primäraffekten durch den ausgesprochenen Substanzverlust, den scharf ausgeschnittenen Rand und den Mangel der Drüsenschwellung, die ja bei den meisten Primäraffekten sehr stark ausgebildet ist.

Sekundäre Ausschläge des Gesichtes werden hauptsächlich durch die sogenannten seborrhoischen Papeln repräsentiert. Sie sind flach, braunrot und tragen an ihrer Oberfläche meistens eine gelbliche, fettige Auflagerung. Kommen sie an der Stirne vor, entsprechend dem drückenden Hutrande, so spricht man von einer Corona venerea, einer recht seltenen Anordnung der Effloreszenzen. Seborrhoische Papeln im Gesicht gleichen weitgehend psoriatischen Effloreszenzen, doch haben letztere deutlichere Schuppenauflagerungen, wenngleich diese auch fettig durchtränkt sein können. Die Farbe der Psoriasis ist im Gesichte nicht so leicht von der Lues zu unterscheiden, weil ja die Gesichtshaut oft stark pigmentiert ist und die rosenrote Farbe der psoriatischen Effloreszenzen nicht so deutlich in Erscheinung tritt. Ebenso ist es schwer, durch die Diaskopie an diesen Stellen Aufschluß über das eventuelle Vorhandensein eines Infiltrates zu gewinnen. Lepröse Effloreszenzen unterscheiden sich von der Syphilis vor allem anderen durch ihre Bronzefarbe. Sind papulöse Lepraeffloreszenzen im Gesichte vorhanden, dann fehlt wohl auch nie die sogenannte Facies leonina, d. h. eine wulstige Veränderung der Gesichtshaut, nicht auf Ödem, sondern auf Infiltrat beruhend. Der Lupus erythematodes incipiens, bei dem noch keine Schuppenbildung, keine Atrophie besteht, unterscheidet sich von der Lues durch den frischroten Farbenton. Parapsoriasis, deren Effloreszenzen der Lues ansonsten sehr zu gleichen vermögen, kommt im Gesichte selten vor. Da luetische Ausschläge im Gesichte für sich allein selten zu beobachten sind, ist es immer notwendig, den ganzen Menschen zu untersuchen, wodurch auch die Unterscheidung der luetischen Effloreszenzen von anderen insofern erleichtert wird, als z. B. am Stamme die Charakteristika der luetischen Effloreszenzen viel deutlicher zutage treten als im Gesicht.

Im Tertiärstadium kommen im Gesichte Gummen vor. Die Umgebung der gummösen Geschwüre weist nicht selten einen hellroten, also durchaus nicht etwa braunroten Farbenton auf. Tuberkulöse Geschwüre unterscheiden sich von Gummen durch weithin unterminierten und zugeschärften Rand, soweit es sich um Skrophulodermata handelt, durch das Vorhandensein typischer Lupusknötchen, wenn ein Lupus vorliegt. Daß zur Beurteilung luetischer Gesichtsausschläge biologische Methoden herangezogen werden müssen, ist von selbst verständlich. Da aber speziell bei Gummen der Wassermann häufig (20 bis 30%) negativ ist, ist es erforderlich, in solchen Fällen Luotest- oder Luetinreaktionen anzustellen. Die Luotestreaktion wird ausgeführt, indem man 0,2 Kubikzentimeter intrakutan in die Haut der Beugefläche des Vorderarms injiziert. Nach 24 Stunden ist an der Stelle der Injektion eine tiefrote, manchmal gelblichrote flache Papel von 3 : 5 Zentimeter Durchmesser, die nach 48 Stunden manchmal sogar noch an Ausbreitung zunimmt. Luotest ist dem Luetin vorzuziehen. Die Reaktion ist in 80% der Tertiärlues positiv.

Einer lokalen Therapie bedürfen nur Primäraffekte und Gummen, nicht aber sekundärluetische Symptome.   *Brandweiner*

Lungenerkrankungen

Was versteht man unter „indirekt" bedingten Dämpfungen?

Wenn wir namentlich im Bereiche der Lunge Dämpfungen feststellen, so ist es klar, daß sich zunächst der Gedanke an eine Infiltration, einen Erguß, an eine Pleuraverdickung, eventuell an einen Tumor aufdrängt. Und doch gibt es Dämpfungen, und zwar gelegentlich recht ausgeprägte Dämpfungen in umschriebenen Gebieten der Lunge, wo weder die Röntgendurchleuchtung, noch die Platte und auch nicht die eventuelle Autopsie ein Substrat für diese Dämpfungen aufdecken. Im Gegensatz zu den lokal durch Änderung des

Luftgehaltes, durch Veränderung der Spannungsverhältnisse bedingten „direkten" Dämpfungen können wir die Schallphänomene der zweiten, also nicht lokal bedingten Gruppe als „indirekt" bedingte Schallphänomene, bzw. Dämpfungen bezeichnen.

Es handelt sich bei diesen indirekten Phänomenen in der Regel darum, daß die Schwingungsfähigkeit einer bestimmten Partie, z. B. des Thorax, durch Veränderungen beeinflußt wird, welche sich in anderen Partien des Thorax, unter Umständen sogar extrathorakal, abspielen. Ein geläufiges Beispiel für eine solche indirekt bedingte Dämpfung stellt das Korányische Dreieck dar. Wir wissen, daß wir regelmäßig bei pleuralen Ergüssen, welche etwa die Höhe des achten Brustwirbeldorns erreichen, auf der kontralateralen Seite ein paravertebrales Dämpfungsfeld nachweisen können, welches ungefähr entsprechend dem oberen Rande der Exsudatdämpfung auf der gesunden Seite beginnend, nach abwärts sich verbreiternd, also mehr oder weniger dreieckförmig zur Basis zieht. Die ursprüngliche Auffassung, daß es sich hier um grobanatomische Verhältnisse handle, daß eine Verdrängung des hinteren Mediastinums zur Erklärung dieser Erscheinung heranzuziehen sei, hat sich als nicht stichhaltig erwiesen. Röntgenologische und anatomische Befunde sprechen dagegen. In diesem Zusammenhange möchte ich nur ein Argument anführen, welches mir durchaus beweiskräftig erscheint, um so mehr, als es sich wieder um ein „indirekt" bedingtes Schallphänomen handelt, um die seinerzeit von mir beschriebene paravertebrale Aufhellung auf der gesunden Thoraxseite in Fällen von Pneumothorax. Eine Aufhellung des Klopfschalles, welche wir „indirekt" durch die erhöhte Schwingungsfähigkeit der kranken Thoraxseite, des Mediastinums und vor allem auch der Wirbelsäule relativ leicht erklären können, während eine anatomische Erklärung. im Sinne einer Verdrängung und eines etwaigen Hinüberreichens des Pneumothorax auf die gesunde Seite, von Ausnahmsfällen, namentlich im vorderen Mediastinum abgesehen, wohl mit Bestimmtheit ausgeschlossen werden kann.

Noch ein drittes, wie ich glaube, indirekt bedingtes Schallphänomen in Fällen von Pleuritis exsudativa verdient vielleicht in diesem Zusammenhange genannt zu werden. Ich habe vor längerer Zeit darauf aufmerksam gemacht, daß wir bei bestehendem Ergusse sehr häufig, ja fast regelmäßig, eine mitunter sogar recht intensive Dämpfung im ersten Interkostalraume der gesunden Seite knapp neben dem Sternalrand nachweisen können. Dieselbe hat in der Regel eine Breite von ein bis zwei Querfingern. Die Erklärung des Phänomens ist keine leichte, die seinerzeit von mir gegebene Deutung gewiß nicht durchaus überzeugend: Die in Betracht kommende Gegend, der mediale Winkel des ersten Interkostalraumes, darf von vornherein als relativ fixiert angesehen werden (Sternum, Schlüsselbein, erste Rippe), und tatsächlich finden wir hier auch schon beim normalen Thorax bei sorgfältiger Perkussion eine leichte Abschwächung des Klopfschalles. Man kann sich nun vielleicht vorstellen, daß die infolge der Exsudatansammlung auf der anderen Seite geänderten Schwingungsverhältnisse, welche ja am Rücken zum Auftreten des Korányischen Dreiecks führen, auch vorne gerade in der in Rede stehenden Gegend, welche, wenn ich so sagen darf, hiezu prädisponiert ist, zur Dämpfung führt. Wie immer die Erklärung sei, klinisch hat sich mir dieses Zeichen als wertvoll für die

Differentialdiagnose zwischen Erguß und infiltrierendem Prozeß erwiesen. Es schwindet nach Ablassen der Flüssigkeit. Verdrängungserscheinungen seitens des Mediastinums, Aortendämpfungen, eine Struma substernalis, um nur einige Beispiele zu nennen, werden gewiß zu an sich analogen Veränderungen des Perkussionsschalles führen können. Wenn wir aber weder bei der physikalischen Krankenuntersuchung noch bei der Röntgendurchleuchtung Anhaltspunkte für eine derartige Grundlage der Dämpfung finden, dann wird es berechtigt erscheinen, das Phänomen als ein indirekt bedingtes zu bezeichnen und in der oben diskutierten Weise diagnostisch zu werten.

Im Anschlusse an das oben besprochene Korányische Dreieck ist ferner das Ortnersche Symptom bei interlobären Ergüssen zu erwähnen. Das in solchen Fällen der Lage und Ausdehnung des Ergusses entsprechende, auf der gesunden Seite der Wirbelsäule aufsitzende Dämpfungssegment hat sich als wertvolle Stütze für die ja oft keineswegs leichte Diagnose eines interlobären Exsudats erwiesen. Auch hier glaube ich, daß eine der Deutung des Korányischen Dreiecks analoge Erklärung befriedigender ist.

Es sei ferner in diesem Zusammenhang an die von Elias beschriebene „Aortendämpfung" erinnert, bei der wir es ja wieder mit einem hieher gehörigen Schallphänomen zu tun haben.

Zum Schlusse sei noch auf eine Erscheinung hingewiesen, welche wir in Fällen von Pericarditis exsudativa gelegentlich der Perkussion der Leber beobachten können. Perkutieren wir in solchen Fällen mit tiefer, mäßig lauter Perkussion im Bereiche der relativen Leberdämpfung von rechts nach links, ist eine auffällige Zunahme der Dämpfung und vor allem eine überraschende Verstärkung des Resistenzgefühles nachzuweisen, so wie wir uns jener Gegend nähern, in welcher das perikardiale Exsudat der Leber aufliegt. Schon unter normalen Verhältnissen ist eine eben nachweisbare Zunahme der Resistenz bei Annäherung an das Herz im Bereiche der Leberdämpfung zu konstatieren. Es ist verständlich, daß der erhöhte Druck des Exsudates zu einer Steigerung dieses Phänomenes führt. Ist dasselbe schon an sich unter Umständen differentialdiagnostisch wertvoll, verdient es unser Interesse vielleicht auch deshalb, weil es wenigstens teilweise manche Unklarheiten beleuchtet, welche wir in der Literatur hinsichtlich des Verhaltens des Herz-Leberwinkels bei der Pericarditis exsudativa antreffen. Die Abschrägung desselben, welche vielfach, wie ich glaube, zu Unrecht beschrieben ist und sich in Wirklichkeit nur auf die Abschrägung des Winkels zwischen rechtem vorderen und rechtem unteren Lungenrande vorne bezieht, findet durch das hier angeführte Phänomen wenigstens teilweise seine Erklärung.   *Luger*

Gibt es eine spezielle Indikation zur Vornahme einer Phrenikotomie bei künstlichem Pneumothorax?

Bei breiter basaler Adhäsion und gleichzeitiger apikaler Verlötung wird die Retraktionsfähigkeit der Lunge sehr bedeutend beeinträchtigt. Es kann vorkommen, daß trotz sonst überall freien Pleuraraumes eine ausgedehnte Obliteration des Pleuraraumes vorgetäuscht wird, wenn bei der Anlegung eines künstlichen Pneumothorax schon geringe Gasmengen positive Druckwerte und unangenehme Sensationen herbeiführen. Wenn man nun in solchen Fällen eine Phrenikotomie vornehmen läßt und wenn durch Höherrücken des Zwerchfelles und Annäherung der beiden Fixationspunkte (apikal und basal) die Lunge entspannt wird, so wird dadurch auch die Möglichkeit einer ausgiebigeren Retraktion des Lungengewebes und einer ausgiebigeren Füllung des Pleuraraumes bewirkt. Die Phrenikotomie schafft also in solchen Fällen die Bedingungen für die Herbeiführung eines wirkungsvolleren Pneumothorax.   *Sorgo*

Luxationen

Welche Einrichtungsverfahren sind bei der Schulterluxation zu empfehlen?

Ein wichtiger Umstand bei der Einrenkung ist das richtige Zusammenwirken von Zug und Druck und anderweitigen Bewegungen an der verrenkten Gliedmaße. Daran fehlt es meist, zumal wenn viele Gehilfen beschäftigt werden. Um dieser Forderung gerecht zu werden, ersann ich verschiedene Verfahren, die den Chirurgen von jeder Assistenz unabhängig machen sollen und bei denen der kräftigste Körpermuskel, der Erector trunci, der Traktion dienstbar gemacht wird. Damit gewinnt man auch noch den Vorteil, daß eine Hand oder alle beide für die anderen Maßnahmen frei bleiben. Es gelingt so viel leichter, unter Fortdauer der Traktion mit der verrenkten Gliedmaße Bewegungen auszuführen (Ad- und Abduktion, Rollung), und man kann gleichzeitig mit dem aufgelegten Finger die Bewegung und jeweilige Stellung des verrenkten Gelenkskopfes tasten, sowie durch Druck unterstützen.

Bei der Verrenkung des Schultergelenkes hat der Zug dann Bedeutung, wenn der Kapselriß in der Achselhöhle oder ihr nahe liegt, also bei der Luxatio axillaris und praeglenoidea. Ist die Kapsel vorn und etwas höher gerissen, wie bei der Luxatio subcoracoidea, dann wird man mit der Kocherschen Rotationsmethode einrichten, es sei denn, daß diese Stellung des verrenkten Kopfes durch Transposition aus einer Luxatio praeglenoidea entstanden ist.

Bei veralteten Luxationen ist es zweckmäßig, kräftigen Zug zur Mobilisierung des verrenkten Kopfes zu verwenden, denn Torsionen führen, wenn sie mit größerer Gewalt ausgeführt werden, zu leicht zu Frakturen.

Das Verfahren besteht also darin, daß der Arzt sich den verrenkten Arm, während der Verletzte im Bett oder auf einer Ruhebank liegt, um den Nacken schlingt und mit einer Hand die Handwurzel des verrenkten Armes hält. Sowie sich der Arzt erhebt, zieht er den Verletzten am verrenkten Arm in die Höhe. Das Körpergewicht des Verletzten bildet den Gegenzug. Eine Hand behält der Arzt frei und mit ihr kontrolliert und dirigiert er den verrenkten Gelenkskopf. Durch Bewegungen seines Körpers kann der Arzt leicht Rollung des Armes herbeiführen, Ab- und Adduktion ausführen.

Man kann nun an den Verletzten so herantreten, daß man ihm gewissermaßen über die Schulter sieht, oder auch so, daß man zwischen seinem Rumpf und dem verrenkten Arm steht. Steht man zu Häupten, wird der verrenkte Arm auswärts gerollt; steht man zu Füßen, wird er einwärts gerollt. Die Auswärtsrollung öffnet den Kapselriß, erschlafft das Ligamentum coracohumerale. Abduktion und Zug bringen den verrenkten Gelenkskopf dem Kapselriß näher, und fühlt man diesen Erfolg mit der freien Hand, so zieht man seinen Kopf aus der Schlinge, die der umschlingende Arm bildet und geht mit diesem in Einwärtsrollung und Adduktion über. Sowie man imstande ist, die Hand des verrenkten Armes auf die gegenüberliegende gesunde Schulter zu legen, ist man der gelungenen Einrenkung gewiß. Hat man Gelegenheit, die Einrichtung schon in den ersten Stunden nach erfolgter Verletzung auszuführen, so gelingt dies meist lediglich mit der Einwärtsrollung und da wird man mit dem gleichen Manöver Erfolg haben, wenn man sich zwischen Arm und Rumpf des Verletzten stellt. Die Regel ist aber das erstbeschriebene Verfahren. Ein Vorzug dieser Art Traktion mag mitunter auch darin liegen, daß bei gebeugtem Ellbogen gezogen wird. Es bleibt so die lange Bizepssehne entspannt.

Frage: Ist die Narkose bei dem Verfahren notwendig? — Antwort: Die Notwendigkeit der Narkose wird nicht so sehr durch das Verfahren, das man anwendet, diktiert als durch andere Umstände; in den ersten zwei Stunden kann man die meisten Luxationen ohne jede Narkose einrichten, sonst aber kann man auch mit der Novokaininjektion eine zureichende Erschlaffung der Muskulatur herbeiführen. 20 bis 40 Kubikzentimeter einer 0.5- bis 1%igen Novokainlösung, in das verrenkte Gelenk eingespritzt, führen zu einer genügenden Entspannung. *Ewald*

Welche Einrichtungsverfahren sind bei der Ellbogenluxation zu empfehlen?

Bei der Verrenkung des Ellbogengelenkes gleitet der Gelenksfortsatz des Humerus über den Processus coronoideus ulnae hinaus und sprengt die Kapsel. Daß das bei Überstreckung geschieht, ist ohneweiters verständlich, zumal da in der Fossa supratrochlearis ein Hypomochlion entsteht, in dem sich das Olekranon stemmt. Es kann aber auch bei gebeugtem Ellbogengelenk eine Verrenkung entstehen. Der Vorderarm steht normalerweise in Vagusstellung; wird diese übertrieben, so kann, wenn der Humerus von der Streckseite her geschoben oder gedrückt wird und der Processus coronoideus ulnae weniger stark vorspringt — das ist aber bei Jugendlichen stets der Fall — der mediale Rand der Trochlea unter Zerreißung des inneren Seitenbandes die Kapsel aufreißen und nun heraustreten. Gibt das laterale Seitenband auch nach, so kann der ganze Gelenksfortsatz heraustreten. Der Vorderarm steht dann etwas gedreht gegen den Oberarm und deshalb ist das fersenartige Vorspringen des Olekranon in solchen Fällen weniger deutlich als bei Verrenkungen, die durch Überstreckung entstanden sind.

Hat bei der Schulterverrenkung das Ligamentum coracohumerale die Stellung des Armes bestimmt, so besorgen das hier die Seitenbänder, denn sie reißen wohl teilweise, aber kaum je vollkommen. Sie sind das Hindernis, das sich einstellt, wenn man den verrenkten Ellbogen über den rechten Winkel beugen will, sie müssen entspannt werden, wenn man den Processus coronoideus über die Trochlea zurückgleiten lassen will. Die Entspannung erzielt man durch mäßige Streckung des Ellbogens.

Bei dieser Haltung springt auch der Processus coronoideus weniger stark vor und gleitet leichter über die Trochlea zurück.

In den ersten Augenblicken nach der Verenkung gelingt die Einrenkung meist, wenn man den leicht gestreckten Arm anreißt, d. h. einen unerwarteten Zug ausübt. Schon nach einem Tage gelingt das nicht mehr so leicht und man muß etwas Gewalt anwenden. Die Methode Rosers, die auf dem gleichen Weg, auf dem die Verrenkung entstand, diesen rückwärts schreitend, einrichten will, wird von den meisten Chirurgen gering geschätzt. Bei der Überstreckung des Ellbogens gefährdet man Nerven und Gefäße. Ist aber die Verrenkung bei gebeugtem Ellbogen zustande gekommen, dann ist sie schlecht angebracht. Besser ist folgendes Verfahren: Der Verletzte läßt den verrenkten Arm über das Knie des Arztes herabhängen. Der Arzt steht neben dem Verletzten und dieser sitzt auf einem Sessel oder liegt im Bett nahe seinem Rand. Der Arzt stützt den Fuß auf einen Schemel oder die Sesselsprossen, sein Blick ist über den Oberarm auf den Ellbogen gerichtet, während der verrenkte Vorderarm senkrecht herabhängt. Nun erfaßt der Arzt das untere Humerusende mit beiden Händen so, daß beide Daumen auf das verrenkte Olekranon und die anderen acht Finger auf den ausgetretenen Gelenksfortsatz des Humerus an der Beugeseite zu liegen kommen. Das Ellbogengelenk ist stumpfwinkelig gebeugt. Nun drücken die Daumen das Olekranon, ähnlich wie der Bügel beim Bierflaschenverschluß bewegt wird, über den Gelenksfortsatz des Humerus. Das anfängliche Hinabgleiten und folgende Hinübergleiten ist wohl zu fühlen und sowie man den Ellbogen spitzwinkelig beugen kann, ist man auch der gelungenen Einrichtung sicher. Trotzdem soll man jetzt noch eine Röntgenaufnahme machen lassen, um festzustellen, ob nicht nebenbei Frakturen erfolgten, durch die später Störungen zustande kommen können.

Mit diesem milden Verfahren kommt man aber nicht immer zum Ziel. Größere Widerstände überwindet man auf folgende Weise: Sitzt der Verletzte, dann möge er sich reitend auf den Sessel setzen. Hat er dann die Sessellehne vor sich und umfaßt sie mit der gesunden Hand, so ist er besser immobilisiert. Der Arzt stellt sich so vor die Sessellehne, daß er dem Verletzten die Seitenfläche zeigt, und schlingt sich den verrenkten Arm um den Leib, ohne den verrenkten Ellbogen zu sehr zu beugen. Wir setzen den Fall, der rechte Ellbogen sei verrenkt. Der Arzt wendet dem Verletzten die rechte Körperseite zu und lehnt sich mit der linken Körperseite gegen den verrenkten Vorderarm, während er dessen Handwurzel mit seiner linken Hand festhält. Mit der rechten Hand umfaßt er das untere Humerusende, so daß der Daumen auf das Olekranon kommt, die vier Finger den Gelenksfortsatz des Humerus von der Beugeseite her umfassen. Nun wird das Olekranon, während sich der Arzt mit seinem Körpergewicht in die Ellenbeuge legt, dem Humerus entlang herabgezogen, der Daumen seiner rechten Hand gibt Nachdruck und die vier Finger derselben Hand drücken den Gelenksfortsatz hinauf, kommen also entgegen.

Ewald

Welche Einrichtungsverfahren sind bei der Hüftverrenkung zu empfehlen?

Bei den Verrenkungen des Hüftgelenkes bestimmt das Ligamentum iliofemorale die Haltung des verrenkten Oberschenkels. Wird der Schenkelkopf über den oberen Pfannenrand luxiert (Luxatio supracotyloidea, Luxatio pubica), so ist es entspannt und das Bein nimmt die Lage ein, die ihm die Schwerkraft vorschreibt — Auswärtsrollung. Steht der luxierte Gelenkskopf hinter oder vor dem Pfannenrand, so wird das Ligamentum iliofemorale die Streckung und Mittellage zwischen Ab- und Adduktion nicht mehr zulassen, es wird in beiden Fällen Beugung des Oberschenkels erzwingen. Ist der Gelenkskopf hinten ausgetreten, wird es Adduktion und Einwärtsrollung, ist er vorn ausgetreten, Abduktion und Auswärtsrollung bedingen, dies um so mehr, je näher der verrenkte Kopf dem unteren Pfannenrande steht, also bei der Luxatio ischiadica mehr als bei der iliaca. Steht der Gelenkskopf am unteren Rande der Pfanne, dann besteht reelle Verlängerung. Wollte man nun das Bein gerade strecken, so müßten die drei Ansatzpunkte des Ligamentum iliofemorale um mehrere Zentimeter auseinanderrücken. Nur durch äußerste Beugung kann die normale Distanz der drei Ansatzpunkte beibehalten werden. Dies ist auch die pathognomische Haltung der Luxatio infracotyloidea.

Die Einrichtung beginnt stets damit, daß das gespannte Ligamentum iliofemorale entspannt wird, also die pathognomonische Haltung übertrieben wird. Dann geht man in die gegenteilige Stellung über und führt damit die Einrenkung aus. Da der Gelenkskopf bei den hinteren (ischiadica, iliaca) und vorderen (obturatoria) Luxationen gewöhnlich etwas höher als der Kapselriß steht, ist ein Zug nicht zu entbehren. Das Verfahren, das ich Ihnen für diese drei Verrenkungsarten empfehlen möchte, ist das folgende.

Der Verletzte liegt quer im Bette wie eine Gebärende. Das gesunde Bein ruht mit dem Fuße auf einem Sessel. Der Arzt steht vor dem Verletzten, Gesicht zu Gesicht, und zwar an der Außenseite des verrenkten Beines. Er ladet sich das verrenkte Bein auf die Schulter. Ist es das linke Bein, ladet er es sich auf die linke Schulter, so daß der Unterschenkel seinem Rücken entlang herabhängt. Dazu muß der Arzt in Kniebeuge gehen. Erhebt er sich nun, so würde sich das Knie strecken. Um das zu verhindern, faßt er das Bein an der Fußwurzel mit der linken Hand, oder läßt den Fuß von einem Gehilfen kräftig herunterdrücken, während er sich mehr und mehr erhebt. Narkose wird selten zu umgehen sein, denn Novokain läßt sich beim Hüftgelenk nicht so leicht applizieren wie bei anderen Gelenken. Je mehr sich der Arzt erhebt, um so mehr wird er den Körper des Verletzten hochheben. So steigert sich der Zug an dem verrenkten Beine bis zum ausreichenden Grade. Merkt nun der Arzt mit dem aufgelegten Finger, daß der Schenkelkopf aus seiner Lage herabrückt, so kann er unschwer dem Beine die erforderlichen Bewegungen erteilen. Indem er sich auf dem Absatze dreht, geht er augenblicklich aus der Adduktion (bei der Luxatio ischiadica und iliaca) in die Abduktion über und hilft, wenn nötig, noch mit der frei gebliebenen Hand, die am Schenkelkopfe ruht, durch Druck nach. Durch die Abduktion wird die Luxatio ischiadica und iliaca eingerichtet. Bei der Luxatio obturatoria spielt sich das gleiche in umgekehrter Reihenfolge ab. Das abduziert gehaltene Bein wird zunächst wiederum in gesteigerter pathognomischer Stellung (also gesteigerter Abduktion, Beugung und Auswärtsrollung) angezogen und dann in Adduktion, Einwärtsrollung und Streckung übergeführt.

Bei der Einrenkung veralteter Luxationen wird man ohne besondere Fixierung des Beckens nicht auskommen. Man läßt dann das gesunde Bein im Hüftgelenke maximal beugen und von einem Gehilfen in dieser Lage erhalten, während die Reposition ausgeführt wird.   *Ewald*

Magenerkrankungen

Welche Bedeutung hat die Pneumatose des Magens?

Die Pneumatose, die Spannung des Magens durch Luft, ist eine Erscheinung, die weit mehr beachtet werden sollte, als es der Fall ist. Die Anschauung, daß sie nur durch Leerschlucken herbeigeführt werde, ist irrig.

Menschen, die aus gewohnter Hast nicht richtig kauen und zu rasch trinken, bringen mit dem unzerteilten Bissen und bei der Flüssigkeitsaufnahme eine beträchtliche Menge von Luft in den Magen. Der große Bissen treibt Luft vor sich her und wenn er nicht leicht durchgebracht wird, muß er mit nachgeschluckter Luft oder Flüssigkeit weiter befördert werden. Gelegentlich ist gährender Mageninhalt mit Anlaß zu einem erhöhten Gasgehalt des Magens.

Bei älteren Menschen dankt der ganze Vorgang sein Entstehen dem Umstande, daß sie nicht kauen können, weil die Mahlzähne fehlen. Einige Zeit nach der Mahlzeit kann bei ihnen, ohne daß blähende Speisen gegessen oder nachträglich Luft geschluckt worden wäre, die Magenspannung sinnfällig zunehmen. Diese Zunahme des Luftgehaltes kommt dadurch zustande, daß der Magen während der Verdauungsarbeit Luft ansaugt, wenn der Kardiaverschluß, wie auch die Durchlässigkeit der Speiseröhre nicht normal funktioniert. Es ergibt sich ein Zustand der Kardia, den ich als Hypotonie bezeichnet habe. Manches spricht dafür, daß auch dem Zwerchfell ein Einfluß auf die Durchlässigkeit der Speiseröhre zukommen dürfte.

. Die Anfüllung des Magens mit Luft führt zu Erscheinungen, die sich folgendermaßen gestalten: Die Luft steigt, den physikalischen Verhältnissen folgend, in den Fundus auf und der gespannte Fundus hebt die linke Zwerchfellhälfte und sperrt gleichzeitig die Kardia, wobei das Zwerchfell am Hiatus oesophageus mitwirken mag. Diese Art von Kardiasperre wird vielfach irrtümlich als Kardiospasmus angesehen. Jugendlichen Individuen macht ein großer Luftgehalt des Magens kaum Beschwerden. Vor den Röntgenschirm gestellt, sieht man bei ihnen das Herz auf der Kuppe des erhöhten Zwerchfelles geradezu herumtanzen, ohne daß der Träger von der großen Magenblase oder der Verschiebung des Herzens irgend eine Empfindung hätte. Ganz anders liegt die Sache bei älteren Personen und namentlich bei erweitertem linken Herzen. Einen Einfluß auf die Auswirkung der Magenspannung kann die jeweilige Füllung des Darmes, insbesonders des Querkolons und der linken Flexur nehmen, indem sie den Magen heben und beengen. Die Folge der Pneumatose ist trotzdem nicht nur als mechanische zu deuten, sie kann sich auch in Reflexen auswirken. Zu diesen gehören unter anderen Extrasystolen. Im übrigen liegt dem sogenannten Asthma dyspepticum meist Pneumatose und Hypotonie der Kardia zugrunde.

Es gibt noch eine Form der Magenspannung, die im Gefolge von psychischen Erregungen, unabhängig von einer Nahrungsaufnahme, ohne Luftschlucken auftritt und ganz beträchtlichen Umfang annehmen kann. Wir begegnen ihr gewöhnlich bei Personen mit hypotonischer Kardia, doch scheint es, daß die Durchlässigkeit der Kardia auch akut sich einstellen kann.

Ist der Magen schließlich hochgespannt, so kann die Durchgängigkeit der Kardia gestört werden und so weit behindert sein, daß die Speiseröhre die Nahrung nur schwer oder überhaupt nicht durchbringt. Es kann zu rückläufigen Bewegungen im Ösophagus kommen. Der Bissen kann stecken bleiben und durch den Versuch, ihn weiterzubringen, die Speiseröhre plötzlich derart gespannt werden, daß infolge einer mechanischen Einwirkung auf das Herz, Stillstand des Herzens und eine Ohnmacht eintritt. Auf diese Art von Zufällen habe ich bereits wiederholt aufmerksam gemacht. In der Regel verlaufen sie glatt, doch können sie auch tödlich enden.

Eine besondere Bedeutung hat die Pneumatose für Kranke, die an Angina pectoris leiden und eine diesbezügliche Anfallsbereitschaft haben. Zwei Momente sind es, die in diesen Fällen besonders auffällig sind: Erstens, daß so häufig nach Mahlzeiten schwere Anfälle auftreten, und zweitens, daß solche Kranke angeben, daß sie, sobald die Luft durch Aufstoßen aus dem Magen gelangt, sich erleichtert fühlen und sogar der Anfall aufhört. Wir müssen, um Klarheit zu erlangen, im Einzelfalle nachsehen, ob überhaupt Anzeichen von echten Anfällen vorliegen. Der Schmerz in der Aortengegend bedeutet hier, daß eine besondere Empfindlichkeit in der Gegend des Aortenwurzelgebietes besteht, die bereits auf die geringe mechanische Hebung des Herzens sich meldet. Solche Sensibilisierung der periarteriellen schmerzleitenden Nerven gibt es auch an anderen Stellen des Arteriensystems.

Die Beziehungen der Pneumatose zum Anginaanfall sind aber damit nicht erschöpft. Wir sehen die Pneumatose in der richtigen Koronarangina im Anfalle entstehen, ohne daß eine Nahrungsaufnahme unmittelbar vorher stattgefunden und ohne daß der Kranke Luft geschluckt hätte. Diese Fälle meiner Beobachtung boten fast durchwegs außerhalb des Anfalles deutliche Zeichen der Hypotonie der Kardia. Zur Erklärung der Kardiadurchlässigkeit im Anginaanfalle ist noch an eine Möglichkeit zu denken. Das ist die Erregung der Öffner der Kardia im Vagus. In der sozusagen aktiven Erweiterung der Kardia wäre möglicherweise auch die Erklärung der Pneumatose bei Erregungszuständen von nicht Anginakranken gelegen.

Was die Patienten anbetrifft, die im Gehen wegen Schmerzen in der Brust und Atmungshemmung stehen bleiben, so leiden, namentlich unter diesen, durchaus nicht alle an echter Angina pectoris. Viele von ihnen haben eine Pneumatose, die sich im Gefolge einer Mahlzeit eingestellt hat und eine sensibilisierte Aorta. Das ist zwar kein physiologisches Vorkommnis, doch ist es deshalb noch kein absolutes Merkmal einer Koronarangina. In den anderen Fällen ist es wirklich eine Angina pectoris, wie alle Begleiterscheinungen zeigen, zu welchen auch die Pneumatose gehört, die den pathologischen Zustand erschwert.

Inwieweit die Atmungshemmung bei der Angina ambulatoria mit der Pneumatose, bzw. der Zwerchfelleinstellung zusammenhängt, ist bisher zu wenig beachtet worden. Meinen Erwägungen folgend habe ich es versucht, durch Verwendung des Mundkeiles der Pneumatose in diesen Fällen vorzubeugen und es ist mir in den bisher beobachteten Fällen gelungen, auch der Atmungshemmung vorzubeugen.

Der Mundkeil, dessen Anwendung von Bouveret herrührt, verhindert das Luftschlucken, aber auch das Eindringen der Luft in den Magen in der skizzierten Phase der Aspiration bei Hypotonie der Kardia. Sein Erfolg beruht darauf, daß der Ösophagusmund unter der Mundsperre durch Aufbeißen auf ein Stück Kork oder Holz oder auf eine künstliche Mentholzigarette so weit geschlossen ist, daß Luft vom Magen nicht leicht aspiriert werden kann.

Wie bereits in meinen früheren Mitteilungen, möchte ich darauf hinweisen, daß der Luftaustritt aus dem gespannten Magen sehr leicht herbeigeführt werden kann, indem man den Kranken auf die l i n k e Bauchseite legt. Es entweicht die Luft aus dem Magen, weil sie aus dem Fundus gegen den Pylorus ausweicht und dadurch die Kardiasperre aufgehoben wird. Es genügt, um das zu erreichen, oftmals schon eine starke Neigung mit dem Oberkörper nach links. Bei Vertikalstellung des Magens (Gastroptose) gelingt dieses Experiment begreiflicherweise nicht, auch dann nicht leicht, wenn der Magen n u r Gas oder Luft enthält.

Schließlich möchte ich darauf aufmerksam machen, daß die Pneumatose die Ursache verschiedener Beschwerden sein kann, die im Oberbauch lokalisiert werden und sogar beträchtliche Schmerzen auszulösen vermögen. Immerhin sind Angaben über häufiges Luftaufstoßen, hastiges Essen, Fehlen der Mahlzähne, Trinken von kohlensäurehältigen Getränken wichtige Wegweiser.

Aus meinen Ausführungen fasse ich das Folgende zusammen:

Die pathologische Luftansammlung im Magen kommt zustande: 1. durch Leerschlucken von Luft; 2. mit der Nahrungsaufnahme; 3. durch Aspiration von Luft bei hypotonischer Kardia a) nach einer Mahlzeit, b) in Erregungszuständen. Zur Angina pectoris kann die Pneumatose in Beziehung stehen a) als auslösendes Moment und b) als Begleiterscheinung. Die unter Pneumatose entstehenden Schmerzen in der Aortengegend sind nicht immer Ausdruck einer Angina pectoris, sondern können das Zeichen einer Empfindlichkeit des Aortenwurzelgebietes sein.   *Pal*

Melaena neonatorum

Welche Bedeutung hat die Melaena neonatorum?

Als Beispiel für das Bild der Melaena, wie wir es am häufigsten sehen, diene folgender Fall: Knabe, Geburtsgewicht 3550 Gramm, Geburtsverlauf o. B. Am dritten Lebenstag einmaliges Bluterbrechen und Abgang von vier massigen, aus dunkelroten Blutklumpen bestehenden Stühlen. Intramuskuläre Injektion von 10 Kubikzentimeter Mutterblut und 10 Kubikzentimeter Gelatine. Am vierten Tag nur mehr zwei, jedoch unverändert blutreiche Stühle, 15 Kubikzentimeter Blut intramuskulär, Röntgentiefenbestrahlung der Milz. Gewichtsabnahme um 400 Gramm. Am fünften Tag ein noch etwas blutiger und ein bereits vollkommen blutfreier Stuhl. Das Kind hat schon Tage vorher ganz gut an der Brust getrunken (Stichprobe

40 Gramm). Gewicht 3180 Gramm. Von nun an normale Milchstühle, normale Temperaturen und Trinkmengen. Gewichtszunahme. Das recht anämisch gewordene Kind erholt sich zusehends.

So wie der eben angeführte Fall zeigt, pflegt die Mehrzahl der Fälle dieser Art günstig zu verlaufen. Man kann diesen Typus als benigne Frühform der Malaena neonatorum bezeichnen. Klinisch läßt sich der benigne Charakter aus der Beschaffenheit der Stühle erkennen. Sie sind zwar äußerst blutreich, bestehen manchmal geradezu ausschließlich aus Blut, doch ist dieses Blut geronnen, der Stuhl ist massig, breiig, die Stuhlzahl beträgt selten mehr als fünf bis sechs pro Tag. Außer dieser Form der Melaena gibt es einen zweiten, selteneren Typus, der durch die flüssige Beschaffenheit der sehr häufig erfolgenden Stuhlentleerungen, mitunter neben wiederholtem Erbrechen dünnflüssigen Blutes, gekennzeichnet ist. Da hier schwere Störungen des Gerinnungsvorganges bestehen, kann man diese Formen als hämophile Frühform der Melaena neonatorum bezeichnen. Die Prognose dieser Fälle ist in Anbetracht der Verblutungsgefahr eine sehr ernste, bei entsprechend energischer Behandlung aber durchaus keine ganz ungünstige.

Als therapeutische Maßnahmen kommen in Betracht: Injektion von frischem Blut, Einzelmengen 5, 10 bis 20 Kubikzentimeter intramuskulär, eventuell mehrmals am Tag; Gelatina sterilisata Merck, Einzelmengen von mindestens 10 Kubikzentimeter; Pferdeserum, 20 Kubikzentimeter; Klauden, mehrmals je 2 bis 3 Kubikzentimeter der Originallösung, eventuell Aufschwemmung des Pulvers per os bei Bluterbrechen; Koagulen, 5 bis 10 %, 15 bis 30 Kubikzentimeter; Kalzium Sandoz, 5 bis 10 Kubikzentimeter der 10%igen Lösung subkutan oder intramuskulär; intraperitoneale Injektion größerer Mengen (50 bis 100 Kubikzentimeter) von Zitratblut; Röntgentiefenbestrahlung der Milz, sowie Kombinationen der genannten Methoden.

Führen diese Maßnahmen bei der hämophilen Form nicht binnen wenigen Stunden eine entschiedene Besserung herbei, so ist die intravenöse Bluttransfusion (am besten in den Sinus longitudinalis) vorzunehmen. Die Ernährung an der Brust kann bei leichteren Fällen und, wenn das Kind die Annahme der Brust nicht verweigert, fortgesetzt werden. Sonst ist, besonders bei Bluterbrechen, die Verabreichung kleiner Mengen abgezogener, eventuell eisgekühlter Frauenmilch angezeigt. Sorge für genügende Flüssigkeitszufuhr, eventuell subkutane Infusionen. Haben die Melänaerscheinungen aufgehört — meist tritt die Besserung kritisch ein —, so ist die Prognose auch für hämophile Fälle günstig. Selbst schwere Anämien gehen meist auffallend rasch in Besserung über.

Die Frühformen der Melaena neonatorum spielen sich gewöhnlich zwischen zweitem und fünftem Lebenstag ab, meist am zweiten und dritten Tag. Sie können den viel selteneren Spätformen gegenübergestellt werden. Eine Meläna in der zweiten oder dritten Woche sieht meist nicht so imposant aus wie die Frühformen — „hämophile" Bilder kommen vor, sind aber selten —, die Prognose ist aber immer eine sehr ernste, da es sich meist um septische Erkrankungen handelt. Eine septische Meläna als Ausdruck einer hämorrhagischen Sepsis kann natürlich gelegentlich auch in der ersten Woche vorkommen, ist dann aber gewöhnlich mit sonstigen Erscheinungen

einer Sepsis, besonders auch mit anderen Hämorrhagien kombiniert, welche
bei den früher genannten, idiopathischen Formen fast stets vermißt werden.
Es kommen zwar auch schon in den ersten Lebenstagen nichtseptische,
polysymptomatische, hämorrhagische Erkrankungen vor (Hautblutungen,
Nasenblutungen, Nabelblutung usw.), doch fehlt hier meist die Darm-
blutung.   *Reuss*

Morphinismus

Gibt es grundsätzliche Fortschritte in der Behandlung des Morphinismus?

Gesichtspunkte, aus denen grundsätzliche Fortschritte der Behandlung
des Morphinismus sich mit der Zeit ergeben können, könnte ich dreierlei
anführen: 1. Die methodische Einführung der Psychotherapie in die Entziehungskur, 2. die Entziehungskur mit Dämmerschlaf, 3. die Versuche,
auf Grund neuer Erkenntnisse über die Stoffwechselvorgänge die Abstinenz-
beschwerden der Morphinisten zu beseitigen oder zu mildern.

Zum ersten Punkt läßt sich wenig allgemeines sagen. Als Psychotherapie kommt hier ebensowohl die Psychoanalyse in Betracht als auch
die synthetischen und erziehenden Methoden, wie sie insbesondere Neutra
beherrscht und an Morphinisten in einzelnen gewählten Fällen erfolgreich
durchgeführt hat. Bei rückfälligen Morphinisten sind die Chancen so gering,
daß wohl auch heute von der Entziehungskur in der geschlossenen Anstalt
nicht abgegangen werden soll. Doch ist nach meiner Überzeugung die
Behandlung, wenn irgend möglich, mit einer Psychoanalyse zu verbinden,
die selbstverständlich erst dann einsetzen kann, wenn die körperlichen
Abstinenzerscheinungen (bis auf die Schlaflosigkeit, deren Besserung man
nicht abwarten wird) vorüber sind.

Der zweite Punkt betrifft die Einführung des Dauerschlafs als Einleitung der Entziehungskur. Entziehungskuren mit Dauerschlaf lassen sich,
wenn man eine geeignete, wirklich verläßliche Pflegeperson hat, unter fach-
ärztlicher Kontrolle in der häuslichen Umgebung durchführen. Sie ersparen
den Patienten in der Regel die körperlichen Abstinenzerscheinungen vollständig, nur mit Ausnahme der Schlaflosigkeit, die oft gerade nach einer
solchen Dämmerschlafkur recht lange andauert. Die psychischen Abstinenzerscheinungen werden durch den Dämmerschlaf leider nicht erspart. Auch
ist es besonders zu betonen, daß jeder Dämmerschlaf auch unter der ge-
schicktesten ärztlichen Leitung ein lebensgefährliches Wagnis bedeutet und
daß der Arzt verpflichtet ist, den Kranken und seine Familie hievon in einer
analogen Weise zu unterrichten, wie es vor einer Operation geschieht.
Die Schlaflosigkeit, außerdem aber der süchtige Charakter, der selbstverständlich nachher wie vorher bestehen bleibt, bringen es nicht selten mit
sich, daß sich der Morphinismus nur in eine Schlafmittelsucht, zumal in
eine Sucht nach Pernoktoninjektion verwandelt.

Die Hauptgefahr bei diesem — im Vergleich zum chirurgischen und
gynäkologischen Dämmerschlaf ja ungemein protrahierten Verfahren ist
selbstverständlich die Pneumonie.

Der dritte Punkt betrifft die Beeinflussung der Abstinenzerscheinungen während einer gewöhnlichen Kur in der geschlossenen Anstalt.
In diesem Zusammenhang ist hinzuweisen auf Untersuchungen, die

Alexandra Adler an der Wiener psychiatrisch-neurologischen Klinik gemacht hat und deren Gegenstand die Störung des Wasserhaushaltes während der Morphiumentziehung und deren therapeutische Beeinflussung durch Euphyllin ist. Die Autorin fand eine hochgradige Hemmung der renalen Flüssigkeitsausscheidung in der Zeit der Morphiumabstinenz; es zeigt sich, daß die Verminderung der Flüssigkeitsausscheidung regelmäßig mit einer Flüssigkeitsretention im Blut einherging.

Die Autorin hob die große Ähnlichkeit zwischen den Erscheinungen in der Morphiumabstinenz und dem Krankheitsbilde der Wasservergiftung hervor, die Rowntree 1922 beschrieben hat.

Auf Grund dieser Übereinstimmung der beiden Krankheitsbilder versuchte die Autorin die Wasserretention in der Abstinenz therapeutisch durch Euphyllin zu beeinflussen (Zusammensetzung von Theophyllin und Äthylendiamin, intramuskulär und intravenös injizierbar). Das Medikament wurde gewählt wegen seiner vielfachen (zentralen und peripheren) Angriffspunkte. Die bisherigen Ergebnisse an Morphinisten (im Durchschnitt zweimal täglich 0,48 Gramm Euphyllin intramuskulär, eventuell intravenös) waren in bezug auf die Beseitigung der Abstinenzerscheinungen überraschend günstig, so daß in diesem Verfahren eine Bereicherung des therapeutischen Apparates erwartet werden darf, die zugleich die Vorstellung von der Stoffwechselstörung bei der Morphiumentziehung in einem wesentlichen Punkt zu klären scheint.   *Poetzl*

Muskelkrämpfe

Welche diagnostischen Erwägungen kommen bei unwillkürlichen Bewegungen in Betracht?

Zunächst ist daran zu erinnern, daß schon normalerweise zahlreiche Mitbewegungen dadurch ausgelöst werden, daß gleichzeitig mit jeder willkürlichen Bewegung aus dem Frontalhirn Impulse dem pallidären System zustreben, resp. besonders bei Affekten („Psychoreflexe") Impulse aus dem Thalamus opticus im Globus pallidus lokalisierte, unwillkürliche Bewegungen auslösen. Weiters können Reflexe, die beispielsweise durch Änderung der Kopfstellung ausgelöst werden, besonders bei Wegfall hemmender Impulse (Pyramidenerkrankung) zu unwillkürlichen Änderungen der Extremitätenhaltung führen (Magnus-, de Kleijnsche Reflexe) und dadurch Mitbewegungen auslösen. Die Irradiation einer besonders starken Erregung von den segmentären Zentren der zu innervierenden Muskelgruppen auf benachbarte, sowie die einer kräftigen, isometrischen Kontraktion folgenden „Nachkontraktionen" können ebenfalls zu unwillkürlichen Bewegungen Veranlassung geben.

Die unwillkürlichen, raschen, oft recht komplizierten, aber zwecklosen choreatischen Bewegungen können akut oder chronisch auftreten. Im ersteren Falle handelt es sich bei Kindern in der Regel um die Sydenhamsche Form, bei Erwachsenen um den Ausdruck akuter Enzephalitis auf verschiedener Grundlage (z. B. Encephalitis epidemica, Chorea gravidarum). Chronische Chorea bei Kindern ist nur selten der Beginn eines echten Huntington, häufiger kommt das Chronischwerden einer akuten Chorea Sydenham, resp. Reste fötaler Erkrankung in Betracht. Bei Erwachsenen macht die Erkennung der familiären Form (Huntingtons Chorea) keine Schwierigkeiten, es ist aber auch daran zu denken, daß Atherosklerose, progressive Paralyse, Alkoholismus, Epilepsie mit Veränderungen in den Stammganglien einhergehen können, die zu Chorea führen können. Leicht zu erkennen ist die symptomatische Form der Chorea (posthemiplegica!), sowie jene Unterform, die wir als Hemiballismus (halbseitige Wurfbewegungen!) bezeichnen. Schließlich wäre der funktionellen Entstehung choreatischer Bewegungen, besonders bei der als Chorea electrica bezeichneten Form zu gedenken.

Die langsamen, von Muskelrigidität begleiteten, meist in Überstreckung bestehenden athetotischen Bewegungen können bei striären Erkrankungen allein, wie auch mit choreatischen Bewegungen kombiniert vorkommen (z. B. choreatisch-athetotische Form der zerebralen Kinderlähmumg). Eine besondere Form stellt die (manchmal kongenitale) Athétose double dar, sowie der Torsionsspasmus, beim Gehen und Stehen auftretende spiralige Verdrehungen des Rumpfes.

Die als Tic bezeichneten, anfallsweise auftretenden, unwillkürlichen Bewegungen sind von den bisher genannten Formen unwillkürlicher Bewegungen infolge ihrer großen Ähnlichkeit mit gewollten Bewegungen, resp. zweckmäßigen Abwehr- oder Ausdrucksbewegungen leicht zu erkennen. Hier wird es sich vor allem darum handeln, eine psychische Ursache aufzudecken; es ist aber daran zu erinnern, daß nach neueren Untersuchungen ticähnliche Bewegungen auch bei organischen Erkrankungen des striopallidären Systems vorkommen können. Den organisch bedingten Ticformen mag das als Spasmus nutans bezeichnete, von Nystagmus und Schiefhaltung des Kopfes begleitete Kopfwackeln angegliedert werden, das vor allem bei im Dunklen gehaltenen Kindern auftritt und mit Übererregbarkeit des Labyrinthes, sowie Herabsetzung des Lichtsinnes zusammenhängen soll.

Die brüsken klonischen Bewegungen, die unter der Gruppe Myoklonien zusammengefaßt werden, interessieren uns vor allem als Symptom enzephalitischer Veränderungen, als gelegentliche Begleiterscheinung epileptischer Gehirnveränderungen. Die als Paramyoclonus multiplex bezeichnete Erkrankung (Anfälle blitzartiger Zuckungen an den verschiedensten Muskelgruppen des Stammes und der Extremitäten, vor allem in der Ruhe auftretend) ist relativ selten.

Schließlich sind den unwillkürlichen Bewegungen auch die verschiedenen Arten von Tremores zuzurechnen.

Frage: In welche Gruppe ist die während des Krieges öfters beobachtete Myotonoclonia trepidans einzureihen? — Antwort: Der größte Teil der Fälle war hysterischer Natur.   *Spiegel*

Welche diagnostische Bedeutung haben Muskelkrämpfe?

1. Zunächst sind die Formen dauernder Tonuserhöhung in Betracht zu ziehen. Diese kommen zustande:

a) durch Wegfall zentraler Hemmungen, die normalerweise auf subkortikale, tonuserhaltende Reflexbogen einwirken (bei Pyramidenerkrankung mit Sehnenreflexsteigerung, spastische Lähmung, bei Er-

krankung der Zentren des extrapyramidalen Systems ohne Sehnenreflexsteigerung, Rigor);

b) bei Erhöhung der von der Peripherie ausgehenden Reize (bei Frakturen, Gelenkserkrankungen, abnormer Statik bei Pes planus, abnormer
labyrinthärer Erregungen bei gewissen Formen von Tortikollis);

c) durch Schrumpfungsprozesse in degenerierenden Muskeln (Fazialis-
lähmung!);

d) bei Steigerung der zentralen Reflexerregbarkeit (z. B. Starre des
lokalen Tetanus);

2. Anfallsweise auftretende tonische Krämpfe finden sich:

a) bei Wegfall zentraler Hemmungen (Pyramidenerkrankungen, Mittel-
hirnerkrankungen ähnlich der Enthirnungsstarre des Tierversuches, bei
manchen Formen von Kleinhirnerkrankungen infolge Wegfall der tonus-
hemmenden Kleinhirnkomponente) und Hinzutreten eines auslösenden
reflektorischen oder Stoffwechselreizes;

b) bei schmerzhaften Erkrankungen (Spasmus facialis bei Trigeminus-
neuralgie, Kaumuskelkrämpfe usw.; bei solchen Krämpfen ist beispielsweise an Karies der Zähne, Kiefergelenksentzündung, Kieferhöhlener-
krankung usw. zu denken);

c) bei exogenen und endogenen Vergiftungen (Wundstarrkrampf, Beginn
mit Trismus!, Tetanie, zu erkennen an den charakteristischen ,,Schuster-
krämpfen‘‘, der Übererregbarkeit gegen elektrische und mechanische Reize);

d) bei den an gewisse Beschäftigungen geknüpften Krampfzuständen
(Beschäftigungsneurose) und den Krampfzuständen funktioneller Grundlage (funktioneller Blepharospasmus usw.).

3. Bei tonisch-klonischen (epileptiformen) Krampfanfällen ist zunächst
die organische Natur des Krampfanfalles festzustellen, was unter Berücksichtigung des typisch sich wiederholenden Verlaufes, der Art·des Auftretens (nächtliche Anfälle, Anfälle auch wenn der Patient allein ist!),
der eventuell vorhergehenden Aura, eventueller Verletzungen im Anfall,
der gleichzeitigen vegetativen Symptome (Harnabgang), der dem Anfall
folgenden Erscheinungen (allgemeine Erschöpfung des Patienten, Auftreten
von Babinski) in der Regel ziemlich leicht möglich ist. Dann aber muß
man der Ursache der Krämpfe nachgehen; bei ausgesprochenen Entwicklungsstörungen, Mikrozephalie, Turmschädel, bei Kombination mit
Intelligenzdefekten kann dies nicht schwer fallen (man denke auch an
amaurotische Idiotie, resp. bei Entwicklungsstörungen von seiten der Haut,
Adenoma sebaceum, an tuberöse Sklerose). Ist Hydrozephalus vorhanden, so muß man trachten, der Ursache desselben nachzugehen, wobei
entzündliche Prozesse, vor allem luetischer Natur in Betracht kommen.
Hat man diffuse Hirnerkrankungen (Arteriosklerose, multiple Sklerose),
sowie Herderkrankungen (Tumor, Abszeß, Gumma, Tuberkel, Zystizerkus)
ausgeschlossen, so kommen weiters chronische Enzephalitis, insbesondere
Meningoencephalitis luetica in Betracht. Schließlich muß man sowohl
exogenen (Alkoholismus, Kokain, Blei) als auch endogenen Intoxikationen
nachgehen, von welch letzteren vor allem die Urämie und Eklampsie,
Autointoxikation vom Magen-Darmtrakt her, sowie innersekretorische
Störungen (Insuffizienz der Nebenschilddrüse, resp. menstrueller Typus
der Anfälle!) zu erwähnen sind. Erst nach Ausschluß aller dieser Möglich-

keiten darf man von „g e n u i n e r E p i l e p s i e" sprechen. Bei K i n d e r n
spielen insbesondere die Autointoxationen vom Magen-Darmtrakt, Einge-
weidewürmer, reflektorische Auslösung der Anfälle (Dentition!), unter den
infektiösen Ursachen neben den akuten Infektionskrankheiten, Meningitis,
auch Mittelohrerkrankungen eine bedeutsame Rolle.

F r a g e n : Wie stellt man sich bei Hysterie die Auslösung der Krämpfe
vor ? Wie erklärt man sich den Laryngospasmus der Kinder ? Wieso kommen
fibrilläre Zuckungen zustande ? Gibt es einen Tonus, der im Schlafe
persistiert ? Ist etwas über den Tonus der Nierennerven bekannt ?
— A n t w o r t e n : Bei der Hysterie werden die Krämpfe psychogen
unter Benützung normal vorgebildeter, pyramidaler und extra-
pyramidaler Mechanismen ausgelöst. Der Laryngospasmus der Kinder
wird durch eine Insuffizienz der Epithelkörperchen, die, mit einer Änderung
des Kalkstoffwechsels einhergeht, hervorgerufen. Die fibrillären Zuckungen
sind Zuckungen einzelner Muskelfasern infolge Reizung von Vorderhorn-
zellen. Der Tonus besteht im Schlafe weiter, jedoch in vermindertem
Ausmaße. Der Tonus der Nierennerven fällt in der Hauptsache zusammen
mit dem Tonus der Vasokonstriktoren der Nieren.   *Spiegel*

Wie beeinflußt man Muskelkrämpfe?

Eine ätiotrope Therapie erscheint nur in einzelnen Fällen möglich. Hieher
ist die Behandlung des Wundstarrkrampfes mit Antitoxin, die Beschleunigung des Geburtsaktes bei Eklampsie der Schwangeren, die Bekämpfung von
Verdauungsstörungen infolge von Eingeweidewürmern bei den epileptiformen
Krämpfen des Kindesalters, die operative Behandlung lokaler, die motorische Region reizender Affektionen, insbesondere bei traumatischer Epilepsie, die Beseitigung abnormer, krampfauslösender zentripetaler (reflektorisch wirkender) Erregungen, die antiluetische Therapie bei spezifischer Meningoenzephalitis, Aderlaß und Lumbalpunktionen (Entfernung
von Toxinen, Druckentlastung) beim Status epilepticus, resp. bei der
Eklampsie zu rechnen. Ausgehend von der a n a p h y l a k t i s c h e n T h e o r i e
der Epilepsie hat man bei dieser Erkrankung besonders in Frankreich
eine antianaphylaktische Therapie, z. B. die Darreichung kleiner P e p t o n -
d o s e n , C r o t a l i n i n j e k t i o n e n (peptonhaltiges Schlangengift) versucht.
Hieher gehört auch die parenterale Eiweißtherapie (besonders in Form
von X i f a l m i l c h , dreimal wöchentlich 2 bis 5 Kubikzentimeter muskulär
durch zwei bis dei Monate).

So sind wir, abgesehen von den p s y c h o g e n b e d i n g t e n Krampfformen,
bei denen natürlich die verschiedensten Formen der Psychotherapie in
Betracht kommen, in der Mehrzahl der Fälle auf eine s y m p t o m a t i s c h e
Krampftherapie angewiesen, die neben der Hydrotherapie (beruhigender
Einfluß warmer Bäder, warmer Packungen) in der Hauptsache in einer
medikamentösen Herabsetzung der Erregbarkeit der Zentren besteht.
Von den anorganischen Salzen stehen noch immer die Bromide, besonders
bei chlorarmer Diät, an erster Stelle. Es ist aber daran zu erinnern,
daß man auch mit Ca- und Mg-Salzen einen günstigen Einfluß auf
die verschiedensten Krampfformen (Tetanie, Tetanus!) erzielt hat
(z. B. intern Calc. lactic. viermal 0,5 täglich, Calcium chlorat. 10⁰/₀

oder Afenil 8 bis 10 Kubikzentimeter intravenös, Magnes. sulfur. 10°/₀ 10 Kubikzentimeter intravenös, bis zu 30 Kubikzentimeter 20°/₀ Lösung rektal). Zur Beseitigung der Alkalose (vor allem bei Tetanie) hat man Monoammoniumphosphat (2 bis 18 g täglich in Oblaten) gegeben. Besonders in Frankreich werden Borate (3 g täglich) empfohlen, die beispielsweise auch im Episan (vier bis fünf Tabletten täglich) enthalten sind. Von den organischen Präparaten brauche ich nur kurz auf die besonders früher übliche Darreichung von steigenden Opiumdosen (dreimal 0,05 bis 0,3) zu verweisen, die wegen der großen Opiummengen nicht ganz ungefährlich ist. Eher ist es schon empfehlenswert, die Bromdarreichung mit 2°/₀ Infus. adonid. vernalis zu kombinieren; neuerdings hat man die kupierende Wirkung einer Injektion von 1 bis 2 Kubikzentimeter Somnifen (venös) auf epileptische Anfälle beschrieben. Vor allem aber steht neben dem Brom immer noch Luminal an erster Stelle, das in kleineren Dosen (Luminaletten à 0,015 mehrmals täglich) sich auch zur Bekämpfung verschiedener tonischer Krampfzustände bewährt, in Kombination mit Scopolamin hydrobromic. (einige Zehntelmilligramm) auch bei Bekämpfung von Klonismen, resp. Tremores manchmal gute Dienste leistet. Das letztere Mittel wird in größeren Dosen (bis 1 Milligramm) neben rektaler Applikation von Chloralhydrat (in schleimiger Lösung 4 bis 6 Gramm rektal) bei der Bekämpfung des Status epilepticus in Betracht kommen.

Noch ziemlich in den Anfängen stehen wir bezüglich der Hormontherapie. Die Hoffnungen, welche bei Tetanie in die Einpflanzung von Nebenschilddrüsen gesetzt wurden, haben sich nicht erfüllt, weil die implantierte Drüsensubstanz bald zugrunde geht, eher sind noch mit der Darreichung des Drüsenextraktes (dreimal ein bis zwei Tabletten täglich, Injektion einer Ampulle Paraglandol täglich) bei Insuffizienz des Epithelkörperapparates, die nicht nur bei Tetanie, sondern auch bei manchen Epilepsiefällen eine Rolle spielt, Erfolge erzielt worden. Schilddrüsentabletten wurden zur Unterstützung der Bromdarreichung und Bekämpfung der unangenehmen Nebenwirkungen des Broms empfohlen. Darreichung von Ovarialextrakten kann in Epilepsiefällen von menstruellem Typus versucht werden.

In das Gebiet der symptomatischen Behandlung sind schließlich Maßnahmen zu zählen, welche besondere Formen von pathologischer Tonussteigerung, resp. tonischen Krampfzuständen durch Unterbrechung der tonuserhaltenden Reflexbogen zu bekämpfen trachten. Man kann die Propriozeptoren in der Muskulatur durch Injektion $\frac{1}{2}$°/₀iger Novokainlösungen vorübergehend zu lähmen trachten oder den Eintritt der Propriozeptoren ins Rückenmark durch Hinterwurzeldurchschneidung verhindern oder schließlich die tonuserhaltenden, supraspinal verlaufenden Reflexbogen durch Vorderseitenstrang-Durchschneidung (anterolaterale Chordotomie) unterbrechen.

Frage: Wie lange kann man Luminal geben und gibt es keine Luminalvergiftung? — Antwort: Das Luminal kann selbst jahrelang in den therapeutischen Dosen ohne Vergiftungserscheinungen verwendet werden.

Spiegel

Ohrenerkrankungen

Was sind hereditär-degenerative Erkrankungen des Gehörorgans?

Die Bezeichnung „hereditär-degenerative Erkrankungen des Gehörorgans" habe ich selbst in die Otologie eingeführt. Sie sagt aus, daß diese Erkrankungen in einer fehlerhaften Keimanlage begründet sind (und nur darum sind sie hereditär) und ferner sagt die Bezeichnung aus, daß diese pathologischen Zustände der Ausdruck einer allgemeinen, in fehlerhafter Keimanlage begründeten Entartung des gesamten Individuums sind. Unter die hereditären Erkrankungen des Gehörorgans rechne ich zunächst die hereditär-degenerative oder auch sogenannte kongenitale Taubheit und Schwerhörigkeit, ferner die Otosklerose, die sogenannte progressive labyrinthäre Schwerhörigkeit und bis zu einem gewissen Grade die vorzeitig eintretende Altersschwerhörigkeit. Diese vier genannten pathologischen Zustände sind nur verschiedene Ausdrucksformen einer fehlerhaften Anlage des Gehörorgans und sind als klinisch und pathologisch-anatomisch verwandte Glieder einer einzigen Krankheitsfamilie zu betrachten.

Betrachten wir zunächst die kongenitale Taubheit. Um dieses Krankheitsbild studieren zu können, müssen wir in die Taubstummenschulen gehen. Unter den dort befindlichen Kindern finden wir stets einen mehr oder minder großen Prozentsatz hereditär tauber Kinder. Aber es ist nicht leicht, diese Kinder mit Sicherheit von den vielen anderen taubstummen Kindern zu sondern, deren Taubstummheit auf einer frühzeitig erworbenen, mehr oder minder tiefgreifenden Zerstörung des Gehörorgans beruht, wie wir sie nach den verschiedenen akuten Infektionskrankheiten des Kindesalters, nach Scharlach, Diphtherie, Meningitis, Masern, Mumps oder auch durch frühzeitig erworbene Traumen und endlich durch Syphilis entstehen sehen. Es handelt sich nun darum, diese ansonsten gesunden und nur von einer lokalen Erkrankung des Gehörorgans befallenen Kinder von jenen Kindern zu sondern, bei denen die zu beobachtende Taubheit oder Schwerhörigkeit nur der lokale Ausdruck einer allgemeinen körperlichen pathologischen Veränderung ist. Auf Grund der Symptome, die das Gehörorgan selbst darbietet, läßt sich diese Sonderung nicht durchführen, denn in beiden Lagern findet man Kinder, die entweder ganz taub oder nur schwerhörig sind, man findet ferner in beiden Abteilungen Kinder, bei denen der statische Apparat noch erregbar ist oder nicht, und man ist sonach gezwungen, sich nach anderen differentialdiagnostischen Hilfsmitteln umzusehen. Hier hatte ich mich nun zu erinnern, daß das allgemein degenerierte Individuum wohl neben seiner Gehörerkrankung auch noch anderweitige Symptome seiner somatischen Minderwertigkeit aufweisen dürfte, eine Tatsache, die übrigens schon lange bekannt gewesen war. Systematische Untersuchungen an sehr zahlreichen taubstummen Zöglingen ergaben nun folgendes Resultat: Bei den hereditär tauben Kindern findet man einen, wenn auch nicht allzu großen Prozentsatz solcher Kinder, die eine hereditär-pathologische Veränderung des Auges aufweisen, als da sind die Retinitis pigmentosa, eine persistente Arteria hyaloidea, unregelmäßiger Astigmatismus, die Sichel nach unten und als bezeichnendsten den sogenannten albinotischen Fundus. Ferner findet man bei solchen Kindern verschiedene kongenitale Gangstörungen nach dem Bilde der

hereditären Ataxie von Friedreich, weiters findet man in schweren
Fällen partiellen Albinismus der Kopfbehaarung und endlich verschieden-
gradige Alienationen des Intellektes und der Psyche von den leichtesten
Formen der Imbezillität bis zum schweren endogenen Schwachsinn.

Da, wo wir diese differential-diagnostisch so wichtigen Begleitsymptome
der hereditären Taubheit nicht an demselben Individuum vereinigt vorfinden, ergibt mitunter eine genaue familiäre Anamnese die gesuchten
Anhaltspunkte. Denn wir finden dann bei den verschiedenen Gliedern
der Familie, aus der das betreffende Kind stammt, wiederum Individuen
mit den verschiedenen Formen der hereditären Taubheit, mit den eben
angeführten Anomalien des Auges und des Zentralnervensystems, und so
können wir hier zunächst eine Feststellung vornehmen: Daß alle hereditär-
degenerativen Zustände des Menschen (und, wie ich hier hinzufügen will,
der domestizierten Tiere) wiederum Glieder einer großen Krankheitsfamilie sind, die wir seit langem als hereditäre Entartung bezeichnen.

Aus all dem geht nun des weiteren hervor, daß die hereditären Erkrankungen in den von ihnen betroffenen Familien sicherlich öfter an zwei
oder mehreren Mitgliedern derselben Generation sich finden werden, und
daß die Multiplizität des Auftretens unter Geschwistern und wohl auch
in aufsteigender und absteigender Linie zu den charakteristischen Symptomen dieses Krankheitsbildes gehören dürfte. Und dem ist auch so.
Während die zufällig erworbene Taubheit meist nur ein Kind, ganz selten
einmal zwei Kinder desselben Elternpaares befällt, sehen wir bei unseren
Kindern oft drei, vier und mehr Geschwister von diesem schweren Übel
befallen. Wir gewinnen sonach aus der familiären Anamnese an der Multiplizität des Auftretens ein außerordentlich brauchbares differentialdiagnostisches Hilfsmittel. Denselben Nutzen bietet uns das Auftreten
unseres Übels in aufsteigender Linie. Ein tauber oder schwerhöriger Vater
oder eine solche Mutter, das womöglich multiple Auftreten von Taubheit
unter den Geschwistern des Vaters oder der Mutter usw. bis zu den Großeltern und Urgroßeltern erhöht die Sicherheit der Differentialdiagnose.
Und endlich kann ein weiterer Umstand uns zu Hilfe kommen, und das
ist die Tatsache, daß wir in den hereditär-degenerierten Familien zuweilen
zahlreiche konsanguine Ehen finden. Die Konsanguinität ist zwar mitunter ein differentialdiagnostisches Hilfsmittel, aber in der Ätiologie der
in Rede stehenden pathologischen Zustände spielt sie eine nur unterge-
ordnete Rolle.

Das, was hier über die hereditäre Taubheit gesagt wurde, gilt in außer-
ordentlichem Maße auch für die Otosklerose. Sie findet sich sehr häufig
an mehreren Gliedern derselben Familie, sie ist mitunter mit den oben
geschilderten pathologischen Zuständen des Auges vergesellschaftet, und
es sind endlich Stammbäume von mir gefunden worden, auf denen die
Otosklerose mit der hereditär-degenerativen Taubheit vergesellschaftet
vorkommt. Auch die pathologische Anatomie ergibt zwar geringfügige,
aber charakteristische Analogien. Am wenigsten erforscht ist in dieser
Richtung die oben erwähnte progressive labyrinthäre Schwerhörigkeit,
doch habe ich es seinerzeit in hohem Grade wahrscheinlich zu machen
gewußt, daß auch diese Erkrankung nur ein Glied der hier in Rede stehenden nosologischen Familie ist. *Hammerschlag*

Was hat der praktische Arzt bei kongenitalen Anomalien des Hörorgans zu tun?

Es ergibt sich von vornherein, daß dem Arzt hier irgendeine kurative Tätigkeit nicht gegönnt ist. Denn wir haben es ja bei den in Rede stehenden Anomalien nicht mit Erkrankungen und nicht mit einem krankmachenden Agens, sondern eben mit einem Zustand des menschlichen Körpers zu tun. Der Arzt wird sonach sich damit begnügen müssen, den hereditär- degenerativen Charakter des Übels durch eine möglichst minutiöse familiäre Anamnese tunlichst sicherzustellen. Er halte genaue Umfrage nach den beiden Eltern, wenn möglich nach Großeltern und Urgroßeltern, ferner nach den Geschwistern des Elternpaares und endlich nach den etwaigen Geschwistern des zu untersuchenden Individuums. Dieses Individuum ist ferner nicht nur auf sein Gehörorgan, sondern aus den früher besprochenen Gründen auch auf seine anderen Sinnesorgane, auf sein Nervensystem, auf seine Intelligenz, auf verschiedene Anomalien der Behaarung und auf sonstige kleine kongenitale Mißbildungen zu untersuchen. Sobald die Heredität und die degenerative Art des Leidens sichergestellt ist, wird die kurative Tätigkeit nicht ontogenetisch, sondern phylogenetisch sein müssen. Man hat den Eltern klarzumachen, daß derartig bedrohte Familien sich nicht weiter vermehren sollen, daß also weiterer Kindersegen zu vermeiden ist, und man wird die betreffenden Eltern vor den bedrohlichen Folgen warnen müssen, die in solchem Falle durch Ehen zwischen Blutsverwandten, also zwischen Kusins und Kusinen — nicht nur des ersten, sondern auch des zweiten und dritten Grades — heraufbeschworen werden. Leider geschieht in dieser Hinsicht noch kaum das Notwendigste. Es ist wohl allen bekannt, daß die Taubstummen nicht nur in den Schulen, sondern auch späterhin im Berufsleben meist untereinander gesellschaftlichen Verkehr pflegen, ihre eigenen Klubs besitzen und leider auch vielfach untereinander heiraten. Da ist denn die Möglichkeit, daß einmal zwei hereditär taube Individuen sich zu einer Ehe verbinden und, wie die Literatur uns lehrt, eine fast lückenlose Reihe tauber Kinder erzeugen, in besonderem Maße gegeben.

Fragen: Wie kann man Ohrgeräusche beeinflussen? Haben die Nachkommen hereditär schwerhöriger Personen noch Aussicht auf ein gutes Gehörorgan? Gibt es eine einseitige kongenitale Taubheit? Ist das Ohrensausen als solches beeinflußbar? Übt das Atophan einen verschlechternden Einfluß aus? — **Antworten**: Bei der Otosklerose kann man Ohrgeräusche durch Vibrationsmassage günstig beeinflussen, doch ist der Erfolg oft nur ein zeitweiser und das neuerlich auftretende Ohrensausen wird vom Patienten dann um so schwerer empfunden. Wenn hereditär schwerhörige Personen ohrgesunde Partner wählen, so können die Nachkommen von einem Ohrenleiden verschont bleiben. Es gibt Menschen, die einseitig kongenital taub sind; oft tritt in solchen Fällen in späteren Jahren auch eine Taubheit auf dem anderen Ohr ein. Das Ohrensausen ist dann beeinflußbar, wenn es sich um eine rezente Erkrankung des mittleren oder des äußeren Ohres handelt (Tubenkatarrh, Adhäsivprozeß, Folgezustände einer akuten Otitis); ist das Ohrensausen eine Begleiterscheinung einer Hörnervenerkrankung, ausgenommen ist hier Lues des Labyrinths, so kann man nichts dagegen tun. Über einen auf das Ohr ungünstigen Einfluß des Atophans ist mir nichts bekannt.   *Hammerschlag*

Welche Ursachen kann der Ohrenschwindel haben und läßt er sich medikamentös beeinflussen?

Bei der Beantwortung dieser Fragen müssen wir gleich vorweg jenen Ohrenschwindel, der durch entzündliche Veränderungen im Labyrinthe — seien sie hier entstanden oder fortgeleitet — verursacht ist, ausschließen, da dieser sich medikamentös kaum oder gar nicht beeinflussen läßt. Im übrigen wissen wir, daß in der Ruhe und im gesunden Zustand kein Reiz im Vestibularapparat ausgelöst werden kann. Kommt ein solcher zustande, so müssen wir uns vorerst klar werden, auf welche Weise dies geschieht, denn nur dann gelingt es vielleicht, diesen Reiz, der sich als Schwindel äußert, auch tatsächlich zu beeinflussen. Welche Kraft kommt nun hier in diesem kleinen, aber kompliziert gebauten Apparat letzten Endes zur Auswirkung? Über die Arbeitsweise eines Apparates, die Funktion eines Organes, können wir uns nur dann eine, wenn auch nur halbwegs richtige Anschauung verschaffen, wenn uns dieses Gebilde morphologisch restlos bekannt ist. Form und Funktion sind nicht trennbar. Heute können wir folgende Tatsachen als feststehend ansehen:

1. Der Aquaeductus vestibuli (Saccus endolymphaticus) endigt blindsackförmig im Subarachnoidealraum und ist daher das häutige Labyrinth mit seinem Inhalt ein in sich geschlossenes System.

2. Die Cupula der Cristae, eine der drei Typen der Labyrinthendstellen, ist kein Kunstprodukt, sondern im Leben präformiert, glockenförmig und sind in dieser Gallerte die Haarzellen in feinen Kanälchen untergebracht. Die Annahme des freiflottierenden „Haarschopfes", der als Hebel wirkt, an dem die strömende Flüssigkeit angreift, ist falsch.

3. Die Grenzmembran des häutigen Labyrinthes besteht aus einem porösen Gewebe — im technischen Sinne gesprochen — und muß daher in der Ruhe und im gesunden Zustande in der Peri- und Endolymphe gleicher Druck herrschen und

4. in beiden auch das spezifische Gewicht gleich sein.

Was zeigt nun unter Berücksichtigung dieser eben angeführten Tatsache ein kleiner Versuch an dem Exnerschen Modell, an dem nur insoferne eine Änderung vorgenommen wurde, daß in die zweite kugelförmige Erweiterung ein Kautschukfingerling gesteckt wurde, der durch einen Schlauch mit der Außenwelt in Verbindung steht. Das Modell ist mit Wasser gefüllt. Sofort fällt auf, daß selbst bei den geringsten Bewegungen der Haarschopf sich mitbewegt, während der Fingerling starr bleibt, ja sogar starr bleibt, ob ich nun das Modell exzentrisch oder zentrisch, langsam oder schnell bewege, Ich kann auch den Fingerling weder aufblasen, noch zum Schrumpfen bringen, wenn ich Luft hineinblase oder ansauge. Warum? Die Haare sind an der Innenwand befestigt, haben keine Verbindung nach außen, bilden also mit dem Ganzen, das aus Glas besteht und starre Wände hat, gleichsam eine Masse. Die Haare müssen entsprechend ihrer Körperbeschaffenheit allen Impulsen folgen, denen die ganze Masse ausgesetzt ist. Nicht so der Fingerling, der durch einen Schlauch mit der äußeren Atmosphäre in Verbindung steht. Er kann nicht zusammensinken, muß starr bleiben, so lange das Gefäß mit Wasser gefüllt ist, da ja Wasser ohne Temperaturunterschiede nicht ausdehnungsfähig ist und der Druck an der Innen- und Außenfläche des Fingerlings gleich sein muß. Presse ich Luft durch den Schlauch ein, so muß sich der gesteigerte Luftdruck sofort der Flüssigkeit mitteilen, Flüssigkeit läßt sich aber nicht zusammendrücken und kann diese Eigenschaft des Wassers gleich Null gesetzt werden. Hier um so mehr, als der in Betracht kommende Raum sehr klein ist. Steigere ich also den Luftdruck, so kann mir das Glas bersten. Ebensowenig kann ein Ansaugen von Luft durch den Schlauch eine Änderung der Druckverhältnisse zur Folge haben, da ja sonst im wassergefüllten Gefäße ein Vakuum entstehen müßte, was wieder ausgeschlossen ist, und bringe ich bei gewaltsamer Fortsetzung des Versuches das Gefäß wiederum in Gefahr. Es sind also hier ganz bestimmte Druckverhältnisse, an denen sich aber nichts ändert, auch wenn ich das Modell bewege, sei es zentrisch oder exzentrisch, mit welcher Geschwindigkeit immer. Immer werden am Fingerling lediglich Druckerscheinungen sich auswirken, niemals aber die Mitbewegung der Flüssigkeit infolge der Trägheit.

Läßt sich nun das Ergebnis dieses einfachen Versuches unverändert auf die Verhältnisse im lebenden Labyrinth anwenden? Hier müssen wir nun folgendes erwägen: Allerdings ist das häutige Labyrinth im knöchernen Gehäuse untergebracht, ist an gewissen Stellen, nicht wahllos und bei den einzelnen Individuen verschieden, aber solide befestigt. An diesen Orten nun, die genau dreidimensional bestimmt sind, ist die Reizempfindung untergebracht sowie der dazu gehörige Apparat, also Nerven und Gefäße, die nach außen gehen. Hier haben wir den mit der Atmosphäre in Verbindung stehenden Fingerling, während der häutige Sack uns die Haare im Modell darstellt. Allerdings ist dieser durch bindegewebige Bänder, die von ihm nach der knöchernen Wand ziehen, in seiner Bewegung begrenzt. Nun hat zwar im gesunden Zustande, in der Ruhe, Peri- und Endolymphe gleiches spezifisches Gewicht und stehen sie unter gleichem Druck. Dies kann und wird aber bei jeder Änderung der Körperlage sich ändern, so auch bei jedem Atemzuge, jedem Pulsschlage, bei Krankheiten usw. Diese häutige Grenzmembran wird demnach in fortwährender, gleichsam flottierender Bewegung sein, gleich wie der Haarschopf im Modell, hier aber bestrebt sein, immer raschestens den Ausgleich zu erwirken. Nun aber kommen noch am lebenden und unverletzten gesunden Labyrinthe Eigenschaften hinzu, die die arbeitende Kraft hier ganz wesentlich beeinflußt im Vergleiche zu jener am kalten leblosen Modell. Hier ist jederzeit Neuschaffung von Endolymphe und die Diffusionskraft der Grenzmembran zu berücksichtigen. So findet ein fortwährendes Spiel nicht allein in den physikalischen Vorgängen, sondern auch in der chemischen Beschaffenheit statt, das ineinandergreift, was ich am Modell niemals nachahmen kann, auch wenn ich noch so sinnreich konstruierte Apparate verwende. Dies ist eben das Leben. Versuche ich auch am lebenden Material zu arbeiten, muß ich doch, mag ich auch noch so schonend vorgehen, folgenschwere Veränderungen vornehmen, die mir dann ein völlig falsches Bild geben, niemals aber die tatsächlichen Vorgänge im Leben.

So wie sich im Modell Flüssigkeit, Haarbüschel und Fingerling verhalten, ebenso verhalten sich im inneren Ohr Lymphe, das häutige Labyrinth und schließlich die Reizstellen. Haben diese doch wie der Fingerling eine Verbindung mit außen durch Blut- und Lymphgefäße. Wie dort, kommen demnach hier im Labyrinth nur Druckerscheinungen zur Geltung. War im ersteren die Verschiedenheit des Druckes zwischen Luft und Wasser geltend, so im letzteren zwischen Lymphsystem und Epithelsystem, wie ich es der leichteren Verständlichkeit halber seinerzeit schon bezeichnete.

Druckveränderungen in einem der beiden Systeme, Änderungen in der chemischen Beschaffenheit der beiden Flüssigkeiten, Zustände, die nicht ehestens ausgeglichen werden, müssen sich hier auswirken und werden dem Zentralapparat gemeldet. Nun wird es wohl erklärlich, daß diese Reizauslösung — der Schwindel — durch die verschiedensten Ursachen bei den verschiedensten Gelegenheiten zur Beobachtung gelangen können. Der Vorgang ist ähnlich bei der einzelnen Zelle, auch diese bedarf eines bestimmten chemischen Stoffwechsels. Die quantitative Änderung dieses Ruhestoffwechsels nennen wir bei der Zelle deren Funktion. Von der einzelnen Zelle wissen wir heute, daß dieser Stoffwechsel durch Elektrolyse, bzw. deren Wirkung bestimmt wird; sie bestimmen also den Grad des Zellgeschehens. Den Vorgang selbst, den die Funktion der Zelle auslöst, nennen wir die Erregung. Hier haben wir jetzt schon den Übergang von der Chemie in die Physik. Beteiligt sind hiebei der Nerv und gewisse Gifte, sowohl ektogener als endogener Natur, die Hormone. Betrachten und untersuchen wir nun von diesem Gesichtspunkte aus die Vorgänge im inneren Ohr, in dem ja auch Chemie und Physik zur Geltung kommen, dann wird uns einerseits die Adrenalinwirkung, anderseits jene des Insulin, weiter die Wirkung des Kalzium, Kalium, endlich auch der Einfluß des Sympathikus klar, Beobachtungen, die ich seinerzeit am Naturforschertag in Nauheim vorbrachte, damals in Verbindung stellte mit der Vagotonie, eine Vorstellung, die sich heute, und zwar gerade durch die Ergebnisse der chemischen Forschung bedeutend klärte. Es ist nun ohneweiters aber auch erklärlich, daß in einem Falle ein angewandtes Medikament vollen Erfolg hat, im andern versagt; wirken sich doch hier zwei Systeme chemisch und mechanisch gegeneinander aus. Ich kann demnach bei intaktem Endapparat durch Pharmaka eine Einwirkung auf die Reizauslösung ausüben, nur muß ich vorher durch eine genaue Untersuchung festzustellen vermögen, in welcher Richtung diese zu erfolgen hat.   *Biehl*

Rheumatische Schmerzzustände

Worauf beruhen sogenannte rheumatische Schmerzzustände ohne objektiv erkennbares anatomisches Substrat?

Unter der Bezeichnung „Rheumatismus" segeln eine Unmenge ganz verschiedenartiger Schmerzzustände, die sich zum großen Teil genauer präzisieren lassen. Wenn man sich z. B. alle Kassenpatienten ansieht, welchen die Etikette „Rheumatismus" anhaftet, so ist die Zahl der organischen Gelenkserkrankungen weitaus in der Minderheit. Es soll heute nicht von diesen verschiedenen Formen der Gelenkskrankheiten die Rede sein, es soll aber auch nicht von den typischen Neuralgien und dem sogenannten Muskelrheumatismus gesprochen werden, sondern Redner möchte unter den Polyalgien auf folgende Gruppen aufmerksam machen: a) Die vaskulären Polyalgien, welche entweder durch Arteriosklerose der peripheren Gefäße zustande kommen, wenn diese eine mangelhafte Blutversorgung der peripheren Gewebe und damit Reizerscheinungen von seiten sensibler

Nerven hervorruft, oder aber auf vasospastischer Ischämie beruhen, wie sie bei Kranken mit arteriellem Hochdruck nicht selten anzutreffen ist. Diese letztere Form hat Bauer vor neun Jahren als „Hochdruckrheumatismus" beschrieben. b) Allergische Polyalgien, welche ähnlich wie die Gelenkschmerzen bei der Serumkrankheit auf einer Sensibilisierung beruhen und meist bei Trägern chronischer Infektionen verschiedener Art vorkommen. Mitunter gesellen sich zu ihnen auch andere unzweifelhafte Manifestationen einer Allergie, wie Urtikaria, Bronchialasthma, angioneurotische Ödeme u. a. c) Endokrine Polyalgien sind jene als rheumatoid bezeichnete Schmerzzustände, welche so häufig bei Kranken mit Hypothyreoidismus vorkommen und auf Schilddrüsentherapie prompt schwinden, ferner die bei Akromegalen, aber auch bei Trägern von Hypophysentumoren, die nicht mit Akromegalie einhergehen, oft beobachteten Schmerzen. Mit Parästhesien einhergehenden, auch meist als rheumatisch bezeichneten Schmerzen begegnet man bei Insuffizienz der Epithelkörperchen. Bei Ausfall der Ovarialfunktion treten bei manchen Frauen offenbar vasospastisch bedingte Schmerzen in den peripheren Weichteilen auf. d) Psychogene Polyalgien, wie sie bei nervösen, hypochondrischen, psychopathischen Kranken durch intensive Konzentration der Aufmerksamkeit auf leichteste Sensationen und durch ständige Bahnung dieser Sensationen zustande kommen, spielen namentlich in der Kassenpraxis eine besonders große und wichtige Rolle.

Fragen: Welche Beziehungen bestehen zwischen den verschiedenen Dyspragien und den Algien? Sind die Polyarthritiden bei Diabetes endokriner Natur oder durch Überzuckerung des Organismus entstanden? Gehört die Adipositas dolorosa zu den Polyalgien? Wie kann der Kassenarzt Psychotherapie treiben? — Antworten: Bei der Claudicatio intermittens handelt es sich um Ischämie durch die mangelhafte Erweiterung der erkrankten Gefäße bei Bewegung; der Gefäßspasmus bei arteriellem Hochdruck muß nicht durch Bewegung ausgelöst werden, meist werden sogar beim Hochdruckrheumatismus die Schmerzen durch Bewegung gebessert. Die Polyalgien beim Diabetes sind einerseits durch anatomische Veränderungen an den peripheren Nerven hervorgerufen, anderseits spielen auch funktionelle Momente (Hyperglykämie) eine Rolle, da durch entsprechende Therapie Besserung eintritt. Die Schmerzen bei Adipositas dolorosa, die übrigens weit seltener ist, als sie diagnostiziert wird — es gehören zur Dercumschen Krankheit auch psychische Veränderungen und hochgradige Kraftlosigkeit —, können verschiedene Ursachen haben. In einzelnen Fällen hat man entzündliche Veränderungen im Binde- und Fettgewebe gefunden, in anderen scheinen periphere sensible Nerven durch Fettwucherungen gedrückt und gereizt zu sein. Der Kassenarzt selbst kann keine spezielle Psychotherapie treiben, er kann nur die entsprechenden Kranken dem von der Kasse hiefür eigens bestellten Fachmann zuweisen.

J. Bauer

Salvarsanschädigungen

Welcher Art sind die Zwischenfälle bei der Salvarsanbehandlung?

Zu den, glücklicherweise sehr seltenen bedrohlichen Schädigungen nach Salvarsan gehört die Purpura cerebri, eine mit Blutungen und Ödem verlaufende zerebrale Komplikation, die zu Bewußtlosigkeit führt, aus der die Patienten in schweren Fällen nicht mehr erwachen.

Während dieses Ereignis erst Stunden nach der Injektion einsetzt, ereignet sich gelegentlich im unmittelbaren Anschluß an die intravenöse Salvarsanverabfolgung ein Vorfall, der nicht weniger dramatisch einsetzt, zu unserer Freude aber meist rasch wieder vollkommenem Wohlbefinden weicht. Eine tiefblaue Zyanose des Gesichtes mit Ödem auch der Schleimhäute leitet ganz unvermittelt diesen Vorfall ein, Atemnot und ein unbezwingbares Vernichtungsgefühl verleihen diesem Zustand ein schreckhaftes Gepräge. Manchmal folgt Erbrechen, profuse Diarrhöen. Adrenalin als Injektion oder in leichteren Fällen Ephedrin sind nützlich. Nach einem derartigen schweren Anfall wird es kaum ein Arzt unternehmen, eine, wenn auch modifizierte Injektion zu wiederholen und möglicherweise ein ähnliches Schreckbild nochmals heraufzubeschwören. Sind die Beschwerden aber nur angedeutet, dann kann man versuchen, durch Anwendung des Salvarsans in Calzium chloratum-, Traubenzuckerlösung oder Eigenserum die Wiederholung dieser vasomotorischen Störungen zu bannen. Auch bei Wechsel des Präparates können solche Zufälle ausbleiben.

Meist erst Wochen nach einer Injektionsreihe und auch nicht ohne Voranzeige entwickelt sich die Salvarsandermatitis, die in schweren Fällen die gesamte Haut ergreift, zum Ausfall von Nägel und Haaren führen kann und von hohem Fieber, starkem Juckreiz und schwerer Störung des Allgemeinbefindens begleitet wird. Hinzutretende Pyodermieen bedeuten eine gefährliche Verschlimmerung. Die intravenöse Injektion von Natriumthiosulfat ist nicht nur bei ausgebrochenen Erscheinungen vorteilhaft, sondern kann auch, als Lösungsmittel des Salvarsans verwendet, die Ausbildung der Hautentzündung verhindern. Es ist interessant, daß eine Salvarsandermatitis manchmal einen allergischen Zustand der Haut hinterläßt, der nicht bloß durch Salvarsan, sondern auch durch Quecksilber und Bismut ausgelöst werden kann.

Am bedeutungsvollsten sind Schädigungen der Leber, die bald nur als leichter Ikterus, ein andermal aber unter den klinischen Zeichen einer akuten, gelben Leberatrophie anftreten können. Die Entscheidung, ob die erwähnten Leberveränderungen als toxische Schädigungen oder luetische Infiltrationen der Leber aufzufassen sind, ist immer schwer, manchmal unmöglich zu treffen. *Königstein*

Scharlach

Welche Atypien treten beim Scharlachexanthem auf?

Das Scharlachexanthem in seiner gewöhnlichen Form ist Ihnen allen überaus geläufig. Die diffuse Rötung mit der perioralen Blässe im Gesichte, die stippchenförmige am Stamme, bei welcher die einzelnen Fleckchen um die Follikel angeordnet sind, die Ausbreitung an den Extremitäten, daneben die typische Angina bilden die Hauptsymptome des Scharlachs und dabei wollen wir noch bemerken, daß es bei der Angina ganz gleichgültig ist, ob dieselbe mit Belag oder ohne Belag einhergeht, daß aber die Rötung der Uvula und des Gaumenbogens mit oder ohne Beteiligung der Tonsillen und dabei die ödematöse Durchtränkung als charakteristisch gelten. Die Neigung zu Blutungen der Haut und des Gaumens, auch der Nasenschleimhaut, das positive Rumpel-Leedesche Symptom oder das positive Symptom des Kneipversuches, bei welchem Blutungen auftreten, der leichte gelbliche Stich, dies alles gehört zum typischen Scharlach.

Wenn Sie mich nun fragen, welche Atypien dabei vorkommen, so muß ich vor allem als die wichtigste den Scharlach ohne Exanthem betonen, d. h. jene Fälle von Scharlacherkrankung, bei welchen wohl eine Angina vorhanden ist und die Angina typisches Aussehen hat, aber die Haut, wenigstens nachweisbar, nicht erkrankt ist. Es wurde wiederholt bezweifelt, ob solche Krankheiten vorkommen. Mit Rücksicht auf die Angaben ausgezeichneter und verläßlicher Autoren muß man solch einen Scharlach anerkennen. Und ganz besonders gilt dies für jene Fälle, in welchen Geschwister oder Hausangehörige an typischem Scharlach erkrankt sind. Da zeigt es sich, daß in einzelnen Familien Angina auftritt und das eine oder andere Mitglied der Familie dazu ein Scharlachexanthem bekommt. Nun ist ja gar kein Zweifel, daß die Diagnose Scharlach gar nicht so einfach ist, worauf hinzuweisen noch Gelegenheit sein wird. Aber Scharlach ist für uns ein Krankheitsbild mit typischer Angina und einem toxischen Exanthem, welches nicht allzu wesentlich von dem klassischen Scharlachexanthem abweichen darf. In solchen Fällen machen wir eben die Diagnose Scharlach. Wenn nun in einer Familie, sagen wir drei Mitglieder, an Angina erkranken und ein viertes an Angina mit einem Erythem, welches uns an Scharlach erinnert, weil es kleinfleckig ist, weil es rings um die Follikel angeordnet ist, weil es dunkelrot ist, so müssen wir sagen, das ist Scharlach, und es ist sehr wahrscheinlich, daß auch die drei anderen Fälle von Erkrankungen in der Familie mit Angina ebenfalls Scharlach sind. Bemerkenswerterweise erkranken sehr häufig Erwachsene an Angina ohne Exanthem, wenn ein Kind an Angina mit Scharlach erkrankt ist. Es ist für jene Autoren besonders leicht, in jedem dieser Fälle Scharlach anzunehmen, welche im Exanthem nur ein anaphylaktisches Phänomen einer Angina sehen. Da nun manche Autoren eine jede Angina für fähig halten, spezifisch mit Scharlachexanthem zu reagieren, wäre — diese These zugegeben — das Scharlachexanthem von den Anginen ohne Ausschlag nicht abzutrennen.

Eine zweite Form des Scharlachs mit abnormem Verlauf, aber verhältnismäßig gutartig, ist die Scarlatina miliaris. Das Exanthem ist intensiv, zeigt einen dunklen Ton und die Eigentümlichkeit, daß stellenweise die Haut, namentlich entsprechend den Follikeln, manchmal aber auch in größerer Ausdehnung, bläschenartig abgehoben ist. Die Prognose ist durch die Miliaria nicht verändert.

Eine dritte Abweichung, welche auch gutartig ist, zeigt sich darin, daß sich in das typische Scharlachexanthem andere Exanthemformen mengen; so ist es gar nicht selten, daß diffuse Knötchenausbreitung auftritt, welche bald an dem Stamme, bald an den Extremitäten, namentlich an den unteren, ihren Sitz haben, mehr an Papeln oder an Urtikaria erinnernd. Andere Formen treten in diffusen Erythemflecken neben dem typischen Scharlachexanthem auf; wenn nebenbei am Stamme, zum Beispiel am Thorax oder in dem Schenkeldreieck das typische Exanthem ist, so können wir trotz dem Auftreten von atypischen Flecken die Diagnose Scharlach machen.

Viel bedeutungsvoller sind jene Fälle, welche wir als toxischen Scharlach bezeichnen, bei welchen das Exanthem einen intensiven Grad erreicht, die einzelnen Pünktchen zu einer diffusen Rötung zusammenfließen, die Farbe immer tief purpurrot oder bordeauxrot ist, auf Druck eine stärkere Gelbfärbung der Haut sichtbar wird. Sehr hohe Temperaturen, kleiner, äußerst beschleunigter Puls, Bewußtlosigkeit, Diarrhöen, anhaltendes Erbrechen, verminderte Reaktionsfähigkeit auf äußere Reize, gibt dem ganzen Krankheitsbild eine äußerst düstere Färbung und berechtigt zu schlechter Prognose.

Verschieden von diesem Bilde verläuft der septische Scharlach. Die große Neigung zu Lymphdrüsenschwellungen, rheumatischen Beschwerden, Gelenksergüssen, in seltenen Fällen auch Beteiligung des Herzens oder der serösen Häute schon in den ersten Tagen, Neigung zu Peritonsillitis oder zu Retropharyngealabszessen geben dem septischen Scharlach sein charakteristisches Bild. Da wir den Scharlach als eine toxische Erkrankung auffassen, muß der Befund von Streptokokken im Blute zur Diagnose der septischen Erkrankung führen. Bei dieser Form ist der Ikterus sehr häufig und die Erkrankungen des Rachens namentlich in der Form der nekrotisierenden Angina bilden ein ernstes Begleitsymptom. Dabei sind die Tonsillen und die Gaumenbogen oder nur ein Teil von ihnen mit einem dünnen, aber festhaftenden Belag versehen, welcher viel Zellen und wenig Fibrin und viel Bakterien enthält, sich verhältnismäßig nicht sehr gut abstreifen läßt und den Eindruck der nekrotischen Entzündung hervorruft. Die Entzündung breitet sich nicht nur auf die Schleimhaut des Rachens, manchmal auch auf die Wangen, Zunge und ganz besonders häufig auf die Schleimhaut des Nasenrachenraumes und selbst der Nase aus. Ein dünner Nasenschleim sickert fast kontinuierlich aus der Nase und führt zu Ulzerationen an den Nares und oft auch der Gesichtshaut. Da der Prozeß ziemlich langsam verläuft, dauert es recht lange, bis die Krankheit ihren Höhepunkt erreicht hat. Es kommt dabei gar nicht selten vor, daß die Nekrose auch den Rachen abwärts geht und die Schleimhaut des Ösophagus ergreift. Die Beteiligung des Larynx ist dabei ziemlich selten. Wir nehmen an, daß diese Krankheit durch Streptokokken, vielleicht durch Streptokokkenformen, welche nicht das Scharlachexanthem bedingen, hervorgerufen wird. Ein gar nicht seltenes Vorkommnis ist dabei die Abszedierung der Halsdrüsen.

Eine der wichtigsten Abweichungen des Scharlachexanthems und der Scharlacherkrankung sind jene Fälle, in welchen das Exanthem nicht genügend ausgeprägt ist, der sogenannte leichte Scharlach, bei welchem wir die Diagnose dann mit Sicherheit machen können, wenn die typische Angina, Follikelschwellungen an der Haut zu finden sind, besonders wenn auch etwas Rötung vorhanden ist. In solchen Fällen kommt es gar nicht selten vor, daß wir die Differentialdiagnose zwischen anderen Erythemen und dem Scharlachexanthem machen müssen. Da ist die Ausbreitung, die Farbe, das Auslöschphänomen von besonderem Wert. Daß so zarte Exantheme äußerst flüchtig sind und oft schon nach Stunden verschwinden, macht die Diagnose nicht leichter und macht sie auch weniger sicher.

Knöpfelmacher

Wie stellt man die Diagnose auf Scharlach, wenn man das Exanthem nicht gesehen hat?

Da der Beginn des Scharlachs meist ganz charakteristisch ist, so ist es wichtig, eine genaue Anamnese zu erheben. Ziemlich plötzliches Einsetzen von Übelbefinden und hohem Fieber ist in allen mittelschweren und schweren Fällen die Regel. Dazu kommt als ein sehr bedeutungsvolles Zeichen Erbrechen; das Erbrechen ist um so eher signifikant, als der Scharlach meist die älteren Kinder, die Schulkinder befällt, bei welchen Erbrechen nicht mehr häufig ist. Nasenbluten kommt auch bisweilen im Anfang vor. Selbstverständlich werden Klagen über Halsschmerzen angegeben werden, wovon vielleicht noch vorhandene Drüsenschwellungen am Kieferwinkel Zeugnis ablegen.

Die Veränderungen am Körper hängen vom Zeitpunkt ab, zu welchem Sie das Kind zu Gesicht bekommen. Kommen Sie bald nach Beginn der Krankheit, so können Sie noch die typische Scharlachzunge beobachten. Die Zunge ist in den ersten Tagen dick belegt und reinigt sich erst nach drei bis vier Tagen, wenn das Exanthem schon den Höhepunkt überschritten hat. Spitze und Rand werden zuerst rein und gegen Ende der ersten Woche ist dann die ganze Zunge hochrot, ohne Belag, mit den geschwollenen Follikeln bedeckt; dies ist die Erbbeer- oder Himbeerzunge. Verwechseln Sie aber nicht eine Landkartenzunge mit einer in Reinigung begriffenen Scharlachzunge. Bei der hochroten reinen trockenen Zunge eines durstigen Neugeborenen werden Sie wohl kaum an Scharlach denken.

Wenn Sie das weiße Blutbild untersuchen, werden Sie noch die für Scharlach charakteristischen Veränderungen im Abklingen erkennen können. Das Scharlachblutbild ist dadurch ausgezeichnet, daß sich eine starke Neutrophilie (mit Linksverschiebung) mit einer Vermehrung der Eosinophilen kombiniert. Bei anderen akuten Infekten ist zur Zeit der Neutrophilenvermehrung die Zahl der Eosinophilen stark vermindert; Scharlach macht darin eine Ausnahme, welche diagnostisch gut verwertbar ist. Zahlen über 5% sprechen für Scharlach.

In der zweiten Woche können Sie aus bestimmten Veränderungen an der Haut ziemlich sichere Rückschlüsse auf einen abgelaufenen Scharlach ziehen. Kleienförmige Schuppenbildung, besonders wenn sie partienweise am Körper auftritt, zeigt den überstandenen Scharlach an. Die Schuppung beginnt an den feinsten und weichsten Hautstellen, am Hals, an den Achselfalten, am Unterbauch, zwischen den Schenkeln, sowie an den Ohrläppchen und geht allmählich über alle Körperregionen hinweg. Zuletzt befällt sie die derbsten Hautpartien, die Handflächen und die Fußsohlen, wo die oberen Epidermisschichten oft in großen Lamellen abgelöst werden, so daß sich bisweilen ganze Fingerlinge aus Haut in einem Stück abstreifen. Bei Verdacht auf überstandenen Scharlach untersuchen Sie besonders aufmerksam die Fingerspitzen und die Handflächen, von denen sich die Kinder die durch kleine Luftblasen abgehobene Epidermis wegzupfen. Die Schuppung am Stamm beginnt wohl schon in der zweiten Woche, an den Handflächen und Füßen ist sie aber noch bis in die fünfte oder sechste Woche hinein bemerkbar.

Eine andere Hauterscheinung, welche für abgelaufenen Scharlach beweisend ist, ist das sogenannte Scharlach-Spätexanthem. Bei aufmerksamer Beobachtung ist es etwa in einem Drittel der Fälle zu finden. In der zweiten oder dritten Woche kommt es am Bauch, in der Glutealgegend, an den Schenkeln oder am Knie zu anfänglich rosa gefärbten, aber bald gelbbraun werdenden, streifig-netzförmigen Hautveränderungen; die obersten Epidermisschichten werden rissig und bilden oft kleine fettige Schuppen, während sich an diesen Stellen die tieferen Schichten durch die dunklere Färbung und durch Trockenheit abheben. Niemals jedoch sind diese Partien nässend. Manchmal treten die leichtesten Grade des Spätexanthems auch als lokales Rauhsein der Haut auf. Das Spätexanthem ist für Scharlach spezifisch, es kommt nach keinem anderen Exanthem vor. Fieber besteht dabei nicht und es ist nicht mit einem Scharlachrezidiv zu identifizieren. Freilich treten alle diese Hautveränderungen besonders deutlich hervor, wenn das primäre Scharlachexanthem stark ausgebildet war. Wenn das Erstexanthem dagegen schwach war, ist das Spätexanthem selten und auch die Schuppung ist ganz unscheinbar.

Von den Hautveränderungen nach Scharlach möchte ich noch die Nagellinie erwähnen, welche sechs bis acht Wochen nach einem starken Exanthem als quere Furche unter dem Nagelfalz hervortritt und nun langsam im Laufe der Monate gegen den freien Nagelrand vorrückt.

Bevor ich auf die Erscheinungen des zweiten Krankseins eingehe, möchte ich noch eine Komplikation erwähnen, welche bisweilen den überstandenen Scharlach anzeigt, welche aber noch zur primären Scharlacherkrankung gehört. Es handelt sich um das sogenannte Scharlachrheumatoid; teils sind es Gelenksschmerzen und Schwellungen, welche acht oder zehn Tage nach Krankheitsbeginn mit Temperaturanstieg auftreten, teils sind es neuritische Beschwerden. Die Gelenke, meist die kleineren Gelenke an der Hand, sind heiß, rot und geschwollen, und überaus schmerzhaft; nach einigen Tagen stellen sich wieder normale Verhältnisse her. Der Hauptunterschied gegenüber dem akuten Gelenksrheumatismus besteht darin, daß Salizyl keinen Einfluß auf diese Beschwerden hat und daß das Herz am Prozeß unbeteiligt ist. Die andere Form des Scharlachrheumatoids, die Neuritis postscarlatinosa kommt erst später gegen Ende der Rekonvaleszenz und besteht in neuritischen Schmerzen entlang der Nervenstämme.

Das zweite Kranksein, welches gewissermaßen mit einer Inkubationszeit von ungefähr drei Wochen nach Beginn des Scharlachs auftritt, muß in seinen verschiedenen Formen den Verdacht auf überstandenen Scharlach nahelegen. In einem solchen Falle ist sorgfältig nach anderen Residuen eines Scharlachs zu suchen, insbesondere sind die Hände auf Schuppenbildung anzusehen. Die Erscheinungsformen des zweiten Krankseins sind die hämorrhagische Nephritis, die Otitis und die Lymphadenitis. Manchmal besteht auch länger dauerndes Fieber ohne lokalisierten Krankheitsprozeß. Welche Form des zweiten Krankseins und mit welcher Häufigkeit diese Manifestationen im Gefolge des Scharlachs auftreten, hängt vom jeweiligen Genius epidemicus ab.

Die nach Scharlach auftretende Nierenentzündung ist eine reine hämorrhagische Nephritis. Da der Scharlach eine der häufigsten Ursachen für das Entstehen einer hämorrhagischen Nephritis abgibt, so soll man sich für die Praxis zur Regel machen, daß man jede Nephritis für eine

Manifestation des zweiten Krankseins nach Scharlach hält, wenn man nicht eine andere sichere Ätiologie aufdecken kann (z. B. Otitis, Impetigo usw.). Geht die Nephritis mit Schuppung an den Fingern oder mit schmerzhafter Drüsenschwellung am Hals einher, so ist die Scharlachgenese unzweifelhaft. Eine solche Nierenentzündung ist scharlachinfektiös. Auch bei jeder akuten Drüsenschwellung am Hals ist an Scharlach als Ursache zu denken und nach anderen Residuen der Krankheit, insbesondere Schuppung an den Händen zu fahnden. Die Scharlachadenitiden sind dadurch charakterisiert, daß sie mit hohem Fieber einhergehen, stark schmerzen und leicht eitrig einschmelzen. Auch die Scharlachotitis zeichnet sich durch verhältnismäßige Bösartigkeit aus.

Im Verlauf des Scharlachs und während dessen Rekonvaleszenz treten relativ häufig Veränderungen in der Mundhöhle auf, welche allerdings auch bei verschiedenen anderen Infektionskrankheiten genug oft vorkommen und deswegen keine sichere Diagnose auf Scharlach gestatten. Immerhin haben sie den diagnostischen Wert, daß sie auf gewisse akute Infekte und unter diesen auch auf Scharlach hinweisen. Hier ist das zu nennen, was Pospischil bei der Pertussis und bei Masern als Aphthoid beschrieben hat. Es handelt sich um flache, linsen- bis münzengroße Blasen mit dicker Wand, welche bald in seichte Geschwüre übergehen und beim Mundöffnen Schmerzen verursachen. Man findet sie an der Wangenschleimhaut, auf der Zunge oder an den Lippen. Beim Scharlach ist das vollentwickelte Aphthoid sicher viel seltener, als bei Pertussis und Masern anzutreffen. Es treten aber sehr häufig leichtere Veränderungen der Mundschleimhaut auf, welche wahrscheinlich in dieselbe Gruppe von toxischinfektiösen Schädigungen gehören; es sind dies Mundwinkel- und Naseneingangsgeschwüre, welche in leichterem oder ausgesprochenem Grade bei mindestens einem Drittel der Scharlachkranken anzutreffen sind. Bei schwererem Scharlach finden sie sich häufiger als bei leichteren Fällen, aber sie sind keineswegs ein Zeichen geringer Widerstandskraft oder gar von Kachexie.

Ähnlich verhält es sich mit einer zweiten Veränderung in der Mundhöhle, mit der (schwarzen) Haarzunge. Bei einer Reihe von Krankheiten, welche mit einer Entzündung der Mundschleimhaut einhergehen, kommt es im Verlauf der Rekonvaleszenz zu einer Hypertrophie des Epithels auf den rückwärtigen Partien des Zungenrückens. Die verhornten und vergrößerten Epithelien sind als haarähnliche, dunkle, kurze, festhaftende, dünne Stacheln wahrzunehmen. Wenn die Kinder wenig pigmentiert sind, so ist die Haarzunge eher ,,blond'' zu nennen. Am häufigsten ist eine solche Haarzunge nach Diphtherie und nach Scharlach zu beobachten, sie kommt aber bisweilen auch nach Anginen und Stomatitiden vor. Ihre Entstehung ist sicher nicht allein auf die mangelnde Abstoßung des Zungenbelags wegen des Fehlens fester Speisen in der Nahrung der Kranken zurückzuführen; es ist ohne Zweifel auch eine primäre Hypertrophie der Epithelien auf der entzündeten Mundschleimhaut anzunehmen. Mundwinkel- und Naseneingangsgeschwüre, sowie die Haarzunge sind nach dem Gesagten wohl nicht für Scharlach beweisend, sie sollen aber auffordern, genauere Nachforschungen anzustellen.

Zur nachträglichen Diagnose des Scharlachs kann man eventuell auch den Nachweis der stattgehabten Antikörperbildung heranziehen, und zwar in Form der Scharlachtoxin-Hautprobe nach Dick. Die Dickprobe, welche vor dem Scharlach positiv war, wird durch das Überstehen der Erkrankung negativ. Durchschnittlich sechs Tage nach Beginn des Scharlachs geht die Eigenschaft, auf das intrakutan eingespritzte Scharlachgift mit einer Entzündung zu reagieren, verloren. Von der zweiten Woche an muß also die Dickprobe negativ ausfallen, wenn die fragliche Erkrankung ein Scharlach war. Ist die Dickreaktion positiv, so ist das Kind wahrscheinlich nicht an Scharlach erkrankt gewesen.

Es gibt genug Möglichkeiten, noch nachträglich den Scharlach diagnostizieren zu können, selbst wenn man das Exanthem, das eindeutigste Symptom, nicht gesehen hat. Es ist aber deswegen so wichtig, nötigenfalls nachträglich noch die Diagnose zu stellen, da der Scharlach bis weit in die Rekonvaleszenz hinein, etwa für sechs Wochen, infektiös ist.   *Helmreich*

Schwitzkuren

Welchen Einfluß haben Schwitzkuren auf Infektionskrankheiten?

Die tägliche Praxis lehrt, daß man bei leichten Infektionskrankheiten, vorwiegend aus der Gruppe der katarrhalischen und schlechtweg influenzaartigen, nach einer medikamentösen oder physikalischen Schwitzkur, also nach Aspirin-, Lindenblütentee-Darreichung oder heißen Bädern mit nachfolgendem Schweißausbruch Erleichterungen und sozusagen einen abortiven Ablauf bewirken kann.

Was nun die prinzipielle Frage anbelangt, ob man Infektionsprozesse mit Schwitzkuren unterbrechen kann, so ist diese eher negativ zu beantworten, wenigstens in dem Sinne, wie sie von praktischen Ärzten vorgelegt wird, denn die therapeutisch intendierte Schwitzkur bedeutet im Wesen kaum etwas anderes als die Imitation eines abortiven resp. kritischen Ablaufes. Wir wissen, daß der Fiebernde seine Infektion nicht dadurch beendet, daß er schwitzt, sondern daß der Schweiß ein Symptom ist, welches gewisse Schwankungen der pyrogenen Energie der Infektion anzeigt und beim endgültigen kritischen Ablauf eben nur einen Teil der Entledigung der übermäßigen Wärme bildet und zwangsmäßig herbeigeführt wird, wenn das toxisch erhöhte Regulationsniveau durch Aufhören eben derselben Pyrogenie wieder auf das Normale heruntersinkt. Es ist auch eine Erfahrungstatsache, daß den kritischen Anfällen in der Regel schwere Symptome vorangehen, was in dem alten Ausdrucke einer Perturbatio critica zusammengefaßt ist und wahrscheinlich nur eine ungewöhnliche organische Anspannung bedeutet, die, als Abwehrvorgang gedacht, endlich den Sieg über die bakterielle Infektion einleiten soll.

Wir kennen auch im Ablauf von anderen Infektionskrankheiten derlei kritische Schweißabfälle, die aber nicht das Ende der Krankheit anzeigen und vielleicht mit dem Namen einer Pseudokrise gut bezeichnet werden. So sehen wir zum Beispiel bei Typhus einen kritischen Abfall der Temperatur unter Schweiß und etwa einen, vielleicht zwei Tage später einen Wiederanstieg, und das weitere Fortlaufen der Infektion, die durch temporär überwiegende Kraft der Antistoffe unterbrochen wird, die aber nicht ausreicht, die Infektion völlig zu bekämpfen. Ja, es ist uns bekannt, daß Schweißausbrüche nicht nur mit fallender Temperatur vorkommen, sondern auch bei ansteigender Temperatur, und es sind eine geringe Anzahl von Krankheiten bekannt, die durch dieses Symptom ausgezeichnet sind. Es sind dies die Krankheiten aus der Streptokokkengruppe, der akute Gelenksrheumatismus, das Erysipel, die Streptokokkensepsis und außer diesen noch der Schweißfriesel und die Miliartuberkulose.

Diese Schweiße sind trotz ihrer Ähnlichkeit mit den kritischen Schweißen weitaus nicht so hoch zu werten, denn sie führen ja nicht zur Gesundung.

Was nun die Idee anbelangt, daß durch den Schweiß Bakterien oder toxische Stoffe aus dem Organismus herausbefördert werden sollen, so scheint mir, daß in dieser Beziehung die Leistung der Schweißsekretion vielfach wesentlich überschätzt wird. Es ist zweifellos festzustellen, daß Leprabazillen, Staphylokokken, Streptokokken, Typhusbazillen im Schweiß von entsprechenden Kranken nachgewiesen werden können, und daß die Toxizität des Schweißes von Fieberkranken im Gegensatz zum Schweiß eines Gesunden, der nicht gerade forcierte Muskelarbeit geleistet hat, bedeutend gesteigert ist. Ob die Ausscheidung von Bakterien und die Toxizität bei künstlich gesteigerter Schweißsekretion auch vermehrt ist, wissen wir nicht; nur so viel ist bekannt, daß der Pilokarpinschweiß keine im Blute kreisenden Bazillen enthält.

Leider besteht die Möglichkeit nicht, die Infektionsstoffe in großer Menge durch die Haut herauszutreiben, denn der kritische Schweiß ist bestimmt nicht ein in erster Reihe der Ausscheidung von toxischen Substanzen, sondern der Wärmeregulation dienender Vorgang.

Der durch die Haut austretende Schweiß hat verschiedenen Charakter, dessen klinische Würdigung höchst interessant ist. Man kann zum Beispiel mit dem Schweiß eines Phthisikers Tuberkulinwirkungen erzielen, wogegen man mit dem Schweiß eines Luetikers die Wassermann-Reaktion nicht anstellen kann. Meine persönliche Erfahrung geht dahin, daß bei Typhuskranken in den Tagen des endgültigen Abfalles der Temperatur nicht nur der Harn, sondern auch die Hautausdünstungen ganz besonders penetranten Geruch haben, und ich habe die Vorstellung, daß in dieser Zeit gewisse Stoffe, früher im Organismus verankert, auch sozusagen losgelassen werden und durch die Haut mit dem Schweiß austreten.

Der Abfall der Temperatur mit kritischem Schweiß dürfte jedenfalls mit dem Moment der Überwindung der Infektion zusammenhängen und das Loslassen der verankerten toxischen Stoffe auch anzeigen. Die Schweißsekretion an sich ist aber nur ein Symptom und nicht ein Heilungsvorgang; demgemäß glaube ich, daß die künstliche Schweißproduktion als eine Prozedur, die durch den Schweiß selbst dem Organismus die Infektionsstoffe entziehen soll, keine fest begründete Berechtigung hat, wobei die Idee vorherrscht, daß die Methoden, die wir zur Schweißerzeugung anwenden, doch gewiß wirksam sein können. Es ist möglich, daß eine ordentliche Aspiringabe eine leicht verankerte Infektion, die nur eine geringe Unstimmigkeit der wärmeregulatorischen Bilanz veranlaßt hat, in kurzem Wege bekämpft, und es kann auch sein, daß ein heißes Bad oder eine Art der physikalischen Überhitzung, i. e. Schweißprozeduren, auf die Infektion als solche einen Einfluß haben. Man hat aber nie gehört, daß man zum Beispiel mit Pilokarpin eine fieberhafte Infektion beseitigen kann.

Die Verwendung heißer Bäder und anderer Überhitzungen bei Infektionskrankheiten ist nicht neu; bei Typhus abdominalis wurden von Schweninger und Neusser, bei Zerebrospinalmeningitis von Aufrecht, Wolisch und Ewnin heiße Bäder verwendet und sie lobten die Resultate. Es gibt gewisse Infektionskrankheiten, in deren Charakter die Vasomotorenschwäche eine besondere Rolle spielt. Dazu gehört in erster Reihe die kruppöse Pneumonie, dann die Diphtherie und, was gerade bei der Konzeption unserer heutigen Frage vielleicht am meisten Bedeutung hat, die schwere Form der Grippe. Es ist prinzipiell hervorzuheben, daß bei solchen Infektionen therapeutische Methoden vermieden werden sollen, die eine weitere Schwächung der Vasomotoren bewirken, und ich betone, daß ich in den schweren Grippeepidemien der vergangenen Jahre mehrmals sah, daß Kranke, durch mehrere Tage mit Aspirin-Schwitzkuren behandelt, in den Zustand der schwersten Vasomotoren- und rückwirkend Herzschwäche geraten sind. Man wird es, da der Charakter der Infektion nicht in den ersten Stunden sicher erkannt werden kann, dem jeweiligen Genius epidemicus angepaßt entscheiden müssen, ob man von solchen Schwitzkuren, die, wie erwähnt, bei leichteren katarrhalischen und Grippekrankheiten sehr gut sein können, mehr oder minder ausgiebigen Gebrauch macht.

Die heißen Bäder bei der Bronchiolitis, der Bronchitis suffocativa und den katarrhalischen Pneumonien der Kinder haben sicher nicht die Bedeutung von essentiellen Schwitzkuren. Sie sind in ihrer Wirkung den Senfpackungen und Senfbädern Heubners ähnlich; und es ist höchstwahrscheinlich, daß bei ihrer Wirkung der ungeheure Hautreiz, der durch Senf und heißes Wasser gleichermaßen bewirkt wird, eine Art von zirkulatorischer Umstimmung macht, die dem Lungenprozeß zugute kommt. Daß es hiebei nicht auf das Schwitzen an sich ankommt, beweist auch die alte Übung der Kinderärzte, daß sie mit nachfolgenden kalten Übergießungen tiefe Inspirationen provozieren, deren Folge eine Art Befreiung der Lunge sein soll. *Strasser*

Serumtherapie

Welche Richtlinien haben für die Dosierung der Seren, Vakzinen und Proteinkörper zu gelten?

Die Dosierung der Sera hängt in erster Linie davon ab, ob sie prophylaktisch, präventiv oder kurativ zur Anwendung kommen sollen. Da die meisten sogenannten Heilsera einerseits antitoxische sind, deren Wirkung auf der Neutralisation der krankmachenden Bakterientoxine beruht, anderseits aber bereits durch das Toxin gesetzte anatomische Veränderungen und Schäden durch das antitoxische Serum nicht mehr geheilt oder ausgebessert werden können, so ergibt sich für jede Serumtherapie der oberste Grundsatz möglichst frühzeitiger Anwendung.

Die wirksamste Anwendungsweise ist die intravenöse, die aber häufig äußerer Umstände halber oder wegen Anaphylaxiegefahr oder der Menge der zu verwendenden Serumart ganz oder teilweise durch die intramuskuläre ersetzt werden muß. Es ist z. B. für das Diphtherieserum einwandfrei festgelegt, daß die Heilkraft der gleichen Serummenge bei intramuskulärer Einspritzung 500mal größer ist als bei subkutaner Applikation. Allgemein gilt auch heute der Grundsatz, gleich zu Beginn hohe Werte zu injizieren, wobei festgehalten werden muß, daß die Wertigkeit des Serums nicht von der Zahl der Kubikzentimeter, sondern ausschließlich von der Menge der darin enthaltenen antitoxischen Einheiten abhängig ist, Deshalb ist es vielfach zweckmäßig, mit sogenannten konzentrierten, hochwertigen Seren zu arbeiten.

Die Dosierung der Heilsera ist in manchen Fällen auch abhängig von der Art der Applikation, so gibt man beispielsweise das in den Wirbelkanal zu injizierende Meningokokkenserum in gleichen Mengen, als dies der vorher abgelassenen Zerebrospinalflüssigkeit entspricht, es sind dies am zweckmäßigsten 20 Kubikzentimeter, und wiederholt dann im Bedarfsfalle nach 24 Stunden die Injektion. Im allgemeinen aber herrscht über die Dosierung selbst der genau auswertbaren Heilsera noch keine einheitliche Auffassung, besonders da wir nicht alle Sera auf ihre Heilkraft direkt prüfen können, vielmehr auf die gesammelten Erfahrungen angewiesen sind.

An der Klinik Pirquet wurde z. B. für die Dosierung des Diphtherieheilserums ein Schema aufgestellt, nach welchem bei leichteren Fällen pro Kilogramm Körpergewicht 100 bis 300 Einheiten, in schweren Fällen 500 Einheiten intramuskulär verabfolgt und im Bedarfsfalle nach 24 Stunden diese Injektionen wiederholt werden. Dagegen gibt man in England ohne Berücksichtigung des Körpergewichtes gleich anfangs intravenös 50.000 Einheiten, und eventuell schon nach 12, resp. 24 Stunden eine zweite intramuskuläre Injektion mit 20.000 Einheiten. Nach den Vorschlägen des Internationalen Hygienekomitees des Völkerbundes sollen bei leichteren Fällen 10.000, bei schwereren 20.000 und bei schwersten 100.000 Antitoxineinheiten intramuskulär gegeben werden, wogegen zu prophylaktischen Zwecken 300 bis 500 Antitoxineinheiten, das sind wenige Kubikzentimeter, als ausreichend befunden werden.

Das Tetanusserum hat sich als prophylaktisches Serum ausgezeichnet bewährt, und es genügen 20 bis 25 (deutsche) Antitoxineinheiten, subkutan oder intramuskulär verabfolgt, zu ausreichender Schutzwirkung, aber therapeutisch ist der Erfolg zweifelhaft, um so mehr, als auch spontane Ausheilung des Tetanus bekannt wurde. Man gibt zu Heilzwecken täglich 100 bis 200 Behringsche A. E. so lange, bis kein Weiterschreiten der Symptome mehr beobachtet wird.

Für alle anderen Sera, die mit Ausnahme des Dysenterieserums und des Serums gegen Botulismus nicht exakt ausgewertet werden können, so für jene gegen Pest, Grippe, Erysipel, Gasbrand, Streptokokken usw., gelten im allgemeinen Dosen von 20 bis 50 Kubikzentimeter mit eventuell nach 24 Stunden erfolgender Wiederholung als erfahrungsgemäß ausreichend. Bei Scharlacherkrankungen gibt man 10 bis 20 Kubikzentimeter, bei Milzbrand je nach der Bedrohlichkeit der Symptome 50 bis 100 Kubikzentimeter des zugehörigen Serums intramuskulär.

Das vorwiegend prophylaktisch verwendete Masernrekonvaleszentenserum wird zu 2 bis 5 Kubikzentimeter intravenös oder intramuskulär gespritzt.

Für die Dosierung der Vakzinen gilt allgemein, daß man mit so niedrigen Verdünnungen beginnen soll, daß weder lokale noch allgemeine oder Herdreaktionen dadurch hervorgerufen werden, denn der Zweck ist, in erster Linie durch zahlreiche Injektionen, die an verschiedensten Stellen des Körpers vorgenommen werden sollen, möglichst viele und verschiedene Gewebspartien zur Immunkörperbildung anzuregen. Nur die prophylaktischen Vakzinen, die der Massenvakzination dienen, müssen stärker dosiert sein, weil man hier mit zwei Injektionen das Auslangen für die aktive Schutzimpfung finden muß. Vakzinen, die starke Lokal- oder Allgemeinreaktionen hervorrufen, sind entweder autolysiert oder zu stark dosiert. Da überdies die verschiedenen Vakzinen zufolge der ihnen eigenen Eiweißkonstitution an sich schon im Sinne der Proteinkörper sehr verschieden wirken (z. B. Gonokokkenvakzine, im Gegensatze zur Staphylokokkenvakzine), so soll im allgemeinen von intravenöser Injektion zufolge der individuell so verschiedenen Reaktionsfähigkeit des Organismus abgesehen werden. Ich bringe vielmehr die intramuskuläre abwechselnd mit der subkutanen Injektion, aber an den verschiedensten Körperpartien vorgenommen, für eine erfolgreiche Immunisierung in Vorschlag. Wenn mit den Vakzinen, wie z. B. bei manchen gonorrhoischen Affektionen, Epididymitis, Adnexerkrankungen, bei Arthritiden oder Neuritiden usw., Herdreaktionen hervorgerufen werden sollen, dann dienen sie eben einem anderen Zwecke, nämlich nicht mehr der Immunisierung, sondern jenem der Reiztherapie. Ich erinnere in dieser Richtung an die verschiedenen Gonokokkenpräparate, an das Vakzineurin, Saprovitan und Neosaprovitan und an die verschiedenen Bakterienpräparate, mit denen Wagner die Tabes oder multiple Sklerose behandelt.

In diesen Fällen gelten dann für die Dosierung der Vakzinen jene Richtlinien, die auch für die Reizkörpertherapie allgemeine Geltung haben. Darnach müssen wir uns vor allen Dingen vor Augen halten, daß die Reizkörper im Organismus an allen Zellkomplexen, insbesondere aber an jenen Krankheitsherden angreifen, deren Reizschwelle herabgesetzt und deren Empfindlichkeit erhöht ist.

Wir müssen uns vor Augen halten, daß wir nur optimale Reize ausüben dürfen, wie sie eben die Therapie erfordert, daß jede Überreizung einen schweren Schaden stiften kann. Dazu ist die genaueste Erhebung des Gesundheitszustandes jedes einzelnen Patienten erforderlich, vor allen Dingen die seines Reaktionszustandes (Idiosynkrasiker, Allergiker usw.), und daß man sich im vorhinein klar ist, was man durch die jeweilige Reiztherapie erreichen will. Geschieht dies nicht, so kann man unterschwellige, empfindliche Herde, z. B. tuberkulöse, ungewollt aufs schwerste schädigen. Man darf auch nicht vergessen, daß die Reizmittel in ihrer Wirkung sehr verschieden sind und einige unter ihnen trotz ihrer Unspezifität doch elektiv, weil organotrop eingestellt, wirken. Krankes Gewebe spricht auf einen Reiz anders an als gesundes, ein akut entzündlicher Herd anders als ein chronisch entzündeter.

Wir müssen versuchen, optimale Schwellenreiztherapie zu treiben, d. h. alle unnötig starken Reaktionen durch richtig gewählte Dosierung zu vermeiden, die schon am Beginne vorsichtig erprobt wird. Wir müssen dabei genau auf die Angaben des Patienten über subjektive Beschwerden achten, um das Aufflackern latenter Infektionen oder das Manifestwerden konstitutioneller Erkrankungen zu verhüten. Dabei ist besonders auf den Status thymolymphaticus zu achten, und man darf nie vergessen, daß bei jeder Reiztherapie ein zweiter, meist vorweg unbekannter Faktor mitwirken kann, der durch Summation den ursprünglich gewollten Effekt verstärken wird. Es sind dies die am Herde selbst entstehenden Eiweißzerfallsprodukte (Enterovakzination), die ihrerseits ebenfalls starke Reizwirkung ausüben können. Nur dort, wo ein kaum noch reaktionsfähiges Gewebe gereizt werden soll, z. B. bei der Tabes und bei der Paralysebehandlung, sind stärkste Reizmittel am Platze; es ist aber ein großer Fehler zu glauben, daß man unter allen Umständen und bei jeder Eiweißtherapie sogenannte Heilfieber oder Heilentzündung, die ja doch nur der Ausdruck stattgehabter Reaktionen sind, hervorrufen müsse. Dem klinischen Begriff „Schwellenreiztherapie" liegt die Auffassung zugrunde, auf ein krankes Organ nur solche Reizstärken einwirken zu lassen, die nur jene Steigerung der Leistungsfähigkeit hervorrufen, zu der dieses Organ noch eben fähig ist, jede überschwellige Dosis, die auf die Leistung des Organes nur lähmend und schädigend wirken kann, aber zu vermeiden. Als schwache Reizmittel sind die Serumalbumine und Serumglobuline anzusehen, als stärkste Reizmittel gewisse Bakterienpräparate, lebende Bakterien oder Infektionskrankheiten überhaupt, die durch Einführung der Wagnerschen Malariatherapie in richtiger Erkenntnis natürlich ablaufender Prozesse künstlich in die Therapie eingeführt wurden.

Es ist also für die richtige Dosierung einer Reizkörpertherapie auch die Auswahl des Mittels und die Art der Applikation von großer Wichtigkeit. Nur eine zweckmäßige Auswahl der Reizqualitäten kann regulierend in die Zellfunktion eingreifen und die Zellvitalität wieder in den Zustand normaler Erregbarkeit zurückführen. Sie dürfen nicht stärker sein, als dies für den therapeutischen Effekt wesentlich ist. Schließlich wäre noch zu erwähnen, daß die in zu kurzen Intervallen oder kontinuierlich fortgesetzte Reiztherapie eine Reizgewöhnung zur Folge haben kann und deshalb ist für das Intervall und für eventuellen Wechsel des Reizmittels ebenfalls die Reagierbarkeit, die Reaktion und der Reaktionsablauf an dem erkrankten Organ für die Therapie und Dosierung des Reizmittels bestimmend.

Busson

Singultus

Welche Bedeutung kommt dem Singultus als Symptom nervöser Erkrankungen zu?

Der Singultus kann zweierlei Bedeutung haben, die eines Atemreflexes und die eines Ausdruckes zentraler Reizvorgänge. Als Atemreflex tritt er z. B. in der bekannten harmlosen Form bei Gesunden auf. Der Nervus phrenicus, welcher die motorische Innervation der Zwerchfells besorgt, führt sympathische Fasern, welche die zentripetale Leitung von Reizen aus dem Ausbreitungsgebiet des Phrenikus vermitteln. Wenn diese Gebiete durch Druck, Zug und andere Einflüsse gereizt werden, kann es zum Singultus kommen. In nicht mehr harmloser Form tritt der Singultus bei Erkrankungen auf, welche in analoger Art Schädigungen hervorrufen, wie Tumoren, Entzündungen in der Zwerchfellgegend, Karzinom des Magens, der Leber usw. Als ominös bekannt ist der Singultus bei Peritonitis. Dann finden wir Singultus bei Erkrankungen im Verlauf des Phrenikus: Tumoren im Mediastinum, Karzinome im Bereiche der Lungenwurzeln, tuberkulöse Veränderungen dieser Gegend, Aneurysmen.

Bei Erkrankungen des Nervensystems finden wir den Singultus als Symptom organischer Veränderungen und funktioneller Störungen. Zu den ersteren zählen Neuritiden des Phrenikus, organische Erkrankungen des Gehirns und Rückenmarks, Tumoren, arteriosklerotische, enzephalitische Prozesse, Syringomyelie usw. Bei Tabes kommt er unter Umständen in Form von Krisen zur Erscheinung. Bei der Epilepsie tritt er in manchen Fällen in der Aura auf oder als vorwiegendes Symptom im Petit mal-Anfalle. Tritt er bei Hirnblutung auf, ist das Symptom jedenfalls bedenklich, ominös bei der Meningitis tuberculosa, bei der er meistens im agonalen Stadium vorkommt. Dem Singultus bei Hirntumoren, bei Cysticercosis cerebri u. dgl. wird stets eine ernstere Bedeutung zukommen. Aber nicht jeder zentral bedingte Singultus hat eine so ungünstige Prognose. Der Singultus tritt oftmals als ein Symptom enzephalitischer Prozesse auf, bei denen er anders zu werten ist. Wir haben in den letzten Jahren an manchen Orten gehäuft Gelegenheit gehabt, den Singultus als epidemische Erscheinung zu beobachten. Manchmal in deutlichem Zusammenhange mit Grippeepidemien, zuweilen bei vereinzelten Fällen von Enzephalitis tritt er oligosymptomatisch unvermittelt oder nach leichten katarrhalischen Erscheinungen und Temperatursteigerungen auf. Er befällt vorwiegend Männer im mittleren Lebensalter (in Epidemien wurden über 90% festgestellt), dauert im Durchschnitt drei bis acht Tage und verschwindet dann meist, ob eine Therapie durchgeführt wurde oder nicht. Zuweilen sieht man Rezidive. Die überwiegende Mehrzahl dieser Fälle ist gutartiger Natur; es sind aber auch Todesfälle bei solchen Erkrankungen vorgekommen. Die Nahrungsaufnahme wird mitunter auf das Schwerste gestört, der Schlaf ebenso, und es tritt nach kurzer Zeit ein hochgradiger Erschöpfungszustand auf.

Neben dem im allgemeinen gutartigen Verlauf von epidemischem Singultus gibt es immer einzelne Fälle, in denen der Singultus sich längere Zeit, auch bis zu Monaten hinauszieht. Eine Art von Singultus, nämlich der psychogene Singultus, tritt oft im Zusammenhang mit Gemütsbewegungen auf. Man findet ihn zuweilen als Produkt psychischer Infektion, z. B. bei einer größeren Anzahl von Schulkindern derselben Klasse. Er ist als ein Symptom der Hysterie bekannt. Wiederholt wurde beobachtet, daß ein im Anschlusse an eine Grippe aufgetretener Singultus monatelang, selbst jahrelang weiterbestand. Schon bei wenige Tage dauerndem Singultus kann bei besonderer Intensität der Erscheinungen das Bedürfnis des Patienten nach Abstellung des Zustandes intensiv werden, unter Umständen dem Arzt selbst dringend, nötig erscheinen, schon gar dann, wenn eine durch viele Monate langes Andauern des Singultus drohende Schädigung des Patienten vorliegt. *O. Albrecht*

Wie behandelt man den nervösen Singultus?

Die Therapie, über die wir verfügen, ist eine rein empirische, ein zielbewußtes Vorgehen ist darum nicht leicht möglich, weil der durch zentrale Vorgänge bedingte Singultus in seiner Pathogenese nicht aufgeklärt ist. Das in der Nähe des Thalamus scriptorius gelegene Atemzentrum hat die

Fähigkeit, auf die Ansäuerung des Blutes automatisch zu reagieren. Es steht anderseits in komplizierter Beziehung zu verschiedenen Zentren.

Man hat nun eine ganze Unmenge von therapeutischen Versuchen gemacht, von denen nur einige angeführt werden sollen. Die bekannteste und häufigste Form ist das Anhalten des Atems. Es wird angenommen, daß das Hinabdrücken des Diaphragmas und die dadurch entstehende Einwirkung auf die sensiblen Phrenikusfasern die beruhigenden Effekte auslöst. Anderseits kommt die Bedeutung des Vagus in der Mechanik der Atemregulierung in Frage. Der Vagus wirkt physiologisch im Sinne einer Hemmung der Inspiration. In der Selbststeuerung der Atmung spielt er in der Art eine Rolle, daß bei der Inspiration durch die Dehnung der Alveolarwände die Vagusendigungen gereizt und dadurch dem Atemzentrum Impulse übermittelt werden, welche eine Hemmung der Inspiration bewirken. Es scheint, daß auch durch das Atemanhalten eine Verminderung der Erregbarkeit des Atemzentrums bewirkt wird. Eine Variante dieses Atemanhaltens findet man in der Hockstellung mit vorgebeugtem Kopf, eine andere in der gestreckten Körperhaltung mit erhobenem einem Arm und langsamem Trinken. Reflexanregungen, welche mit Vagusreizung verbunden sind, wie Erbrechen, Husten, Sondieren des Ösophagus, aber auch rhythmisches Ziehen an der Zunge, dann Nießreize u. dgl. werden empfohlen. Die Mittel zur internen Verabreichung sind Legion. Es drückt sich auch hier die Unsicherheit der Therapie aus. An der Spitze stehen natürlich alle Arten von Sedativa und Hypnotika. Am besten scheint sich das Luminal in kleinen Dosen, wiederholt gegeben, eventuell in steigenden und fallenden Gaben zu bewähren. Daß man im Wege der Injektion Narkotika gibt, ist selbstverständlich. Morphium, Skopolamin und Novokain und die verschiedenen injizierbaren Barbitursäurepräparate. Äther wurde als intramuskuläre Injektion mit Vorteil nach Bauchoperationen gegeben. Wenn wir noch die verschiedenen hydrotherapeutischen Prozeduren erwähnen, so ist nur eine kleine Zahl aus der übergroßen Menge von Heilversuchen angeführt. Bei den leichten Fällen, welche erfahrungsgemäß auch oft spontan und so plötzlich aufhören, wie sie begonnen haben, hilft bald das Eine, bald das Andere. Sie sind im allgemeinen auch harmloserer Natur. Bei längerdauerndem Singultus, bei chronischen Fällen kommen aber auch chirurgische Eingriffe in Frage und das ist die beiderseitige Phrenikotomie, bzw. Exherese. Das ist keine gleichgültige Therapie mehr und die Indikationsstellung muß sehr genau durchgeführt werden, zumal in der Literatur bereits mehrere Fälle bekannt sind, in denen der Singultus nach der Operation fortbestand, und erst auf eine suggestive Therapie, wie Faradisation am Halse schwand. Es kann sich in solchen Fällen um reine Hysterie handeln, aber auch um die Automatisierung eines auf organischer Grundlage entstandenen Vorganges, ohne daß hysterische Mechanismen unbedingt im Vordergrunde der Erscheinungen stehen.   *O. Albrecht*

Speiseröhrenverätzung

Wie sind frische Speiseröhrenverätzungen zu behandeln?

Es hat sich im Laufe von acht Jahren herausgestellt, daß die Frühbehandlung frischer Speiseröhrenverätzung eine segensreiche Behandlungsart ist. Fast alle Autoren bestätigen die relative Ungefährlichkeit dieser Behandlungsart. Es kann daher nur neuerdings auf diese Behandlungsart aufmerksam gemacht werden mit dem nachdrücklichen Hinweis darauf, daß die Bougierung nur mit weichen, stumpfen Bougies vorgenommen wird. Geschieht dies während vier Wochen täglich und wird die Bougie dabei mindestens eine halbe Stunde lang liegen gelassen, so kann man fast mit Sicherheit darauf rechnen, daß es zu keinerlei Strikturbildungen kommen wird. Die Gesamtmortalität nach Speiseröhrenverätzungen konnte dadurch auf ungefähr 4% herabgedrückt werden. *Salzer*

Sprechstörungen

Welche zentralen Sprachstörungen gibt es außer der Aphasie?

Wenn eine Krankheit darin besteht, daß die feste Verbindung zwischen Bewußtseinsinhalt und Wortbewußtsein geschädigt wird, dann sprechen wir von Aphasie. In diesem Sinne, in der Verbindung mit der bewußten Persönlichkeit, ist das Sprechen eine Handlung. Zur Handlung bedarf es eines gebrauchsfähigen Werkzeuges; in diesem Sinne ist die Sprache eine besondere Verwendung der oralen vegetativen Organe, jener Organe, deren lebenswichtige Funktionen die äußere Atmung und die einleitenden Teile des Ernährungsvorganges sind. Sie bestehen in bestimmten hochkoordinierten Bewegungen der Lippen-, Zungen-, auch der Kiefermuskeln, der Muskeln des Kehlkopfes und der Brust, des Gaumens und des Schlundes, In diesem Teil des Sprachganzen haben wir es mit der Aussprache zu tun. ihre Störungen, Paresen, hat man von jeher als Dysarthrie der Aphasie gegenübergestellt.

Die Nerven, die zu den genannten Muskeln gehören, sind: der Fazialis, der Hypoglossus, der Trigeminus und der Glossopharyngeus-Vagus-Akzessorius, und die nächst zugeordnete Stelle des Zentralnervensystems ist die Medulla oblongata mit den entsprechenden Nervenkernen am Boden des vierten Ventrikels. Was zunächst die willkürliche Innervation betrifft, so möchte ich nur von jenen Umständen, denen eine weitere Bedeutung zukommt, ein paar andeuten. Zunächst die Tatsache, daß die artikulatorische Funktion eines jeden einzelnen dieser Nerven, bzw. der Ganglien nicht in der Bildung bestimmter Laute aufgeht, sondern mit der ganzen Lautbildung zusammenhängt. So ist der Fazialis nicht nur an der Artikulation der Lippenlaute, auch nicht nur an der Bildung der Vokale beteiligt, sondern er dient auch dazu, den Mund zu öffnen und offenzuhalten, was ja für die ganze Sprache in Betracht kommt. Die Zunge hat nicht nur die Zungenlaute zu bilden, sondern ihre Stellung ist auch für alle Vokale wesentlich. Der weiche Gaumen, der fast von allen genannten Nerven versorgt wird, hat nicht nur bei der Bildung der Gaumenlaute zu tun, sondern es muß bei allen Lauten — mit Ausnahme der Nasenlaute — die Annäherung des weichen Gaumens und des Schlundes stattfinden: wenn dieser Verschluß nachläßt, kommt es, um hier bloß die Sprache zu berücksichtigen, zum Näseln, und zwar auch physiologischerweise, indem wir alle Vokale vor Nasenlauten in ihrem letzten Anteil näselnd aussprechen; diesem richtigen Wechsel zwischen nicht näselnder und näselnder Bildung der Vokale kommt ein wesentlicher Anteil an der Schönheit der Aussprache zu. Mit dieser weiteren Funktion hängt es zusammen, daß die Affektion eines jeden jener Ganglien eine ausgedehnte Wirkung haben muß, besonders in Verbindung mit dem Umstand, daß ihre Erkrankung im allgemeinen beide Hälften zugleich ergreift.

Von weiterer Bedeutung sind auch die Lagebeziehungen jener Nervenkerne, die der Lautbildung dienen, nicht bloß die eingangs erwähnte grundlegende Beziehung zum Atmungs- und zum Kau- und Schlingakt und die entsprechende enge räumliche Beziehung zu den dazugehörenden Nervenkernen, sondern auch ihre Nachbarschaftsbeziehungen. Sie bilden die Fortsetzung der motorischen Kerne des Rückenmarks, und ihnen wieder schließen sich hirnwärts die Augenmuskelkerne an; damit hängt es zusammen, daß die Krankheitszustände, die uns hier interessieren, häufig im Verlauf spinaler Erkrankungen auftreten und daß es bei manchen dieser Erkrankungen auch zu Augenmuskelstörungen kommt.

Wir haben hier von der willkürlichen Innervation gesprochen, müssen uns aber erinnern, daß alle Teile jenes Komplexes vegetativer Organe, von dem die Aussprache eine Teilfunktion ist, wohl dem Willen zugänglich sind, daß ihre Bewegungen aber, wenn die Willküraktion einmal eingesetzt hat, wie die meisten anderen größtenteils unwillkürlich ablaufen. Es gibt aber in diesem Bereich — und weit darüber hinaus, in der Erscheinung und Funktion aber eng verknüpft — auch reichlich automatische Bewegungen: im Gesicht mit Einschluß der Augen, am Kopfe, an den Gliedmaßen und am Rumpf. Sind die entsprechenden willkürlichen und halbwillkürlichen Bewegungen für den Ernährungsvorgang im weitesten Sinne alle von unmittelbarer Bedeutung, so ist ihr Rest, den die Erziehung zu unterdrücken bestrebt ist, das fortwährend wechselnde Spiel der Mienen, Gebärden und Haltungen, „beredt"; es begleitet oder ersetzt die Rede als Ausdruck der ihr zugrundeliegenden und sie begleitenden Gefühle.

Bei den Sekretionsvorgängen in dem uns interessierenden Gebiet handelt es sich besonders um die Absonderung und Wegschaffung des Speichels. Sie ist von vegetativer Bedeutung; ihr kommt aber, weil die Atmung des Sprechenden die Mundatmung ist, die eine stärkere Befeuchtung der Schleimhaut verlangt als die Atmung im Ruhen, die Nasenatmung, auch für den Sprechvorgang Bedeutung zu. Alle die genannten Beziehungen werden uns — und deshalb besonders habe ich sie etwas ausführlicher besprochen — an Krankheitsvorgängen in sinnfälligerer Gestalt begegnen.

Die Erkrankung, welche sozusagen das Paradigma dieser Störungen darstellt, ist die progressive Bulbärparalyse, die progressive Atrophie der Nervenkerne der Medulla oblongata; ganz ähnlich gestalten sich in ihrem Fortschreiten spinale Erkrankungen, die Poliomyelitis anterior chronica, die Syringomyelie und die amyotrophische Lateralsklerose; auch die Tabes, die in ihrem gewöhnlichen Verlauf, obwohl es ataktische Zungen- und Kieferbewegungen gibt, kaum je zu Sprachstörungen führt, kann mit bulbärparalytischen Attacken einhergehen. Charakteristisch ist auch der klinische Rahmen.

Die Aphasie findet sich, wenn sie nicht isoliert auftritt, in Gemeinschaft mit anderen halbseitigen Symptomen von Seiten der Hirnrinde oder ihrer Projektionsfasern, d. s. vornehmlich halbseitige Anfälle verschiedener Art: Hemiplegie, Hemianopsie, Hemianästhesie. Ganz anders ist das Symptomen-

bild, innerhalb dessen sich die Dysarthrie findet: die Atem- und Schling-
störungen haben wir schon kennengelernt; durch die Erkrankung der Nachbarschaft kommt es einerseits zu spinalen Symptomen, anderseits zu Augen-
muskellähmungen; ich will in diesem Zusammenhang an die Polioen-
cephalitis superior, die Influenza-Encephalitis und die Myasthenia gravis
erinnern.

Die anderen Sprachstörungen zentralen Ursprunges lassen sich ziemlich
gut in eine Gruppe zusammenfassen. Eine mit Sprachstörung verbundene
Erkrankung, die sich in der Form eng an die Bulbärparalyse anschließt,
aber nicht durch Bulbärerkrankungen bedingt ist, hat man als Pseudobulbärparalyse bezeichnet. Früher hat man dabei fast nur an die
Pyramidenbahnen gedacht. Die Parese wird dabei nicht so stark,
wie bei der echten Bulbärparalyse, insofern, als das Verwaschene der Laute
wohl im Redefluß sehr beträchtlich ist, einzeln aber die Laute lange viel
besser gebildet werden können. Die Silbenquantität und der Akzent ist
gestört; bei pyramidal bedingter Sprachstörung, besonders nach wiederholten Schlaganfällen, ist ein charakteristischer Zug das Herausstoßen,
die explosive Aussprache mancher Silben, die ganz an die charakteristische
Reflexsteigerung dieser Kranken erinnert. Bei diesen Erkrankungen gibt
es keine Atrophie, keine Störungen der elektrischen Erregbarkeit, die Reflexe sind erhalten, gesteigert; die Sensibilität verhält sich wie nach
Schlaganfällen.

Wenn man aber in den letzten zehn Jahren, seit man vorwiegend an
Encephalitis denkt, von Pseudobulbärparalyse spricht, so meint man die
Affektion der Stammganglien, funktionell ausgedrückt, eine extra-
pyramidal bedingte Bewegungsstörung. Erkrankungen der Stammganglien,
die untereinander und mit den anderen Teilen des Zentralnervensystems reichlich verknüpft sind, sind geeignet, allerlei Störungen hervorzurufen, deren
Ursache in einem mangelhaften Zusammenwirken der so zahlreichen
und verschiedenartigen Elementarfunktionen besteht. Eine brauchbare
Bewegung ist noch nicht gewährleistet, wenn die Synergisten und Antago-
nisten überhaupt funktionsfähig sind und wenn die Bewegungsrichtung
eingehalten wird, es muß auch der Beginn und der Abschluß in dem be-
absichtigten Zeitpunkt erfolgen, die Energie muß in entsprechender Weise
dauern oder wechseln. die zusammengehörigen Spannungen und Ent-
spannungen müssen entsprechend aussetzen, die unvermeidliche gleichzeitige Innervation anderer Muskeln muß unterdrückt werden, alles natürlich ganz unwillkürlich. Diese Koordination ist anderer Art, als die mit
der Sensibilität zusammenhängende spinale, die die Einhaltung der Bewegungsrichtung gewährleistet, als die zerebellare, die die feste Beziehung
zur Haltung des ganzen Körpers sichert, und als die kortikale, bei der es
auf das Lagebewußtsein ankommt. Alle jene Störungen haben ihre Analogien
in Koordinationsstörungen der Sprache.

Enzephalitiskranke sind ohneweiters am starren Blick und Gesicht, am
Speicheln, an der starren Haltung, am Pendelsymtom, einige am Zittern zu er-
kennen; es dauert, ähnlich anderen motorischen Leistungen, oft lange, bis die
Antwort erfolgt, dabei macht der Inhalt der Frage keinerlei Schwierigkeiten.
Öfters wird, was an die Mikrographie dieser Kranken erinnert, die Artikula-
tion schwächer und versiegt; es gibt aber auch Enzephalitiskranke, die ins

Schreien geraten; eine besonders starke Sprachhemmung macht das Sprechen ganz unmöglich; hier ein Pressen, hier hören Sie tönende Inspirationen, hier bei jeder der zahlreichen Exspirationen ein Summen, erkennen, wie zahlreich und oberflächlich die Atemzüge sind. Eine ganz besonders eindrucksvolle Störung, die damit verbunden sein kann, ist die mehrfache Wiederholung von Silben und Worten.

Es sei noch an die klassische Sprachstörung der multiplen Sklerose erinnert, die skandierende Sprache. Am unklarsten ist die Bedeutung des Kleinhirns für die Sprachstörungen. Die bekannte Sprachstörung der Paralysis progressiva setzt sich aus verschiedenen Störungen zusammen.

Infeld

Wie werden die häufigsten Fehler in der Aussprache des S korrigiert?

Es sind sehr zahlreiche Methoden beschrieben worden, doch scheint mir die von uns verwendete Plattenmethode die schnellsten Resultate zu zeitigen. Aus einer kreisrunden Platte, sogenannter Stentsmasse, wie sie die Zahnärzte als Abdruckmasse verwenden, wird ein Viertel gebrochen, in warmem Wasser erweicht und nun über der Zunge des Patienten auf die unteren Zähne gelegt; er beißt zu, so daß sich die Eindrücke der Zähne in der Platte zeigen. Dann nimmt man sie aus dem Munde und schneidet entsprechend dem Eindruck der mittleren Schneidezähne ein etwa dreieckiges Stückchen (Spitze des Dreiecks hinter den Zahneindrücken) aus, härtet die Platte in kaltem Wasser und läßt sie nun neuerdings so in den Mund legen, daß die Zähne wieder in die Eindrücke beißen. Dann kann die Zunge nicht mehr das Gehege der Zähne überschreiten, sie kann sich nicht auf einer Seite stärker heben, als auf der anderen (ein Zustand, der beim lateralen Sigmatismus regelmäßig ist) und die Luft kann nur in konzentriertem Strahle in der Mitte des Mundes, dort, wo das Stückchen ausgeschnitten wurde, den Mund verlassen. Wenn der Patient mit geschlossenen Augen etwa eine halbe Minute das S in dieser Weise bildet und dies wiederholt am Tage — mit geschlossenen Augen, um die Lage der Zunge genau zu beobachten —, so gelingt es ihm in der Regel schon nach wenigen Tagen, auch ohne Platte ein richtiges S zu bilden. Dann kommt es darauf an, es ihn in Silben und Worten zu lehren. Zu diesem Zwecke muß man meistens einen Trick benützen. Verlangt man etwa von einem Menschen, der das isolierte S schon richtig spricht, die Silbe sa, so tritt seine alte Erinnerung in den Vordergrund und er spricht sie wieder mit seinem Sprachfehler. Läßt man ihm jedoch s-ha, s-he, s-hi usw. üben, so kommt der neugebildete Laut mit der ihm wohlbekannten Silbe ha, he, in Verbindung und doch ergibt eine schnelle Aussprache dieser Folge den Eindruck von sa, se, si usw. Ist der Patient so weit, dann muß man zu Worten und Sätzen übergehen. In den letzten Jahren haben wir eine noch einfachere Methode erprobt. Man läßt den Sigmatiker ein F sagen und zieht während der Aussprache dieses Lautes mit beiden Zeigefingern und Daumen beide Lippen von den Zähnen weg nach oben und unten. Und schon hört man meist ein richtiges S. Beim F erfolgt die Reibung der Luft, die auf die Mitte des Mundes konzentriert ist, zwischen Unterlippe und oberen Schneidezähnen. Wenn man nun die Lippen entfernt, dann erfolgt die Reibung an den Beißkanten der Zähne, wie es beim S sein soll. Der weitere Weg deckt sich mit dem früher beschriebenen.

Frage: Sind bei der Behebung des fehlerhaften Aussprechens des S die alten Methoden der Verwendung von Sonden verlassen? — Antwort: Derzeit wird nur in den seltenen Fällen, in denen die F-Methode versagt, von uns die Plattenmethode verwendet. *Fröschels*

Wie behandelt man offenes Näseln bei Gaumenspalten?

Der normale weiche Gaumen schließt durch Hebung die Kommunikation zwischen Mund- und Nasenrachenraum während der Aussprache aller Nicht-Nasenlaute, ermöglicht jedoch durch Herunterhängen die Aussprache der Nasallaute (m, n und ng). Ist das Velum gespalten (regelmäßig Teilerscheinung des Uranoschismas) oder nach einer operativen Zusammennähung zu kurz, so werden alle Laute nasal klingen (offenes Näseln), weil die Kommunikation nicht aufgehoben werden kann. Der Versuch, den Spalt durch einen unbeweglichen Klotz zu ersetzen, um so die Sprache zu verbessern, führt meistens zu keinem befriedigenden Resultat. Denn erreicht er die hintere Rachenwand nicht, so bleibt das Näseln bestehen, legt er sich an, so verhindert er Nasenatmung und Nasenlaute. Durch lange Versuche habe ich (Fröschels) gefunden, daß die gefährlichsten Plätze der Nase, in denen der nasale Klang entsteht, die Nasengänge sind, während m, n und ng in dem mittleren Teil der Nase (Meatus communis) ihren hauptsächlichen Entstehungsort finden. Ich veranlaßte daher Herrn Kollegen Schalit von der Kieferstation (Prof. Pichler) der Klinik Eiselsberg, Obturatoren zu konstruieren, die nicht mehr wie ein starres Velum den Eintritt der Luft in die Nase verhindern, sondern nur den Eintritt in die Nasengänge von hinten unmöglich machen. Diese „Meatobturatoren" bestehen im Prinzip aus einer kurzen, an den Zähnen befestigten Stützplatte, welche rechts und links je eine in den Nasenrachenraum bis zum Dach ragende Säule trägt. Sie schmiegt sich den hinteren Enden der Muscheln bzw. dem Eingang in die Nasengänge innig an. Manchmal muß der Obturator die Form eines Tunnels erhalten.

Die Resultate sind vom phonetischen Standpunkt außerordentlich befriedigend. Da die mittlere Nase frei bleibt, können die Nasenlaute gut gebildet werden und die Nasenatmung ist nicht behindert. *Fröschels*

Technizismen

Das Kinderthermometer.

Die Temperaturmessung im Säuglings- und Kindesalter kann nicht rasch genug vor sich gehen. Gleichgültig, ob die Messung im After oder in der Schenkelbeuge erfolgt, das Kind muß aufgedeckt und ruhig gehalten werden. Wenn die Messung im After vorgenommen wird, so kann es zu einer Reizung der Afterschleimhaut und zu ungewollten Stuhlabgängen kommen. Dies um so mehr, wenn das Thermometer längere Zeit im After liegen muß. Besonders schwierig liegen die Verhältnisse beim frühgeborenen Kinde, das durch jegliche Aufdeckung gefährdet wird. Selbstverständlich gilt dies auch für das kranke, z. B. grippekranke, schwächliche Kind usw.

Ich habe mir deshalb ein Thermometer konstruieren lassen, welches den
Vorteil hat, daß die Messung schon innerhalb einer viertel bis halben
Minute erfolgt. Es ist ein Nichtmaximalthermometer und hat eine Skala
von 30 bis 42 Grad. Die Quecksilbersäule steigt rasch an, fällt aber sofort
zurück, wenn das Thermometer herausgezogen wird. Daher muß die Lesung
des Endpunktes der Quecksilbersäule noch erfolgen, solange das Thermometer im After oder in der Schenkelbeuge liegt.

Ich glaube auch, daß es für den praktischen Arzt, der am Krankenbett
eine Temperaturmessung vornehmen will, zeitersparend ist, wenn die
Messung nur eine halbe Minute und nicht wie z. B. beim Maximalthermo-
meter drei bis vier Minuten beansprucht. Selbstverständlich darf die
Lesung erst dann erfolgen, wenn die Quecksilbersäule nicht mehr steigt.
Das Thermometer wird von der Firma Gebrüder Anspach, Felix Schwarz &
Co. (Wien I, Franz-Josefs-Kai 7) hergestellt.   *Moll*

Der auskochbare Gummibattist.

Wir haben in unserer Anstalt dieselben Beobachtungen machen können,
wie sie auch in anderen Säuglingsanstalten gemacht wurden, nämlich, daß
Kinder, welche in einem guten Verdauungszustand in die Anstalt einge-
liefert werden, innerhalb von zwei bis drei Wochen an einer Diarrhöe erkranken. Diese Durchfälle werden nach Davidson, der sie aus der Finkel-
steinschen Anstalt in Berlin beschrieben hat, mit dem Namen initiale
Diarrhöen bezeichnet. Sie sind keineswegs harmlos und können oft mit
hochgradigen Gewichtsstürzen einhergehen. Selbstverständlich ist es für
einen verantwortungsvollen Leiter mit größten Sorgen verbunden, wenn
ein verdauungsgesundes Kind in der Anstalt an einem Darmkatarrh erkrankt. Über die Erscheinung der initialen Diarrhöen ist bereits eine
umfangreiche Literatur erschienen. Man führt die Erscheinungen auf eine
exogene Infektion zurück und bringt sie mit den Allgemeinerscheinungen
des Hospitalismus in Zusammenhang. Die Untersuchungen wurden auf
alle möglichen Bakterien ausgedehnt, doch konnte bisher kein bestimmtes
Bakterium hiefür beschuldigt werden. Man nimmt an, daß ein Anstaltskoli
(Adam) in der Anstalt sein Unwesen treibe, und daß einzelne Kinder durch
die Infektion mit diesem mit Diarrhöen reagieren. Wenn man den Säugling
betrachtet, ist er an sich als rein anzusehen, da er täglich gebadet wird,
weiter, da er mit ausgekochter, also steriler Wäsche bekleidet wird. Dann
kommt in Betracht, daß die pflegende Person sich gewissenhaft vor jeder
Wickelung und vor jeder Nahrungsverabreichung die Hände wäscht. Ist
vielleicht doch eine Infektion durch die Umhüllung des Säuglings möglich?
Ich habe nun mein Augenmerk auf die Gummiunterlage gelegt und mir
von den Semperitwerken (Wien I, Helferstorferstraße Nr. 3) einen Gummibattist herstellen lassen, der auskochbar ist. Seit einem Jahr ist dieser
auskochbare Gummibattist in der Anstalt in Verwendung, und während
wir früher alljährlich 20 bis 30 solcher Fälle von initialen Diarrhöen beobachtet haben, kamen im letzten Jahr, seitdem der Gummibattist in aus-
gekochtem Zustande verwendet wird, nur drei Fälle zur Beobachtung.
Da die früheren Gummiunterlagen nicht auskochbar waren und beim
Auskochen bald zerfielen und durchlässig wurden, so wurden sie mit einer

Desinfektionsflüssigkeit (2%iger Lysollösung) abgewaschen oder wenn z. B.
ein Kind die Anstalt verließ, in 2%ige Lysollösung durch 24 Stunden gelegt.
Die bakteriologischen Untersuchungen, welche mein Assistent, Dr. Eugen
Stransky, deshalb in meinem Laboratorium vornahm, haben ergeben,
daß diese Art der Desinfektion unzureichend ist. Die Gummiunterlagen,
welche mit einer Lysollösung abgewischt wurden, zeigten in den meisten
Fällen, daß Kolibakterien noch lebend waren, und sogar in jenen Fällen,
in denen die Gummiunterlagen 24 Stunden in eine 2%ige Lysollösung
gelegt worden waren, konnten noch in der Hälfte der Fälle Reinkulturen
von Kolibazillen gezüchtet werden. Es ist nun klar, da die Gummiunterlagen noch infiziert waren, daß eine Übertragung von einem Kinde auf das
andere möglich war. Überhaupt können wir nach den umfassenden Untersuchungen von Reichel von den einzelnen Desinfektionsmitteln nur eine
bestimmt-begrenzte Desinfektionskraft verlangen. Daher ist das Auskochen
einer auskochbaren Gummiunterlage allen anderen Desinfektionsmaß-
nahmen vorzuziehen. Die neue Gummiunterlage kann zirka 30 mal aus-
gekocht werden, ohne daß sie durchlässig wird. Die rapide Abnahme der
initialen Diarrhöen spricht für die Annahme, daß im Gummistoff eine
Infektionsquelle zu suchen ist. Damit soll aber noch nicht gesagt sein, daß
sie die einzige Quelle ist, denn es kommen wohl auch noch andere Momente,
die mit der Aufnahme des Kindes aus den häuslichen Verhältnissen in eine
Anstalt verbunden sind, wie Milieuwechsel, Wechsel der Milch usw., in
Betracht.

Wir verwenden den Gummibattist auch bei Wundverbänden, Wickeln,
Umschlägen, Ärzte- und Pflegerinnenschürzen usw. und haben
das beruhigende Gefühl, daß eine Übertragung von Keimen irgendwelcher
Art ausgeschlossen ist.   *Moll*

Ein Kindermilchthermostat.

Der Apparat ist eine Wärmeflasche, die durch einen Thermoregulator
auf eine bestimmte Temperatur, und zwar auf Trinktemperatur erhalten
wird. Ich habe mir diesen Apparat deswegen herstellen lassen, weil bei der
gewöhnlichen Erwärmung der trinkfertigen Kindermilchflaschen, die über
einer Gasflamme oder sonstigen heißen Flamme geschieht, sehr leicht eine
Überhitzung der Milch entstehen kann. Dabei kann die prüfende Person
deswegen über die Temperatur des Flascheninhaltes getäuscht werden,
weil bei einer solchen Erwärmung des Flascheninhaltes verschiedene
Temperaturgefälle, und zwar sowohl von unten nach oben, wie von der
Peripherie gegen die Mitte zu entstehen. Auch die ordentliche Durchmischung der Flüssigkeit stößt auf Schwierigkeiten, namentlich wenn die
Flasche vollgefüllt ist. Jegliche Überhitzung kann schädliche Folgen mit
sich bringen, da sowohl aus dem Eiweiß, wie aus dem Fett, wie aus dem
Zucker Verbrennungsprodukte mit toxischen Wirkungen entstehen können.
Bekannt ist ja auch die schlechtere Zuträglichkeit aufgewärmter Speisen.
Wenn aber die Flasche in den neuen Apparat gestellt wird, kann die Temperatur nicht über die Trinktemperatur gehen. Es erfolgt in dem Apparat
eine gleichmäßige Durchwärmung des Flascheninhaltes ohne Überhitzung,
bzw. ohne eine zu niedrige Erwärmung. Man kann die Flasche auf Trink-

temperatur erwärmt stets vorbereitet halten, bis das Kind sich zur Mahlzeit meldet. Das Kind braucht nicht unnütze Zeit zu warten, wenn es erwacht ist, bis die Flasche trinkfertig erwärmt ist. Eine solche Erwärmung geht gewöhnlich mit Nervosität einher, wenn das Kind bereits nach der Flasche schreit und die mit der Erwärmung betraute Person so rasch als möglich die Flasche trinkfertig erwärmen will. Es ist gewöhnlich mit einer Überhitzung des Flascheninhaltes verbunden, wenn die Erwärmung so rasch als tunlich vorgenommen wird, oder aber werden in der Eile einzelne Teile des Flascheninhaltes überhaupt nicht erwärmt. Wenn aber die Flasche überhitzt und nachher unter der Wasserleitung abgekühlt wird, kann es leicht geschehen, daß das Glas springt, was begreiflicherweise wieder mit verschiedenen Unannehmlichkeiten verbunden ist, da entweder keine Reserveflasche vorhanden ist oder die Erwärmung einer solchen abermals Zeit erfordert. Wir haben in unserer Anstalt drei große Wärmekasten mit einem Inhalt, der gestattet, daß zugleich 24 Flaschen trinkfertig erwärmt werden können. Sie bewähren sich ausgezeichnet und der Pflegedienst der Schwestern hat dadurch eine wesentliche Erleichterung erfahren. Die Apparate werden von der Firma Stefan Baumann (Wien VIII, Florianigasse 11) hergestellt. Für den Hausgebrauch dienen eigens hergestellte kleine Apparate für Erwärmung einer Flasche.

Moll

Die Wasserstrahlmilchpumpe.

Sie besteht aus einer Wasserstrahlpumpe und einem Saugglas, in welches die Brust eingesaugt wird. In das Pumpglas kommt ein Vakuum, welches die Mutter durch Auflegen mit dem Finger schließen, bzw. durch Abheben des Fingers öffnen kann. Durch Schließung und Öffnung des Vakuums wird die Brust eingesogen bzw. wieder abgestoßen. Es werden dadurch die Saugbewegungen des Kindes nachgeahmt. Die Pumpe hat den Vorteil, daß die Mutter sie selbst bedienen kann und die Zeitintervalle des Saugaktes durch Auflegen und Abheben des Fingers selbst regulieren kann. Sie kann auch dadurch erreichen, daß das Abpumpen ohne Schmerzen vor sich geht, was bei den manuell zu bedienenden Saugpumpen kaum zu vermeiden ist. Die Saugwirkung ist eine ganz bedeutende, so daß recht beträchtliche Mengen Milch gewonnen werden können. Wir verwenden die Pumpe bei allen Formen von Hypogalaktie. Der gesetzte Saugreiz bewirkt eine starke Sekretion und wir haben stets Fälle in unserer Anstalt, wo Frauen, bei denen die Milchsekretion fast ganz zurückgegangen war, durch regelmäßiges Abpumpen zum Stillen gebracht werden konnten. Nur muß in solchen Fällen das Abpumpen alle 3 bis 4 Stunden regelmäßig durch 10 bis 15 Minuten an beiden Brüsten vorgenommen werden. Auf die Regelmäßigkeit des Abpumpens lege ich besonderes Gewicht. Auch bei Frauen, bei welchen infolge ungenügender Entleerung der Brust Zeichen von Milchstauungen aufgetreten sind, bewährt sich das Abpumpen ausgezeichnet. Ebenso bei schwergehenden Brüsten, namentlich bei älteren Erstgebärenden ist die Entleerung der Brust mittels der Saugpumpe angezeigt.

Schließlich bemerke ich, daß es von besonderem Vorteil ist, wenn die Frauenmilch noch blutwarm dem Kinde gegeben werden kann, wenn sie also vor einer Abkühlung im Eiskasten und nachträglichem Erwärmen oder vor Erhitzen bewahrt wird. Wir erwärmen solche Frauenmilch mit Hilfe eines Kindermilchthermostaten. Die Milchpumpe wird von der Firma Paul Haack (Wien IX, Garelligasse 4) hergestellt. *Moll*

Der Varicoklast für Varizeninjektionen.

Er besteht aus einer Lederbandage mit automatischem Verschluß und zwei längsovalen Metallringen, von denen der konkave für querverlaufende Varizen, der flache für längsverlaufende bestimmt ist. Durch den automatischen Lederbandageverschluß ist die Blutzufuhr zum Varix abgeschlossen. Nun wird mittels der horizontal in die Vene eingeführten Spritze das Blut abgelassen und die Partie blutleer gemacht. Die Injektionsflüssigkeit wirkt dadurch auf die Intima direkt ein und kann beliebig lange im Varix belassen werden. Die Vorteile dieser Methode sind Einfachheit, Absperrung der Blutzufuhr, Verzichtleistung auf Assistenz. *Flesch*

Die Merckschen Jodstäbchen

Die Merckschen Jodstäbchen aus Holz dienen zur örtlichen Jodanwendung an Stelle von Jodtinktur. Sie tragen an einem Ende eine Kuppe von leichtlöslichem kolloidalem Jod. Man taucht den Kopf des Stäbchens kurz in Wasser und bestreicht wiederholt die Haut- oder Schleimhautstelle, bis deutliche Braunfärbung entsteht. Sie finden zweckmäßige Verwendung in der kleinen Chirurgie, Dermatologie und Zahnheilkunde. *Flesch*

„Varicoclusor", ein Kompressionsinstrument für die Injektionsbehandlung der Varizen.

Zur Verödung der Varizen sollten nur harmlose Flüssigkeiten verwendet werden; auch solche, die im paravenösen Gewebe Nekrosen verursachen, sind zu verwerfen, denn auch dem Geübten kann einmal eine Injektion paravenös gehen. Da wir die Varizeninjektion niemals aus vitalen, vielfach sogar aus kosmetischen Gründen machen, so könnten wir wohl für eine Nekrose zur Verantwortung gezogen werden. Da aber die Flüssigkeit, die im paravenösen Gewebe keine Nekrosen macht, auch weniger intensiv auf die Venenintima wirkt, so muß hier die gute Injektionstechnik in die Bresche treten, d. h. es muß diese Flüssigkeit in die blutleere Vene eingespritzt werden und auch einige Minuten Zeit haben, auf die Intima einzuwirken.

Ich habe zu diesem Zwecke in einer Sitzung der Gesellschaft der Ärzte in Wien im Juli 1928 ein Instrument „Varicoclusor" demonstriert, einen ovalen Metallring mit einem Metallbügel als Handhabe, mit dem es gelingt, das Injektionsgebiet blutleer zu erhalten und die Injektionsflüssigkeit in der Vene für einige Minuten einzuschließen.

Meine Injektionstechnik ist folgende: Der Patient liegt auf dem Operationstisch und läßt zwecks guter Füllung der Venen das zu injizierende Bein seitlich herunterhängen. Die Kanüle wird in die Vene eingestochen und sofort hebt man das Bein wieder auf den Tisch. Über die Kanüle wird nun der mit einem schmalen Schlitz versehene Ring des Varicoclusors gestülpt und von der Assistenz mittels des Bügels fest aufgedrückt, wodurch das eingeschlossene Blut durch die Kanüle hinausgepreßt wird. Hierauf wird die Spritze auf die Kanüle aufgesetzt, injiziert und einige Minuten zugewartet. Diese Injektionstechnik ist im Vergleiche zu jeder anderen sehr leicht und erfordert keine spezielle Übung. *Korsche*

Automatische Injektionsspritzen

In Spanien und Südamerika waren automatische Ampullen mit Überdruck schon seit längerer Zeit in Verwendung, die dem Arzt eine große Bequemlichkeit boten und volle Sterilität gewährleisteten. Später hatten die Behringwerke ein neues System dieser Ampullen in der Serüle mit Erfolg verbreitet. Das Staatliche serotherapeutische Institut in Wien hat sich auch von der Zweckmäßigkeit dieser Ampullen überzeugt und ein inländisches Fabrikat in Serocord und Haemaut auf den Markt gebracht.

„Serocord" ist eine Kombination von Ampulle und Spritze, die selbsttätig funktioniert und gleichzeitig volle Sterilität gewährleistet. Sie macht den Arzt unabhängig von der Notwendigkeit, die Spritze erst zu sterilisieren, indem sie ihm die sofortige sterile Injektion ermöglicht. Sie gewährleistet in jedem einzelnen Falle die Verwendung einer noch unbenützten Nadel. Sie ist mit einem einzigen Handgriff gebrauchsfertig und gestattet, die Injektion jeden Augenblick zu unterbrechen.

Da „Serocord" ein bewegliches System darstellt, so ist die Injektion bei jeder Stellung und Lage des Körpers bequem auszuführen. Das „Serocord" besteht aus der die Injektionsflüssigkeit enthaltenden Ampulle, aus einem die Ampulle verschließenden Gummischlauch, in dem sich das durch einen schwarzen Ring bezeichnete Ventil befindet und aus einer in einer Glaskappe eingeschlossenen Kanüle. Das Ventil des „Serocords" wird durch eine Glasperle gebildet, die in das Lumen des Gummischlauches eingepreßt ist. Wird der Schlauch an der Stelle, wo die Perle liegt, zusammengedrückt, so entsteht zwischen Glasperle und Schlauch ein Spalt, der den Austritt der Flüssigkeit ermöglicht, wenn die Ampulle mit ihrer Spitze nach abwärts gehalten wird, da die Flüssigkeit in der Ampulle unter einem mit indifferentem Gas hergestellten Überdruck steht.

Für den Gebrauch wird die Spritze einerseits an der durch den schwarzen Ring bezeichneten Ventilstelle, anderseits an dem die Kanüle tragenden Glasröhrchen gefaßt und leicht geknickt, damit das Verbindungsstück zwischen Ventil (Kugel) und Glasröhrchen an einer schon angefeilten, im Gummischlauch liegenden Stelle bricht und hiedurch der Weg für das Serum freigemacht wird. Die die Kanüle einschließende Glaskappe wird zirka 1 Zentimeter peripher von der Einschmelzungsstelle eingeritzt und abgebrochen, wodurch die Kanüle freiliegt. Der die Kanüle tragende Schlauch wird wie ein Federstiel gefaßt, wobei das Schlauchende der Ampulle nach abwärts sieht und die Kanüle subkutan oder intramuskulär eingestochen. Durch leichten Druck auf den durch den schwarzen Ring gekennzeichneten Schlauchteil, der die Glasperle enthält, wird das Ventil geöffnet, so daß die Flüssigkeit einfließen kann. Nach Einfließen der gewünschten Flüssigkeitsmenge, jedenfalls aber vor völliger Entleerung der Ampulle — sie enthält mit Rücksicht darauf einen Überschuß an Serum — unterbricht man das Einfließen, indem man mit dem Druck aussetzt, so daß das Ventil wieder schließt.

Auf dem gleichen Prinzip wie „Serocord" ist die automatische Ampulle zur sterilen Blutentnahme „Haemaut" aufgebaut, jedoch ist aus dieser die Luft evakuiert. „Haemaut" erspart die Anwendung der Spritze bei der Entnahme von Blut oder anderen Körperflüssigkeiten, da diese automatisch aus den Gefäßen oder serösen Höhlen durch die an der Ampulle angebrachte Kanüle eingesaugt werden und erlaubt eine bequeme Einsendung der angenommenen Körperflüssigkeiten an das Laboratorium. „Haemaut" wird zur Blutentnahme für die Wassermann- und Gruber-Widal-Reaktion, ferner mit Glasperlen zur Defibrinierung, mit Natriumzitrat usw. hergestellt. Für Infektionskrankheiten dienen die mit Bouillon oder Galle beschickten Ampullen, so daß es möglich ist, die zu untersuchenden Flüssigkeiten absolut steril sofort in den Nährböden aufzufangen. Überdies werden auch verschiedene Kombinationen solcher Ampullen hergestellt. So ist für die Typhusdiagnose eine leere Ampulle zur Blutentnahme für die Agglutination (Widal-Reaktion) kombiniert mit einer Galleampulle zur Kultur (zweiteilig), für die Sepsisdiagnose überdies mit einer großen Bouillon-Ampulle (dreiteilig) vorgesehen. *N. Kovács*

Tier- und Menschenkrankheiten

Welche Beziehungen bestehen zwischen Tier- und Menschenkrankheiten?

Von den Infektions- und Invasionskrankheiten, bei denen wechselseitige Erkrankungen tatsächlich vorkommen oder vorkommen sollen, sind folgende die wichtigsten:

Wut (Lyssa) kann bei allen Haustieren vorkommen. Infektion erfolgt fast ausschließlich durch Bisse (Hund), seltener gelegentlich von Sektionen wutkranker Tiere.

Milzbrand (Anthrax) kommt am häufigsten bei Wiederkäuern und Einhufern vor, aber auch bei anderen Haustieren. Die Infektion erfolgt durch Berührung mit dem kranken Tier, bei der Behandlung oder bei der Sektion, bei der Schlachtung, aber auch bei Arbeiten mit Häuten und Haaren kranker Tiere (Kontakt und Inhalation). Auch gelegentlich von Schutzimpfungen von Tieren mit Impfkulturen kommen Infektionen des Menschen vor. Fliegenstiche können ebenfalls als Verbreiter wirken. Erkrankungen nach Genuß von Fleisch milzbrandkranker Tiere kommen nur selten vor.

Maul- und Klauenseuche (Aphthenseuche) kommt bei Wiederkäuern und Schweinen, nur vereinzelt bei anderen Tieren vor. Die Infektion des Menschen erfolgt durch den Genuß von Milch oder Milchprodukten, wenn die Milch entgegen den bestehenden Vorschriften ohne vorherige Pasteurisierung in den Handel kommt. Seltener sind Ansteckungen von der Haut aus, bei Personen, die mit kranken Tieren oder in wissenschaftlichen Anstalten mit virulentem Material zu tun haben (Barfußgehen im Stall, Händereichen). Der Nachweis, daß eine aphthöse Erkrankung des Menschen Aphthenseuche ist, kann durch den Meerschweinchenimpfversuch erbracht werden.

Rotz (Malleus) ist eine Krankheit des Pferdegeschlechtes (seltener bei Menagerietieren); die Infektion des Menschen erfolgt gewöhnlich von der Haut aus und ereignet sich bei Menschen, die beruflich mit Pferden zu tun haben. Ansteckungen bei der Sektion und bei Arbeiten mit Rotzkulturen kommen ebenfalls vor. Auch über Erkrankungen nach Genuß von Pferdefleisch wird berichtet.

Pocken, Variola kommen bei Wiederkäuern und Schweinen, selten bei Pferden vor. Ansteckungen des Menschen erfolgen durch direkten Kontakt.

Tuberkulose kommt bei allen Haustieren vor, und zwar in drei bakteriellen Typen: nämlich Typus bovinus (namentlich Rind), humanus (Fleischfresser, Papagei) und gallinaceus (Geflügel). Die Ansteckung erfolgt durch Berührung mit lebenden oder toten tuberkulösen Tieren, sowie durch Genuß von Milch und von Eiern tuberkulöser Tiere.

Schweinerotlauf (Rhusiopathia suis) infiziert durch Arbeiten an Kadavern oder an Fleisch krank gewesener Tiere; auch Fliegenstiche werden beschuldigt. Relativ häufig sind Infektionen gelegentlich der Impfung von Schweinen mit Impfkulturen. Es soll auch beim Menschen manchmal zu chronischen Rotlauferkrankungen innerer Organe (Endokarditis) kommen.

Räude (Scabies) kommt bei allen Tierarten, auch beim Wild und bei Menagerietieren vor. Die Erkrankung erfolgt durch Berührung mit dem kranken Tier oder mit Häuten und Haaren von solchen. Von den verschiedenen Räudeerkrankungen der Tiere sind für den Menschen namentlich ansteckend die Sarcoptesräude verschiedener Haus- und Wildtiere und die Notoedresräude (Sarcoptes minor) der Katzen und Kaninchen. Nur vereinzelt wurden Erkrankungen des Menschen an Psoroptesräude (Dermatocoptes) und an Chorioptesräude (Dermatophagus) beschrieben.

Glatzflechte (Trichophytie) kommt bei allen Haustieren vor. Die tierische Trichophytie gilt als eine der häufigsten Quellen der menschlichen Erkrankung. Die Infektion erfolgt durch Berührung mit dem lebenden Tier, durch Häute und Haare und andere Zwischenträger (Pferdedecken).

Der Erbgrind (Favus) aller Haustiere und die Trichorrhexis nodosa (Pferd, Rind, Schwein) werden in der gleichen Weise dem Menschen vermittelt wie die Trichophythie.

Akarusausschlag (Demodex folliculorum). Trotz der Häufigkeit dieser Erkrankung bei Hunden sind Erkrankungen des Menschen sehr selten. Die Infektion erfolgt durch Berührung mit kranken Hunden.

Botryomykose des Pferdes. Nur in einzelnen Fällen wird berichtet, daß Menschen sich ansteckten, die kranke Pferde pflegten.

Die pustulöse Mundschleimhautentzündung der Pferde (Stomatitis pustulosa contagiosa equi) wird gelegentlich auf den Menschen übertragen. Nach neueren Untersuchungen soll diese Krankheit mit der Variola equi identisch sein. Symptome beim Menschen sind: Pustulöses Exanthem, Lymphangitis, Lymphadenitis, Fieber, seltener Stomatitis. Ansteckung durch Berührung.

Seuchenhaftes Verwerfen der Rinder (Abortus infectiosus Bang). Infektionen sind namentlich bei Tierärzten beschrieben, die bei Rinderabortus manuelle Eingriffe vornahmen (auch durch Milchgenuß?). Die Krankheit verläuft beim Menschen als fieberhaftes Allgemeinleiden von längerer Dauer.

Maltafieber (Febris melitensis). Der Erreger ist jenem des vorstehend erwähnten Abortus Bang äußerst ähnlich. Die Infektion erfolgt durch den Genuß roher Milch kranker Ziegen. Krankheitsbild beim Menschen: Fieberhaftes Allgemeinleiden von längerer Dauer mit Darmsymptomen und Milzschwellung.

Psittakosis der Papageien. Bei Besitzern von an dieser Krankheit leidenden Papageien hat man wiederholt ansteckende Lungenentzündungen gesehen. Ältere Untersucher haben ein paratyphusähnliches Bakterium als Erreger beschrieben, doch scheint dies nach neuesten Forschungen zweifelhaft.

Die Rattenbißkrankheit wird durch den Biß von Ratten und von Tieren, welche Ratten und Eichhörnchen fressen, hervorgerufen. Symptome beim Menschen: Lymphknotenentzündung, Fieber, Hautexanthem.

Warzen (Verrucae). Übertragungen erfolgen durch Berührung mit Tierwarzen.

Trichinosis (Trichinenkrankheit). Die Ansteckung erfolgt durch den Genuß trichinösen Fleisches.

Echinokokkenblasenkrankheit. Ansteckung im Umgang mit dem bandwurmkranken Hund oder durch verunreinigte Nahrung, u. zw. durch Aufnahme von Onkosphären.

Bei Taenia solium erfolgt die Ansteckung durch Genuß von finnigem Schweinefleisch, bei Taenia saginata durch Genuß von finnigem Rindfleisch, bei Dibothriocephalus latus durch den Genuß von finnigem Fischfleisch. Bei Dipylidium caninum, Taenia cucumerina des Hundes dagegen erfolgt die Invasion per os durch Menschenfloh, Hundefloh, Hundehaarling. Von anderen Parasiten, die vom Tier auf den Menschen übergehen können, sind Vorkommnisse beschrieben von Cysticercus cellulosac, der Taenia solium (Schwein), von Coenurus cerebralis (Hund), von Belascaris mystax (Katze) und Toxascaris limbata (Hund), von Linguatula rhinaria in geschlechtsreifem Zustande und in Larvenform, ferner von Kokzidien.

Fleisch-, Fisch- und Wurstvergiftungen. Genuß von schädlichem Fleisch von Haustieren oder von Fischen in roher oder zubereiteter Form. Die Erkrankung ist auf eine intravitale oder postmortale Infektion des Fleisches mit Paratyphus Gaertner-Bazillen (auch Mäusetyphus und Bacillus suipestifer, seltener Proteus und Coli), auf Bacterium botulinum-Infektionen oder auf Fäulnis zurückzuführen. Letzteres entspricht wohl nicht der eigentlichen Fleischvergiftung.

Geflügelcholera (Cholera avium). Es wird berichtet, daß im Laboratorium nach Infektionen mit Bazillen Abszeßbildungen entstanden. Nach Genuß von Fleisch sind bei Menschen (auch beim Hund) einigemale Gastroenteritiden mit Bazillen im Stuhl festgestellt worden.

Von Hautungeziefer von Tieren ist der Befall des Menschen bei folgenden Parasiten besonders bekannt: Tierflöhe: Ctenocephalus canis (Hund, Katze), Ceratophylus avium (Geflügel), sowie Ceratophylus hirundinis (Schwalbe), Ceratophylus fasciolatus (Ratte, Maus), Xenopsylla gallinarum (Ratte). Vogelmilben: Dermanyssus avium, hirundinis (Geflügel, Schwalbe). Federlinge: (Gänseläuse, Taubenläuse). Andere Para-

siten, wie der Sandfloh, Sarcopsylla penetrans, ferner Zeckenarten
können, wenn der Mensch gelegentlich mit befallenen Tieren in Berührung
kommt oder in der Nähe solcher Stallungen sich aufhält, ebenfalls den
Menschen befallen und dabei auch als Krankheitsüberträger fungieren.

Von Krankheiten des Menschen, die bei Tieren vorkommen, sind
zunächst die Tuberkulose, Variola, Trichophytie und die echte Bazillenruhr
zu nennen; bei ihnen sind Infektionen des Tieres, ausgehend vom Menschen,
sichergestellt. *Wirth*

Welche tierische Parasiten werden von Tieren auf den Menschen übertragen?

Es sei vorausgeschickt, daß wir im Allgemeinen Parasiten bloß in
drei Tiergruppen finden, nämlich bei den Protozoen, Würmern und
Gliederfüßlern. In bezug auf das Verhältnis der Parasiten zu Tier und
Mensch können wir folgende drei Gruppen unterscheiden:

1. Parasiten, welche in gleicher Weise und je nach der Gelegenheit
Menschen und Tiere befallen;

2. Parasiten, für welche der Mensch ein notwendiges Glied im Entwicklungskreise ist, während die übrige Entwicklung bei Tieren sich abspielt;

3. Parasiten, welche nur gelegentlich bei Menschen vorkommen, während
der Stammwirt ein Tier ist.

Zu der ersten Gruppe der Parasiten, die in gleicher Weise Menschen und
Tiere befallen, rechnen wir viele geflügelte und ungeflügelte Insekten,
z. B. Fliegen, welche den Menschen ebenso wie die Haustiere durch Herumtrippeln, Saugen von Schweiß und Beschmutzung belästigen, oder welche
ihm Stiche beibringen. Die Haustiere befördern insofern die Vermehrung,
als in dem Dung Eier abgelegt werden und schon die Anwesenheit von
Haustieren die Fliegen anlockt. Nur kurz sei ferner die Kolumbatscherfliege erwähnt, welche im Mai in Schwärmen vor allem Tiere befällt und
dadurch tötet, daß sie in die Nüstern kriecht und durch den Stich Anschwellungen erzeugt. Auch der Mensch kann von ihr befallen werden.
Die Fliegen sind aber auch wichtige Überträger von Krankheitskeimen,
sei es durch Transport oder Überimpfung durch Stich. Sie übertragen
Milzbrand und Rotz von Tieren, Eier von Würmern, welche sogar unversehrt ihren Darm passieren können. Hier ist auch die Tsetsefliege zu
erwähnen, welche durch ihren Stich das Trypanosoma gambiense,
den Erreger der Schlafkrankheit, überträgt. Sie selbst kann sich vom
kranken Menschen infizieren, aber auch von Wildarten, welche ebenfalls
dieses Trypanosom im Blute beherbergen und daher ein ständiges Depot
für diese überaus wichtigen Parasiten bilden. Als Pestüberträger sind
Läuse und Flöhe bekannt, die von der Ratte, in Zentralasien vom Tarbagan,
einer Murmeltierart, diese Krankheit dem Menschen einimpfen.

Einige Milben verhalten sich ähnlich wie die Insekten. Die Saumzecke,
auch Holzbock genannt (Ixodes ricinus), befällt in gleicher Weise Tiere
und den durch Hecken und Gräser streifenden Menschen. Andere Beispiele
bilden die Laufmilben (Herbstgrasmilbe), sowie die Vogelmilbe (Dermanyssus gallinae).

Viel wichtiger als die meisten dieser Ektoparasiten sind zwei entoparasitische Würmer, die auch zu dieser Gruppe gehören: die Trichine und der Echinokokkus. Mit der Trichine, Trichinella spiralis, infiziert sich der Mensch durch Aufnahme trichinösen Schweinefleisches, welches in Kapseln die eingerollte Muskeltrichine enthält.

Eine gewisse Ähnlichkeit mit der Trichine besteht auch in den Beziehungen des Hülsenwurmes, Echinococcus polymorphus, der Haustiere zum Menschen, nur ist die Entwicklung hier durch einen Generations- und Wirtswechsel kompliziert. Der Stammwirt ist der Hund, welcher den kurzen, dreigliedrigen Bandwurm, Taenia echinococcus, beherbergt. Der Hund legt die reifen Glieder überall hin und verstreut in großer Menge die Bandwurmeier. Da er — man muß in diesem Falle sagen leider — ein treuer Genosse des Menschen ist, kommt der Hundebesitzer leicht in die Lage, die Eier mit den darin schon vorhandenen Embryonen in seinen Verdauungstrakt aufzunehmen. Man braucht nur daran zu denken, daß sich manche Menschen von der Zunge des Hundes, die knapp vorher mit seinem After in Berührung gestanden ist, belecken lassen. Vom Darme kann der Embryo in die Blutbahn und dadurch in alle Organe und an beliebige Orte weiter geschwemmt werden. Besonders häufig bleibt er aber in der Leber und in der Lunge haften. Die Embryonen entwickeln sich dort zu den großen, als Finnen aufzufassenden Echinokokkusblasen.

In die zweite Gruppe, wo der Mensch ein notwendiges Zwischenglied in der Entwicklung ist, gehört eine kleine Reihe von Bandwürmern, für welche der Mensch der spezifische Wirt ist. Es sind dies Taenia solium, Taenia saginata und Diphyllobothrium latum. Der Mensch infiziert sich mit Taenia solium durch den Genuß finnigen Schweinefleisches. Der Kopf der Finne wächst zum Bandwurm aus, aus den reifen Gliedern kommen die beschalten Embryonen auf den Dünger und werden vom Schwein gefressen. Im Magen wird der Embryo (Onkosphäre) frei, bohrt sich in die Darmwand und wird durch den Kreislauf in alle Organe geschwemmt, entwickelt sich aber hauptsächlich im Bindegewebe der Muskulatur zum Blasenwurm, der Finne. Von der Wand sproßt nach innen der Kopf und Hals des künftigen Bandwurms. Für Taenia saginata kommen als Zwischenwirt das Rind, für Diphyllobothrium latum Fische in Betracht.

Ziemlich groß ist die Anzahl jener Parasiten, für welche die Haustiere die Stammwirte sind, welche aber doch gelegentlich den Menschen befallen können. Es seien nur folgende erwähnt: Unter den Protozoen Lamblia intestinalis, Eimeria Stiedae, Balantidium coli. Das letztgenannte Infusor ist ein harmloser, fast konstanter Bewohner des Schweinedarms, sein gelegentliches Vorkommen beim Menschen ist jedoch durchaus nicht gleichgültig. Von den Saugwürmern der Leberegel mit seinem durch die Wanderung durch die Sumpfschnecke und den Generationswechsel komplizierten Entwicklungsgang, der Lanzettegel und schließlich der Katzenegel. Man bringt das Entstehen von Gallengangkrebs beim Menschen mit seiner Anwesenheit in Zusammenhang. Von Bandwürmern seien noch genannt: Hymenolepis diminuta von der Ratte und Maus, Dipylidium caninum vom Hund. Von den Rundwürmern: Metastrongylus apri von der Lunge des Schweines, Trichostrongylus retortaeformis, instabilis, probolurus und vitrinus vom Dünndarm der Wiederkäuer, Belascaris mystax, der Katzenspulwurm, und schließlich Eustrongylus gigas aus dem Nierenbecken verschiedener Tiere. Von den Spinnentieren kommt Linguatula rhinaria auch beim Menschen vor. Ihre Jugendform wurde von Koch in 11% der Leichen in Berlin in der Leber gefunden. Das geschlechtsreife Tier hält sich in der Nasenhöhle des Hundes auf. Besonders wichtig ist der Übergang der Sarkoptesmilben von Haustieren auf den Menschen. Da die Sarkoptesmilbe der Haustiere morphologisch vollständig mit der Krätzmilbe des Menschen übereinstimmt, ist uns eine Übertragung dieser Milben von Pferd, Ziege, Hund, Schwein, Kamel, Gemse erklärlich. Eine solche Übertragung wird aber auch häufig von der Katzenräude beobachtet, deren Erreger, Notoedres cati, einer anderen Gattung zugehört. Meist tritt bald und spontan Abheilung ein. Von den Insekten seien neben den früher genannten Arten die Larven der Rinderdasselfliege und der Pferdemagenbremse als Bewohner von Gängen in der Haut erwähnt.

Die Bedeutung der Parasiten in der Pathologie des Menschen ist eine große, in manchen Ländern, besonders in den Tropen, eine überragende.

Häufig wird erst spät oder gar nicht an sie bei der Diagnosenstellung gedacht, während eine einfache Kotuntersuchung auf Eier den Fall klargestellt hätte.

Einen gewissen, nicht unfehlbaren Schutz gegen die Aufnahme mit den animalischen Nahrungsmitteln gewährt die gesetzlich vorgeschriebene Fleischbeschau.   *Fiebiger*

Tuberkulose

Inwieweit ist die Tuberkulose eine Kontraindikation für das Stillen?

Die Entscheidung über Stillen oder Nichtstillen wird häufig etwas überstürzt getroffen; gewöhnlich wird die Frage erst nach der Geburt des Kindes besprochen, statt schon während der Schwangerschaft gründlich erwogen zu werden.

Besteht bei einer Mutter ein aktiver Lungenprozeß mit positivem Bazillenbefund im Auswurf, so liegt es wohl auf der Hand, was zu geschehen hat. Trotzdem wird auch bei solch klarer Situation gar nicht selten der Fehler begangen, daß lediglich nur das Stillen verboten, das Kind aber bei der Mutter belassen wird.

Theoretisch könnte man zwar bei offener Lungentuberkulose der Mutter bloß eine strenge räumliche Trennung von Mutter und Kind vornehmen, die Milch abziehen und in einem anderen Raum dem Kind aus der Flasche zu trinken geben. Meist verbietet sich ein solches Vorgehen schon im Interesse der kranken Frau. Da zur Durchführung dieser Maßnahme — Verfütterung von Muttermilch bei strenger Trennung von Mutter und Kind — auch eine nicht gewöhnliche Intelligenz und gewaltige Selbstverleugnung seitens der Mutter, vor allem aber auch eine entsprechende Wohnung gehört, dürfte sie sich wohl nur in Ausnahmsfällen durchführen lassen.

Die Gefahr einer Tuberkuloseübertragung durch die Muttermilch darf nach den zahlreichen über diesen Gegenstand angestellten Untersuchungen als so geringfügig bezeichnet werden, daß man sie außer acht lassen darf. Man könnte eher an eine Immunisierungsmöglichkeit durch die Milch einer kranken Mutter denken.

Bei positivem Sputumbefund hat der Arzt die entsprechende Rechtfertigung für seine vielleicht grausam erscheinende Handlungsweise. Viel schwieriger wird die Situation, wenn bei klinisch positivem Lungenbefund, z. B. ausgesprochenen Rasselgeräuschen über der Lungenspitze, der Sputumbefund bei wiederholter Untersuchung negativ ist. Ich glaube, daß man sich auch in diesem Fall für die vorläufige Entfernung des Kindes aus der Nähe der Mutter aussprechen und die Trennung mindestens solange aufrecht erhalten soll, bis die physikalischen Erscheinungen bei der Mutter zurückgegangen sind. Ob und wie lange man in einem solchen Fall die abgezogene Muttermilch verwendet, hängt davon ab, wie es mit der Ergiebigkeit der Brustdrüse steht und ob die Frau das Laktieren gut verträgt.

Noch schwieriger wird die Entscheidung, wenn auch der physikalische Befund kein eindeutiger ist. Man wird sich nicht leicht dazu entschließen, ohne zwingenden Grund einer Mutter ihr Kind zu nehmen und letzteres der natürlichen Nahrung zu berauben.

Man hilft sich in solchen zweifelhaften Fällen am besten in der Weise, daß man die Mutter während des Stillens, wie überhaupt bei allen Hantierungen, die sie mit dem Kinde vornimmt, eine Gesichtsmaske tragen läßt, einen kleinen Vorhang aus mehrfach zusammengelegter Gaze, der Nase und Mund soweit deckt, daß eine Tröpfcheninfektion unmöglich ist. Von diesem einfachen Verfahren wird viel zu selten Gebrauch gemacht.

Abgeheilte Lungenspitzenkatarrhe, die sich nur in der obligaten Schallverkürzung, Atemgeräuschverschärfung, Röntgenabschattung u. dgl. äußern, soll man nicht als Kontraindikation gegen die Einleitung des Stillens gelten lassen, von dem Heer jener sogenannten Lungenspitzenkatarrhe gar nicht zu reden, welche keine sind. Inaktive Fälle gehören nur unter ständige gewissenhafte ärztliche Überwachung.

Damit kommen wir auf die Frage zu sprechen, inwieweit die — manifeste oder latente — Krankheit der Mutter durch das Stillen ungünstig beeinflußt wird. Bei ausgesprochener Lungentuberkulose erübrigt sich nach dem früher Gesagten diese Frage, da wir ja schon im Interesse des Kindes das Stillen verbieten. Wenn es die äußeren Verhältnisse ratsam erscheinen lassen und die Brüste ausgesprochen milchreich sind, soll man sich auch im Interesse der Mutter gegen die Verwendung der abgezogenen Muttermilch nicht streng ablehnend verhalten, schon deshalb nicht, weil manche Mutter die Härte der Trennung von ihrem Kinde weniger schmerzlich empfinden dürfte, wenn sie weiß, daß sie ihm wenigstens Nahrung spenden darf. Bei einer schweren Phthise soll man natürlich, um jeden Kalorienverlust zu vermeiden, die Milchsekretion besser gar nicht in Gang kommen lassen; bei gutem Ernährungszustand der Wöchnerin kann man aber immerhin den Versuch machen, ob die Milchproduktion tatsächlich einen schädigenden Einfluß auf den Gesundheitszustand ausübt. In Anbetracht der Tatsache, daß die Mehrzahl der Frauen während der Stillzeit an Körperbestand nicht nur nichts einbüßt, sondern sogar an Gewicht zunimmt, glaube ich, daß bei allen Fällen, wo eine Infektion des Kindes auszuschließen ist und lediglich eine etwaige Schädigung der Mutter in Frage kommt, das Stillen ohne Bedenken eingeleitet werden darf und soll. Ich sage ausdrücklich „eingeleitet". Wo tatsächlich Anhaltspunkte für das Bestehen einer, wenn auch nur inaktiven Tuberkulose vorhanden sind und das Aussehen der Stillenden zu wünschen übrig läßt, soll man trachten, frühzeitig mit der Beifütterung künstlicher Nahrung zu beginnen und so bald als möglich abzustillen. Ich bin der Ansicht, daß in der überwiegenden Mehrzahl der Fälle eine Stillzeit von etwa sechs bis acht Wochen einer Frau, welche die Schwangerschaft gut überstanden hat, nicht schadet.

Diese Formen der Tuberkulose sind also keine Kontraindikation gegen die Einleitung des Stillens, wohl aber eine Indikation für frühzeitiges Abstillen.

Seien wir so ehrlich einzugestehen, daß die Diagnose „Apizitis" sehr häufig nur auf Grund des allgemeinen Aussehens und oft nur recht wenig ausgesprochener Symptome gestellt wird. Mit Recht wird auf den positiven Ausfall der Tuberkulinreaktion bei Erwachsenen wenig Wert gelegt. Trotzdem sollte sie meines Erachtens häufiger angestellt werden, da sie besonders in den sozial günstig gestellten Kreisen nicht so selten negativ ausfällt, wie dies gewöhnlich behauptet wird, und eine wiederholt negative Tuberkulinprobe doch das sicherste Zeichen dafür ist, daß keine Tuberkulose vorliegt. Für uns Kinderärzte ist die Tuberkulinreaktion heute ein unentbehrlicher Teil des Krankheitsstatus geworden. Sie sollte auch beim Erwachsenen der Röntgenaufnahme und Stellung einer allzu kühnen Apizitisdiagnose vorangehen.

Aus dem Gesagten ergibt sich, daß die Entscheidung bezüglich Stillen oder Nichtstillen bei „Tuberkulose der Mutter" durchaus nicht immer eine leichte ist. Sie sollte vom Frauenarzt, Kinderarzt und Internisten erst nach reiflicher gemeinsamer Beratung getroffen werden. Wenn der praktische Arzt diese Sonderfächer in seiner Person vereinigt, so muß er bestrebt sein, bei seiner Entscheidung allen Interessen gerecht zu werden. Die Sache ist wichtig genug, daß man sich darüber den Kopf zerbricht.

Der Pädiater hat dafür zu sorgen, daß möglichst viel Säuglinge natürlich ernährt und möglicht wenige mit Tuberkulose infiziert werden. Daß die natürliche Ernährung beim jungen Säugling mit allen zu Gebote stehenden Mitteln angestrebt werden soll, daran müssen wir trotz aller erfreulichen Erfolge der künstlichen Ernährung festhalten und gegen jedes nicht unbedingt notwendige Stillverbot energisch Front machen. Anderseits möchte ich es aber nicht unterlassen, darauf hinzuweisen, daß es in Wien noch immer unheimlich viel Säuglingstuberkulosen gibt.

Wenn auch die Tuberkuloseinfektion im Säuglingsalter, selbst die im ersten Vierteljahr, zur Ausheilung kommen kann, so führt sie doch bei etwa der Hälfte der Fälle zum Tode. Wir müssen also alles daransetzen, um die Frühinfektion zu verhüten. Gewiß werden nicht alle Säuglinge von ihrer eigenen Mutter infiziert und ist ein großer Teil der Säuglingstuberkulosen mit unseren noch immer sehr tristen Wohnungsverhältnissen und der noch ungenügenden Zusammenarbeit der Säuglings- und Tuberkulosefürsorge in Zusammenhang zu bringen. Der erste Anfang bei der Tuberkuloseprophylaxe des Säuglings liegt aber doch im Schutz vor einer Infektion durch die Mutter. Sie kommt noch immer vor, weil zwar das Stillen verboten, die entsprechende Unterweisung der Mutter aber unterlassen wird.

Sollte die von Calmette geübte stomachale Impfung des Neugeborenen mit avirulenten, lebenden Tuberkelbazillen dem Kinde tatsächlich einen wirksamen Schutz gegen die Erkrankung an Tuberkulose verleihen, so wäre dies natürlich auch für die Stillfrage, vor allem die Frage nach der Notwendigkeit einer Trennung von Mutter und Kind von Bedeutung. Vorläufig dürfte wohl noch kaum jemand den Mut haben, wissentlich das Experiment vorzunehmen, einen nach Calmette geimpften gesunden Säugling im tuberkulösen Milieu zu belassen. Aber selbst wenn ein unwiderleglicher Beweis dafür erbracht würde, daß die Verabreichung der Calmetteschen Vakzine Immunität zur Folge hat, könnte die in den ersten Lebenstagen vorgenommene Impfung doch kaum imstande sein, das Kind vor den Folgen einer gleichzeitig stattfindenden aerogenen Infektion mit virulenten Tuberkelbazillen zu schützen. Es ist kaum anzunehmen, daß der per os aufgenommene avirulente Stamm die zur selben Zeit in die Luftwege eingedrungenen virulenten Keime in ihrer Tätigkeit hemmen kann.   *Reuß*

Verletzungen

Was hat der praktische Arzt bei durch Traumen verursachtem Bewußtseinsverlust vorzukehren?

Der chirurgische Bewußtseinsverlust wird meistens durch ein den Schädel treffendes Trauma herbeigeführt. Wir haben früher von Gehirnerschütterung gesprochen, wenn dieser Bewußtseinsverlust relativ rascher wieder zurückgegangen ist und die übrigen für Gehirnerschütterung charakteristischen Symptome, wie Erbrechen, Pulsverlangsamung, retrograde Amnesie vorhanden waren. Bei der Röntgenuntersuchung von Leuten, die mit Gehirnerschütterung behandelt worden waren, hat sich herausgestellt, daß die Meinung de Quervains, bei Schädelfrakturen benötigen wir die Röntgenphotographie nur zur Bestätigung unserer Diagnose, nicht zu Recht besteht. In einer großen Anzahl von Fällen haben sich sowohl Fissuren der Schädelkapsel, als Frakturen der Schädelbasis nachweisen lassen. Wir müssen daher der Nachbehandlung dieser einfachen, sogenannten Gehirnerschütterung eine größere Sorgfalt zuwenden, als bisher allgemein üblich war. Der Bewußtseinsverlust, der durch Schädeltraumen herbeigeführt wurde, bietet dem praktischen Arzt seit neuerer Zeit mehr Gelegenheit, diagnostisch und therapeutisch einzugreifen, seitdem einerseits Jackson die Lumbalpunktion nach solchen Verletzungen anempfohlen hat, und seitdem andrerseits Weed gezeigt hat, daß wir durch intravenöse Injektion hypertonischer Salzlösungen den intrakraniellen Druck herabsetzen können. Die genaue Beobachtung des Patienten wird uns in den meisten Fällen prognostische Schlüsse und therapeutische Maßnahmen ermöglichen. Die großen, in England und Amerika erschienenen zusammenfassenden Arbeiten über Schädeltraumen zeigen, daß Patienten mit weiter, starrer Pupille beiderseits eine Mortalität von fast 100% aufweisen, bei ungleichen Pupillen beträgt die Mortalität 59%; sind die Pupillen normal, so sinkt die Mortalität bis auf 26%. Der Puls ist ebenfalls immer zu untersuchen und zu kontrollieren. Der Wechsel von langsamem zu schnellem Puls ist ein böses Anzeichen; auch Pulszahlen von über 120 geben schlechte Prognose. Erwacht der Patient aus seiner Bewußtlosigkeit, um bald wieder bewußtlos zu werden, ist dies ebenfalls ein schlechtes Zeichen. Beträgt die Zahl der Atemzüge pro Minute weniger als zwölf, so ist die Mortalität 71% gegen 33% der Verletzten, deren Atemzahl größer als zwölf ist. Früher war man immer bemüht, den Zeitpunkt nicht zu versäumen, wo der intrakranielle Druck lebensbedrohlich wird. Die entlastende Trepanation wurde ausgeführt bei Impressionsfrakturen, die die Knochen hoben, und vor allem war man bestrebt, das subdurale Hämatom dem Chirurgen zuzuführen. Seit Einführung der Lumbalpunktion bei der Behandlung dieser Verletzungsfolgen ist die Entscheidung, ob extradurales Hämatom oder nicht, eine wesentlich leichtere geworden. Das extradurale Hämatom, das sich durch Hemiplegie, Dilatation einer Pupille und Druckpuls anzeigt, wird fast sichergestellt, wenn bei der Lumbalpunktion klarer Liquor unter hohem Druck, aber in geringer Menge zum Vorschein kommt. Dann muß mit der Punktion rasch ein Ende gemacht werden, da es dabei zu schädlichen Folgen, die in Form von Medullakompression auftreten, kommen kann. In diesen Fällen hat die chirurgische Unterbindung des blutenden Gefäßes einzusetzen. Unter 308 Fällen, über die z. B. Carter berichtet, war dies nur zweimal der Fall. Sonst besteht als Kontraindikation der Lumbalpunktion die komplizierte Fraktur mit offener Dura oder Liquorfluß aus dem Ohr. In allen übrigen Fällen kann die Lumbalpunktion segensreich wirken, ja sie wurde bei manchen Fällen bis zu siebenmal wiederholt und wurde in den Anstalten, welche versuchsweise die eine Hälfte der Patienten mit, die andere ohne Punktion behandelten, als ausgezeichnetes Hilfsmittel, den posttraumatischen Hirndruck zu verringern, bezeichnet. Wenn wir durch die Lumbalpunktion nicht genug erreicht haben, so können wir noch durch intravenöse Injektion von 50%iger Glukoselösung nach Weed die Deshydrierung des Gehirns anstreben. Daraus ersieht man, daß im Vergleich zu früher bei solchen Verletzungsfolgen das therapeutische Rüstzeug nicht nur des Chirurgen, sondern auch des praktischen Arztes wesentlich bereichert worden ist. *Salzer*

Welche Röntgenbefunde ergeben sich bei Kopfverletzungen?

Die Röntgenuntersuchung ist besonders in den späteren Stadien der Kopfverletzungen indiziert, nämlich dann, wenn für forensische Zwecke oder für die Entscheidung der Entschädigungsfrage festgestellt werden soll, ob eine Knochenverletzung vorliegt. Erfahrungsgemäß sind Kontinuitätstrennungen der Schädelknochen auch lange Zeit nach der Verletzung, d. h. viele Monate und selbst jahrelang nachher im Röntgenbilde erkennbar. Der Schädelknochen zeigt keine große Tendenz zur knöchernen Verheilung der Kontinuitätstrennung; Kallusbildung ist fast niemals nachweisbar. Bei Verletzungen des Schädelknochens, die in der Kindheit erworben wurden, kann eine wesentliche Erweiterung des Frakturspaltes im Laufe der Jahre sich ausbilden. Dies ist wohl meist dadurch bedingt, daß durch die Verletzung eine ausgedehntere Hämatombildung im Innern des Schädels unterhalb der Knochenverletzung verursacht wurde; durch zystische Umwandlung des Hämatoms kann dann ein lokaler Druck gegen die darüber liegende Stelle der Schädelwand ausgeübt und so gleichsam eine Dehnung der Fissur bewirkt werden.

Eine zweite wichtige Indikation für die Röntgenuntersuchung von Kopfverletzungen bildet die Konstatierung von intrakraniellen Fremdkörpern bzw. von Knochensplittern. Oft genug sind die anamnestischen Angaben bezüglich der Entstehung der Kopfverletzungen durchaus ungenügende, insbesonders deshalb, weil der Patient selbst infolge der durch die Verletzung herbeigeführten Bewußtseinsstörung, die oft genug mit retrograder Amnesie verbunden ist, nicht in der Lage ist, zweckdienliche Angaben zu machen. So kommt es vor, daß gelegentlich der Röntgenuntersuchung das Vorhandensein von Projektilen, Messerklingen usw. im Innern des Schädels nachgewiesen wird, während die Anamnese keinerlei Anhaltspunkt für das Eindringen eines Fremdkörpers in das Schädelinnere ergab. Unter den bei Verletzungen ins Innere des Schädels eindringenden Fremdkörpern ist schließlich auch die Luft zu nennen; Kontinuitätstrennungen der Schädelwand, welche die pneumatischen Räume eröffnen, geben nicht selten Veranlassung zum Eintritt von Luft in die Liquorräume oder in die Substanz des Gehirns (Pneumokele intracranialis). Der Nachweis der im Schädelinnern liegenden Luftmenge kann mit Hilfe der Röntgenuntersuchung in sehr anschaulicher Weise erbracht werden.

Im akuten Stadium der Kopfverletzung ist die Röntgenuntersuchung schließlich auch deswegen indiziert, weil der Nachweis des Verlaufes einer Fissur quer durch eine Gefäßfurche, insbesonders die Furche der Arteria meningea media, wichtige Anhaltspunkte für die Beurteilung der klinischen Symptome und öfters auch Veranlassung für einen operativen Eingriff bieten kann.

Demonstration von Röntgenbildern ausgedehnter scharfrandiger, blattförmiger Defekte der Schädelwand, die durch Erweiterung geringfügiger Kontinuitätstrennungen entstanden waren. Demonstration von intrakraniellen Fremkörpern (Luft, Eisennagel, Regenschirmspitze), für deren Vorhandensein die klinische Untersuchung ebensowenig Anhaltspunkte ergab wie die Anamnese.

Frage: Wie werden die traumatisch gesetzten Schädeldefekte im Röntgenbild von den angeborenen unterschieden? — Antwort: Die angeborenen Schädeldefekte liegen an bestimmter Stelle, nämlich in der Mittellinie, entweder vorne oder hinten; es ist bisher noch kein Fall bekannt, in dem ein angeborener Schädeldefekt außerhalb der Mittellinie gefunden wurde.

Schüller

Welche kleinen Eingriffe sind bei gewissen Fingerverletzungen und Fingererkrankungen dem praktischen Arzte zu empfehlen?

Aus der großen Gruppe der hieher gehörigen Affektionen sollen vier Krankheitsbilder besprochen werden, die das gemeinschaftlich haben, daß durch eine zweckmäßige und moderne Therapie der Verlauf günstig beeinflußt und wesentlich abgekürzt werden kann. An erster Stelle seien hier gewisse Pyodermien genannt, die sehr gerne an Fingern und Zehen, aber auch an anderen Körperstellen vorkommen und bei denen es sich um subepitheliale Eiterbildung in Form von kleineren und größeren Abszessen handelt, die unter dem Namen der Eiterblasen wohlbekannt sind. Sie entstehen zumeist nach kleinen Verletzungen, wie Nadelstichen usw., ferner nach infizierten Exkoriationen usw.; sie können sich aber auch spontan entwickeln und sind dann der Impetigo contagiosa anzureihen. Daß man jede solche Blase eröffnen und die Blasendecke gründlich bis an die gesunde Epidermis abtragen muß, ist selbstverständlich. Die weitere Behandlung aber wird nicht von allen Ärzten in gleicher Weise geübt: manche bevorzugen feuchte Verbände mit essigsaurer Tonerde, Resorzinlösung oder schwacher Sublimatlösung, andere wieder ziehen trockene Maßnahmen vor, manche verwenden Salbenverbände, wieder andere Pulververbände. Wie immer man es macht, so zeigt sich beim nächsten Verbandwechsel zumeist, daß der ursprüngliche Herd zwar in Abheilung begriffen ist, die subepitheliale Eiterbildung aber an der Peripherie um ein Stück weiter gegangen ist, so daß immer wieder neue Epidermisteile abgetragen werden müssen. Dies kann sich mehrmals wiederholen, gleichgültig welches Mittel zum Verbande verwendet wurde. Es ist das um so unangenehmer, weil zu Beginn die Erkrankung ganz unscheinbar war; durch die fortwährenden Schübe nach der Peripherie zieht sich der Gesamtverlauf oft sehr in die Länge. Betrifft die Erkrankung Finger oder Hände, so wird der Patient dadurch für Wochen berufsunfähig. Für diese Affektion haben wir nun ein ganz ausgezeichnetes Verbandmittel, durch das der Heilungsverlauf wesentlich abgekürzt wird. Es ist dies das Blattsilber; das ist ein seidenpapierdünn ausgewalztes Silber, das in gebrauchsfertigem sterilen Zustande im Handel, in kleinen Heftchen zu 50 Stück erhältlich und sehr billig ist. Das Silber hat zwei hauptsächliche Vorzüge. Es wirkt erstens sekretionshemmend und zweitens bakterizid. Diese beiden Eigenschaften machen das Blattsilber zur Behandlung der Pyodermien besonders geeignet. Dazu kommt noch, daß der Verbandwechsel dadurch, daß das Silber nicht festhaftet, schmerzlos ist und auch seltener erfolgen kann. Unter dem Silberblättchen versiegt die Sekretion rasch, und das impetiginöse periphere Weiterschreiten kommt schnell zum Stillstand. Vor dem Auflegen des Silberblättchens wird die Eiterblase mit einer feinen Schere sorgfältig, bis zur gesunden Epidermis abgetragen, hierauf die Haut mit Benzin und Alkohol gründlich gereinigt. Jodtinktur darf nicht verwendet werden, da sich dieselbe mit dem Silber zu dem ätzenden Jodsilber verbinden würde. Mit dem Blattsilber können auch andere Affektionen, wie Brandwunden usw. mit großem Vorteile behandelt werden.

Das zweite Krankheitsbild, das erörtert werden soll, ist das Fingererysipeloid, das besonders bei Leuten beobachtet wird, die beruflich mit toten Tieren zu tun haben, wie Fleischhauer, Köchinnen, Fischhändler usw. Die Affektion ist nicht selten und kommt namentlich an den Fingern vor; sie hat eine entfernte Ähnlichkeit mit dem Erysipel. Die ersten zwei Tage nach der Verletzung verlaufen gewöhnlich ungestört, dann beginnt die kleine Wunde zu brennen und jucken, es tritt eine flächenhafte Schwellung und Rötung auf, die sich gegen die gesunde Haut ziemlich scharf abgrenzt; zum Unterschied vom Erysipel hat die Rötung aber immer einen Stich ins Kupferrote oder Bläuliche. Es besteht dabei kein Fieber und keine Allgemeinerscheinungen; die Affektion schmerzt nicht eigentlich, sondern verursacht mehr ein Spannungsgefühl; es kommt niemals zu Eiterung, weshalb Inzisionen niemals am Platze sind. Das Erysipeloid wandert von der befallenen Stelle gerne weiter, ergreift bald den ganzen Finger, dann die Mittelhand, die Nachbarfinger und kommt erst nach zwei bis drei Wochen langsam zur Abheilung. Während dieser Zeit können die zuerst erkrankten Partien wieder abblassen. Eine weitere Eigentümlichkeit dieser Erkrankung besteht darin, daß die Fingergelenke, über die das Erysipeloid hinwegwandert, anschwellen und schmerzhaft werden können. Es steht fest, daß das Erysipeloid durch den Erreger des Schweinerotlaufes hervorgerufen wird. Daher ist es angezeigt, sich nicht lange mit der palliativen Therapie, wie Umschläge, Salbenverbände, heiße Bäder, Bestrahlung mit der Quarzlampe, aufzuhalten, sondern möglichst bald das Schweinerotlaufserum zu injizieren. Zu diesem Zwecke steht das Serum der Behring-Werke gebrauchsfertig in Serülen zur Verfügung; es führt die irreführende Bezeichnung „Rotlaufserum", ist jedoch nur beim Schweinerotlauf wirksam. Am zweckmäßigsten werden 2 Kubikzentimeter auf 10 Kilogramm Körpergewicht, gewöhnlich also 15 bis 20 Kubikzentimeter intramuskulär eingespritzt; eine einzige Injektion genügt, um innerhalb ein bis zwei Tagen sämtliche Erscheinungen zum Verschwinden zu bringen. Bei richtig gestellter Diagnose kommen Versager nie vor.

Als dritte Krankheit wäre die **subkutane Zerreißung der Streckaponeurose am Endgliede der Finger** zu besprechen. Durch ein oft auffallend geringes Trauma (Stoß auf den gestreckten Finger) kommt es meist am dritten, vierten oder fünften Finger der rechten Hand zu dieser Verletzung. Das Symptomenbild ist sehr charakteristisch; das Endglied des Fingers hängt in Beugestellung herunter und kann aktiv nicht gestreckt werden; die Schmerzen sind gering. Wird gar nicht oder nicht zweckentsprechend behandelt, so wird daraus ein Dauerzustand, der eine Behinderung des Betreffenden bei der Arbeit zur Folge hat und unschön aussieht. Diese kleine Verletzung kann anatomisch und funktionell vollständig zur Ausheilung gebracht werden; man muß nur dafür sorgen, daß die beiden Sehnenstümpfe miteinander in Berührung gebracht werden. Da dieselben an dem Periost der Phalangen bindegewebig fixiert sind, so können sie ohnehin nicht weit auseinanderweichen, die Stümpfe liegen ziemlich nahe beieinander, und es genügt, das Endglied in Streckstellung zu bringen, um ein Aneinanderliegen der Sehnenstümpfe zu erreichen. Weiterhin muß aber diese Stellung für mehrere Wochen unverrückbar festgehalten werden. Es muß also unsere Aufgabe sein, den Finger des Patienten fünf bis sechs Wochen lang so in Streckstellung der Endphalanx zu versorgen, daß die damit verbundenen Unbequemlichkeiten auf ein Mindestmaß hinuntergedrückt werden. Die gewöhnliche Art der fixen oder der Schienenverbände ist hiezu nicht gut geeignet, da sie den Patienten zu sehr behindern und daher zu bald abgenommen werden. Sehr gut hat sich eine kleine Vorrichtung bewährt, die leicht von jedem Spengler aus Blech oder Aluminium angefertigt werden kann; dieselbe hält den Finger beliebig lang in der gewünschten Stellung, ist klein, leicht, wenig auffällig und gestattet Bewegungen in den anderen Fingergelenken, sie läßt ferner die Fingerkuppe frei, so daß mit ihr auch gearbeitet werden kann. Diese Schiene soll fünf Wochen lang getragen und erst in der sechsten Woche — zur Vornahme von Bewegungsübungen und Massage — temporär abgenommen werden. Durch diese Maßnahme gelingt eine tadellose Heilung.

Endlich wäre hier noch das subunguale Hämatom an Fingern und Zehen zu erörtern, das wir, sehr oft nach Schlag auf den Fingernagel oder bei Quetschungen des Fingers beobachten. Der Fingernagel wird durch dieses kleine Trauma sogleich blauschwarz, von seiner Unterlage abgehoben und außerordentlich schmerzhaft. In vielen Fällen wird gar keine Behandlung eingeleitet, in anderen wird durch Anlegung feuchter Verbände getrachtet, die Resorption des Hämatoms zu beschleunigen. Letztere Maßnahme muß jedoch häufig sehr lange fortgesetzt werden, die Schmerzen bestehen während dieser Zeit fort und der Nagel, der infolge der langsamen Resorption des Hämatoms zu lange von der ernährenden Unterlage abgehoben bleibt, wird nekrotisch. Es kommt also zum Verlust des Nagels. Von mancher Seite hinwiederum wird besonders radikal vorgegangen, und gleich primär der Nagel entfernt. Dieses Verfahren möchte ich nicht empfehlen, obzwar hiedurch die Schmerzen rasch beseitigt werden; das Übernarben des Nagelbettes und das Neuwachsen des Nagels erfordert jedoch geraume Zeit. Das richtige Vorgehen besteht darin, durch rasche, dauernde und vollständige Beseitigung des Hämatoms den Nagel in jedem Falle zu erhalten. Zu diesem Zwecke wird zumeist an der rückwärtigen Umrandung des Nagels, dort wo die Übergangshaut durch das Hämatom abgehoben ist und blau durchschimmert, eine kleine halbmondförmige Inzision gemacht; es fließt wohl ein Teil des Hämatoms ab, aber die Inzision verklebt sehr rasch, und beim nächsten Verbandwechsel findet man noch immer reichlich Hämatom unter dem Nagel. Es muß daher die Inzision wieder gelüftet werden usw., wodurch wieder bis zur völligen Beseitigung des Hämatoms so viel Zeit vergeht, daß unterdessen der Nagel absterben kann. Aus diesem Grunde ist auch dieses Vorgehen nicht anzuraten. Das Richtige ist vielmehr, mitten in die Nageldecke ein kleines Loch zu machen; da dieses starre Ränder hat, kann es nicht zur Verklebung kommen und das Hämatom ist innerhalb ein bis zwei Tagen vollständig entleert; der Nagel kann sich wieder an die Unterlage anlegen und bleibt erhalten. Das Loch in der Nageldecke läßt sich sehr leicht machen, und zwar durch eine tangentiale Inzision mit einem scharfen Messer. Der Nagel wird mit Chloräthyl vereist, dann wird mit einem scharfen Messer tangential, von hinten nach vorne, mit flach gehaltener Klinge, etwa so, wie man einen Apfel schält, oder wie man ein Hühnerauge schneidet, die Nageldecke schichtweise abgetragen, bis plötzlich das Blut hervorsickert, ein Zeichen, daß der Nagel durch ist. Der Nagel zeigt jetzt auf der Höhe ein kleines, kreisrundes Loch. Das ist bei einiger Übung leicht und wird noch leichter, wenn man ein gekrümmtes Messer benützt. Das Loch im Nagel rückt beim Wachsen des Nagels allmählich gegen den freien Rand vor und verschwindet bald. Dieselbe tangentiale Inzision kann auch ausgeführt werden, wenn kleinere Fremdkörper unter den Nagel eingedrungen sind; man macht in diesem Falle über dem Fremdkörper das Loch in die Nageldecke und entfernt den Fremdkörper durch dasselbe. Das Prinzip der tangentialen Inzision hat sich auch für die Eröffnung von kleinen Abszessen, bei Abtragung von Schwielen usw. sehr gut bewährt, da hiebei kein Druck ausgeübt wird, so daß der Inzisionsschmerz geringer ist. Überdies ist in die Decke des Abszesses eine ordentliche Bresche gelegt, so daß der Abfluß der Sekrete besser erfolgen kann.

Es handelt sich in dem Besprochenen wohl um Kleinigkeiten, aber gerade diese kleinen Dinge begegnen uns in der alltäglichen Praxis so oft; deshalb ist es gewiß von Vorteil, Verfahren anwenden zu können, die es ermöglichen, Schmerzen rasch zu beseitigen, die Krankheitsdauer abzukürzen und den Kranken bald wieder arbeitsfähig zu machen.

M. Hirsch

Wirbelkaries

Welche diagnostische Bedeutung besitzt die Röntgenuntersuchung für die Frühdiagnose der Wirbelkaries?

Bei der Wirbeltuberkulose ist die Aufgabe der Röntgenuntersuchung nicht etwa bloß darin gelegen, in vorgeschrittenen Fällen die Ausdehnung und den Grad des Zerstörungsprozesses im Wirbelskelett, die Anwesenheit eines Abszesses festzustellen, gegebenenfalls knöcherne Reparationsvorgänge zu erkennen, die auf Heilungstendenz hinweisen; ihre Hauptaufgabe ist vielmehr auf dem Gebiete der Frühdiagnose dieser Erkrankung zu suchen. Begreiflicherweise sind die Heilungsaussichten gerade in den Frühstadien dieser Erkrankung, wo noch keine oder keine stärkere Wirbeldeformität vorliegt, unvergleichlich größere. Voraussetzung der Röntgendiagnostik der Wirbelkaries ist eine Röntgenuntersuchung nicht nur in anterio-posteriorer, sondern auch in seitlicher Projektionsrichtung, die in allen Abschnitten des Wirbelskelettes möglich ist. Gerade die seitliche Aufnahme erlaubt viel häufiger als die anterio-posteriore die Feststellung einer beginnenden leichten Höhenverminderung des Wirbelkörpers in seinen ventralen Abschnitten, den Nachweis einer Verschmälerung der Bandscheiben, wo der tuberkulöse Prozeß seinen Anfang nehmen kann, eine beginnende Veränderung der normalen Achsenkrümmung des Wirbelskelettes. Wichtig ist für die Frühdiagnose der Wirbelkaries auch die Feststellung kleiner zentraler Konsumptionsherde im Wirbelkörper, die meist im seitlichen Bilde gefunden werden und häufiger vorkommen, als im allgemeinen angenommen wird. Sie können bei völlig normal erhaltener Gestalt des Wirbelkörpers das einzige Zeichen einer beginnenden Wirbeltuberkulose sein.

Von größter Wichtigkeit ist der Nachweis einer Eiteransammlung, die in vier Fünftel aller Fälle tuberkulöser Wirbelerkrankung vorkommt, röntgenologisch allerdings vor allem bei Lokalisation des Abszesses im Bereiche der Brustwirbelsäule zu erkennen ist. (Im Bereiche der Lendenwirbelsäule werden die Abszesse bei größerer Ausdehnung eventuell aus einer Vorbuchtung des Schattens des Musculus psoas kenntlich, im Bereich der Halswirbelsäule aus einer Verlagerung des Ösophagus, dessen Untersuchung bei Verdacht auf Halswirbelkaries nicht unterlassen werden soll.) Der Nachweis eines kalten Abszesses kann, wie durch eine größere Zahl von Fällen belegt werden kann, der einzige Hinweis auf das Bestehen einer Wirbelkaries sein. Er kann eben schon zu einer Zeit sichtbar sein, wo die Veränderungen am Wirbelskelett noch so geringfügig sind, daß sie der Röntgenuntersuchung nicht kenntlich werden. Der Nachweis großer Abszesse be-

reitet auch dem Ungeübten keine großen Schwierigkeiten, die Feststellung
kleiner Eiteransammlungen, die eventuell nicht doppel-, sondern einseitig
sind, erfordert oft große Erfahrung. Die Beobachtung lehrt, daß der
Abszeß immer in der Höhe des erkrankten Wirbels seine größte Breiten-
ausdehnung besitzt.

Der Krankheitsverlauf der Wirbelkaries ist ein äußerst wechselnder;
neben aggressiven Formen, die zu rascher Zerstörung des Wirbelskelettes,
frühzeitig zu großer Abszeßbildung und schweren Kompressionserschei-
nungen führen, gibt es Formen, die außerordentlich chronisch verlaufen,
oft nach jahrelangem Bestehen noch zu keiner oder keiner nennenswerten
Deformität des Wirbelskelettes geführt haben. Ich habe diese Formen als
Spondylitis tuberculosa benigna bezeichnet. Es sind das Er-
krankungsfälle, wo die Patienten über leichte Ermüdbarkeit, Rückenschmerzen bei längerem Stehen und körperlicher Arbeit, über erschwertes
und schmerzhaftes Bücken klagen und wo die klinische Untersuchung oft
einen leichten Stauchungsschmerz und bei starkem Beklopfen eine unbe-
stimmte Empfindlichkeit eines oder mehrerer Brustwirbeldorne erkennen
läßt. Die Beschwerden bestehen oft schon einige Jahre, wechseln in ihrer
Stärke und geben nicht immer Anlaß zu ärztlicher Konsultation. Meist
wird die Erkrankung für „Rheumatismus, Gicht, Arthritis, chronische Lumbago" gehalten. Die Patienten werden in Unkenntnis der Natur des Leidens
bisweilen mit Diathermie, manchmal mit Massage behandelt. Einer exakten
Röntgenuntersuchung ist es möglich, benigne Formen der Wirbelkaries,
die unter diesem Bilde verlaufen können, festzustellen. Sie werden aus denselben Symptomen erkannt, die uns die Frühdiagnose der Wirbelkaries
vermitteln, also aus Verschmälerung der Bandscheiben, aus dem Nachweis
von Konsumptionsherden im Wirbelkörper (bei normal erhaltener Gestalt
desselben), aus Veränderungen der Achsenkrümmung des Wirbelskelettes,
aus dem Nachweis von Abszeßschatten, die, wie erwähnt, das einzige
röntgenologische Symptom einer bestehenden Wirbelerkrankung bilden
können. Auch die von Kienböck beschriebenen gutartigen fibrösen
Formen der Wirbelkaries gehören in dieses Krankheitsbild.

Wird die Natur des Erkrankungsprozesses richtig erkannt und eine
entsprechende Behandlung eingeleitet, so heilt die Erkrankung gewöhnlich
nach einiger Zeit aus; doch gibt es auch Fälle, die aus der milden Form
ohne ersichtlichen Grund plötzlich einen rapiden Verlauf mit rasch fortschreitender Zerstörung annehmen. Nicht immer entschließt sich der
Patient, bei dem sich die Symptome nur in sehr milder Form äußern, zu
einer radikalen, ins Berufsleben einschneidenden Behandlung, da die Erscheinungen nicht so unerträglich sind, daß sie ihm eine langdauernde
Liegekur, das Tragen eines entlastenden Mieders als gerechtfertigt erscheinen lassen würden. Solche Fälle können sich dann viele Jahre lang
hinziehen, ohne daß eine nennenswerte Deformität des Wirbelskelettes
zustande kommen würde. Der längstdauernde Krankheitsfall, den ich beobachtete, geht bereits auf neun Jahre zurück; waren auch die Beschwerden,
die in Rückenschmerzen bestanden, für die jetzt zirka 30 Jahre alte Patientin
recht lästig, so waren sie doch nicht so arg, daß sich die Patientin zum Tragen
eines Mieders entschlossen hätte. In den ersten Jahren der Erkrankung
war als einziges Zeichen ein Abszeßschatten im Bereiche der Brustwirbel-

säule feststellbar. Später bildete sich ein Psoasabszeß aus, der punktiert wurde. Auch jetzt, nach neun Jahren, ist keine Zerstörung am Wirbelskelett, nur eine Verschmälerung eines Intervertebralspaltes nachweisbar.

Den vorstehenden Ausführungen ist zu entnehmen, daß uns die Röntgenuntersuchung auf dem Gebiete der Frühdiagnose der Wirbeltuberkulose (auch auf dem Gebiete der Feststellung der Spondylitis tuberculosa benigna, die meist fälschlich als chronischer Rheumatismus, als Arthritis, Lumbago usw. angesehen und als solche behandelt wird), sehr wertvolle diagnostische Behelfe, die den einzuschlagenden therapeutischen Maßnahmen den richtigen Weg weisen, an die Hand zu geben vermag.

Frage: Kann man einen kalten Abszeß im Bereiche der Halswirbelsäule mit Hilfe des Röntgenverfahrens diagnostizieren? — Antwort: Einen kalten Abszeß bei Spondylitis cervicalis können wir röntgenologisch eventuell aus einer Lageveränderung des Ösophagus erkennen. Bei Verdacht auf Karies der Halswirbelsäule soll man den Ösophagus stets untersuchen und findet ihn bei einem kalten Abszeß von der Wirbelsäule abgehoben.

Sgalitzer

Zwerchfellschmerzen

Wie entstehen Schmerzen in der Zwerchfellgegend und wie werden sie behandelt?

Es ist Jedermann bekannt, daß schon nach starkem Laufen beim Gesunden gar nicht so selten heftige Schmerzen, manchmal nur einseitig, an der unteren Brustkorbumrandung sich einstellen, welche nach kurzer Ruhepause spurlos verschwinden. Dieses Beispiel erweist, daß rein funktionelle Veränderungen oft die Ursache schwerer Schmerzattacken in der Zwerchfellgegend werden können.

Die Zwerchfellgegend ist dadurch ausgezeichnet, daß daselbst das Diaphragma als trennende Membran den Inhalt des Brustkorbes und Bauchraumes voneinander scheidet. Leicht begreiflicherweise können Erkrankungen der verschiedenen, zu beiden Seiten dieses Grenzpfahles liegenden Organe sich in Form von Schmerzen daselbst auswirken. Zu den krankhaften Veränderungen des Rippenfelles und der Lungen kommen von den supradiaphragmalen Gebilden noch die Erkrankungen des Kreislaufapparates, dessen zentraler Motor, das Herz, ebenso wie seine Umhüllung, das Perikard, und seine erste Fortsetzung, die große Schlagader, Störungen durch Schmerzen in der Zwerchfellgegend melden. Ebenso aber können dieselben bedingt sein durch krankhafte Veränderungen am Verdauungskanal, der Leber, Gallenblase und am Bauchfell.

Die organischen Veränderungen am Zwerchfell selbst erzeugen Schmerzen entsprechend seiner Ansatzstelle immer dann, wenn das Gewebe geschädigt, bzw. gereizt ist. Den klassischesten Vertreter dieser Art von Schmerzen bildet die Trichinose der Zwerchfellmuskulatur. Viel häufiger freilich sind es die beiden Bedeckungen des Zwerchfells, das Rippenfell einerseits, der Bauchfellbezug anderseits, welche an organisch ausgelösten Schmerzen in der Zwerchfellgegend schuld sind. Aber nicht bloß die entzündliche Reizung dieser serösen Flächen: die Pleuritis diaphrag-

matica, bzw. die subdiaphragmale Peritonitis machen solche
Schmerzanfälle, sondern ebenso sehr die Folgeerscheinungen derselben,
die Verwachsungen zwischen Zwerchfell-Pleura, bzw. diaphragmalem
Peritoneum einerseits und der gegenüberliegenden Pleura, bzw. Bauch-
fellfläche anderseits. Ganz besondere Erwähnung verdienen dabei diejenigen
straffen Verwachsungen zwischen Zwerchfell- und Brustwand-Rippenfell,
welche als Folge einer möglichst intensiven Absaugung des Exsudates bei
Rippenfellentzündung resultieren, wie sie insbesondere die Drainage nach
Bülau zur Folge hat. Solche Patienten klagen beispielsweise über gestörte
Nachtruhe infolge dieser Schmerzen in der Zwerchfellgegend, während sie
tagsüber völlig schmerzfrei sind. Daß hier in der Tat organische Veränderungen statthaben, erweist man am raschesten dadurch, daß man eine
Funktionsprüfung des Zwerchfells vor dem Röntgenschirm vornimmt. Man sieht dann gar nicht so selten, daß entweder bei der Einat-
mungsbewegung, oder aber auch, insbesondere bei forcierter Ausatmung,
Veränderungen in der Form des Zwerchfelles auftreten, welche die Schmerzen
ohneweiters erklärlich machen. Das Zwerchfell zeigt entweder an seiner
Fläche Zacken als Ausdruck strangförmiger Verwachsungen, welche bei
der Atembewegung gedehnt werden, oder aber Verwachsungen im Bereiche
seiner Peripherie, wodurch Schmerzen, bedingt durch mangelhafte Ablösung von der Brustwand im Phrenikokostalwinkel, entstehen. Nun tritt
eine solche Eröffnung des Phrenikokostalwinkels schon dann ein, wenn
infolge veränderter Stellung des Oberkörpers die Statik des Diaphragmas
wechselt. Beim Legen auf die Seite nämlich fallen die gesamten Baucheingeweide auf die untere Fläche des der Unterlage zugewandten Diaphragmas. Infolge dieser stärkeren Vorwölbung des Zwerchfells in den Brust-
korb hinein wird die von der Unterlage entfernte Hälfte dieses Organes
stärker gegen die Mitte herangezogen und dementsprechend der Phrenikokostalwinkel dieser von der Unterlage entfernten Seite eröffnet. Wenn nun
diese Zwerchfellshälfte mit der Brustwand verlötet ist, was insbesondere
nach solcher Bülauscher Drainage geradezu als gesetzmäßige Folge auftritt,
so zerrt bei Lagerung auf die gesunde Seite das Gewicht der Baucheingeweide an dieser straffen Verwachsung, was dann Schmerzen zur
Folge hat.

Beim Legen auf die Seite der Verwachsung kommt es nicht selten
bei solch straffer Verwachsung des Phrenikokostalwinkels zu Dehnung des
Zwerchfells, welches trommelfellartig ausgespannt und daher unnachgiebig
dem Druck der auf der seine Unterfläche fallenden Baucheingeweide ausgesetzt ist. Leicht begreiflicherweise stellen sich demzufolge Schmerzen
in der Zwerchfellgegend ein.

Häufig findet man solche bei Emphysematikern, besonders wenn starke
Hustenattacken sich hiebei einstellen. Hier bildet die ruckweise Kontraktion der an der unteren Brustkorbapertur ansetzenden Ausatmungs-
muskulatur den Grund für die Schmerzen.

Ausdrückliche Besprechung verdienen diejenigen Schmerzen in der
Zwerchfellgegend, welche sich als Folge einer Betätigung der
Zwerchfellmuskulatur unter geänderten Arbeitsbedingungen erweisen,
beim Gesunden infolge von Atemvertiefung bzw. bei Kranken, welche
auf der Gegenseite eine Pleuritis durchgemacht haben. Man findet als

Ursache dieser Schmerzen lediglich ein übermäßig horizontal gelagertes Zwerchfell, über dem der phrenikokostale Winkel nahezu vollkommen durch Lungengewebe ausgefüllt erscheint. Während beim Gesunden die Zwerchfellmuskulatur gemäß dem kuppelförmigen Aufstreben der peripheren Diaphragmateile senkrecht steht, finden sich bei solcher Ausfüllung des Phrenikokostalwinkels die Zwerchfellmuskelfasern schon vor Beginn ihrer Kontraktion in nahezu horizontaler Stellung. Wenn sie nunmehr sich zusammenziehen, so zerren di Muskeln an ihrer Insertionsstelle am unteren Brustkorbrand unter abnormalen Bedingungen, wodurch schmerzhafte Empfindungen ausgelöst werden.

Daß Verwachsungen an der Unterfläche des Zwerchfelles ebenso sehr zu Schmerzen Anlaß geben können, wie die an der oberen pleuralen Fläche, leuchtet ohneweiters ein.

Gar nicht so selten sieht man Patienten, bei welchen Schmerzen in der Zwerchfellgegend nahezu als einzige Zeichen pericholezystitischer und perihepatitischer Verwachsungen sich vorfinden. Es ist dabei geradezu charakteristisch, daß auch diese Schmerzen oft nur in ganz bestimmter Körperlage empfunden werden, und zwar insbesondere bei Nachtruhe in Rechts-, bzw. Linkslage. Fernerhin lösen auch mangels der Ausbildung von Verwachsungen die krankhaften Veränderungen der unterhalb des Zwerchfells liegenden Organe Schmerzen in der Zwerchfellgegend aus. Hier kommen wesentlich drei Organe in Betracht: einerseits alle die Erkrankungen des ganzen Leber-Gallenapparates, anderseits die des Magens, drittens endlich die des Querdarms, bzw. seiner beiden Flexuren.

Die postzönalen Schmerzanfälle in der Zwerchfells-, bzw. Herzgegend, welche durch Niederlegen und noch viel mehr bei Linkslagerung sich ins Ungemessene steigern, werden nur zu oft auf Erkrankungen des Herzens bezogen. Hier handelt es sich in Wirklichkeit oft lediglich um eine Hochdrängung der linksseitigen Zwerchfellskuppel, welche schon an und für sich Schmerzen in ihren serösen Überzügen erzeugen kann, noch mehr aber bei dem Versuch einer respiratorischen Zusammenziehung des muskulären Anteils dieser gedehnten und verlagerten Diaphragmahälfte.

Besonders hervorgehoben seien noch die Schmerzanfälle, welche infolge der Zwerchfellskontraktion bei entzündlicher Reizung des Leberüberzuges, bzw. der Gallenblase sich einstellen.

Frage: Wie werden Zwerchfellschmerzen behandelt? — Antwort: Die Behandlung von Schmerzen in der Zwerchfellgegend muß ganz ihrer Entstehungsursache angepaßt sein. Entstehen beispielsweise die Schmerzen bei Seitenlagerung („Klinophilie") durch Zerrung der Nervenstränge im Phrenikokostalwinkel, so muß die allmähliche Lockerung des straffen Bindegewebes durch Lagerungsübungen einerseits, Zwerchfellbetätigung und verstärkte Inanspruchnahme der basalen Thoraxabschnitte bei der Atmung anderseits besorgt werden. Ähnlich gestaltet sich die Behandlung bei Verwachsungen der Gallenblase mit der Umgebung, doch muß hier das Auftreten von Reizerscheinungen bei zu energischem Vorgehen (Temperatursteigerung, Brechreiz, Schmerzen) noch viel mehr im Auge behalten werden als bei der Lockerung pleuraler Verwachsungen. Daß daneben medikamentöse und physikalische anderweitige Methoden ebenfalls herangezogen werden, ist selbstverständlich. *Hofbauer*

Zyklisches Erbrechen

Wie ist die Differentialdiagnose des zyklischen Erbrechens zu stellen und wie wird es behandelt?

Dieses Krankheitsbild wird jetzt meistens zyklisches oder periodisches Erbrechen genannt. Vielfach wird auch der Name rekurrierendes Erbrechen mit Azetonämie gebraucht, obzwar das wichtigste nicht das Azeton im Blut, sondern der Azetongehalt im Urin und in der Atemluft ist. Das Leiden findet sich meist bei Kindern zwischen dem zweiten und zehnten Lebensjahr; bei jüngeren Kindern kommt es überhaupt nicht vor, bei älteren Kindern nur sehr selten. Meist werden davon die Kinder der besseren Klasse betroffen, gewöhnlich handelt es sich um Neuropathen. Bei diesen Kindern sind gewöhnlich verschiedene degenerative Stigmen nachweisbar; so fand sich bei einem Kinde der eigenen Beobachtung einmal eine forme fruste von Arachnodaktylie. Häufig sind es psychische Traumen, die in diesen Fällen als auslösendes Moment eine Rolle spielen. Sehr häufig setzt das zyklische Erbrechen mit Schulbeginn ein. Die Schulangst in Verbindung mit Erbrechen ist ein sehr häufig zu beobachtendes Krankheitsbild; es besteht hier vielleicht ein gewisser Zusammenhang mit dem periodischen Erbrechen, bzw. mit der Neuropathie.

Das zyklische Erbrechen setzt meistens plötzlich ein, aus vollkommener Gesundheit. Nicht immer ist es ein psychisches Trauma, das es auslöst; sehr oft tritt es im Anschlusse an einen Infekt auf; das Erbrechen kann sich bis zu 30- bis 50mal im Tage wiederholen, so daß es geradezu an das Erbrechen bei Peritonitis erinnert. In diesen Fällen ist der Turgor sehr herabgesetzt, die Atmung vertieft wie im Coma diabeticum, es kommt zu schwerer Flüssigkeitsverarmung. Der Durst ist sehr groß, es besteht livid-zyanotische Verfärbung und oft leichte Temperatursteigerung als Ausdruck der Infektion, die den Anfall ausgelöst hat. Die Azetonausscheidung kann so stark sein, daß man den Azetongeruch bereits auf einige Entfernung wahrnimmt, so daß man bei oberflächlicher Betrachtung an ein Coma diabeticum denken könnte. Die Untersuchung des Harnes auf Zucker bringt jedoch sofort die Entscheidung. Ferner ist hervorzuheben, daß sich bei zyklischem Erbrechen sehr niedrige Blutzuckerwerte finden. Diese Beobachtung hat dazu geführt, im zyklischen Erbrechen eine primäre Störung des Kohlehydratstoffwechsels zu sehen, deren Wesen nach einigen Autoren in einer Glykogensperre und Verarmung des Blutes an Zucker gelegen ist. Nach meiner Ansicht dürfte das periodische Erbrechen zu den pathologischen Bedingungsreflexen gehören, d. h. unter ganz bestimmten Bedingungen wird plötzlich ein Fehlmechanismus im intermediären Kohlehydratstoffwechsel eingeschaltet.

Differentialdiagnostisch kommt das Coma diabeticum in Betracht. Es kann sich auch ereignen, daß ein Fall von periodischem Erbrechen als Appendizitis operiert wird. Bei der Appendizitis sind jedoch die bekannten Druckpunkte am Abdomen nachweisbar; auch ist der Puls bei einer Peritonitis schlechter als beim zyklischen Erbrechen. Bei Icterus catarrhalis kann noch vor dem Manifestwerden der Gelbfärbung unstillbares Erbrechen, ähnlich jenem bei zyklischem Erbrechen auftreten. Auch Scharlach kann, wie überhaupt jeder Infekt im Kindesalter, durch Erbrechen eingeleitet werden, das zu Azetonurie führt. Daß Erbrechen auch ein cerebrales und meningeales Symptom sein kann, ist selbstverständlich.

Als Therapie hat sich uns vor allem der Milieuwechsel sehr bewährt. Wir konnten sehr häufig beobachten, daß durch die bloße Aufnahme der Kinder in die Klinik das Erbrechen sofort sistierte. Es verhält sich hier ähnlich wie beim Asthma bronchiale, bei dem man auch sehr häufig durch die bloße Aufnahme in die Klinik die Anfälle kupieren kann, während bei Rückkehr nach Hause dieselben sofort wieder auftreten. Ist die Flüssigkeitsverarmung sehr groß, so gibt man bei größeren Kindern Tropfklysmen von Traubenzuckerlösungen und, wenn dieselben nicht gehalten werden, subkutan oder intravenös 10%ige Traubenzuckerlösung. Es ist bekannt, daß bei Kindern mit zyklischem Erbrechen durch Kohlehydratentziehung der Anfall ausgelöst werden kann. Hingegen gelingt es nicht, durch kohlehydratreiche Ernährung den Anfällen vorzubeugen. Eine besondere Kost im Intervall ist daher nicht nötig.   *Wagner*

Sachverzeichnis

Verzeichnis der Referenten

Dr. *Alfred Adler*, Facharzt für Nervenkrankheiten III 144 146 148

Professor Dr. *Ludwig Adler*, Primararzt am Wilhelminen-Spital II 101 252

Privatdozent Dr. *Othmar Albrecht*, Vorstand des neurologischen Ambulatoriums am Wiedner Krankenhaus III 230, IV 143 210 211

Professor Dr. *Paul Albrecht* (†), Primararzt am Elisabeth-Spital I 295 305 367, III 203 204 205

Professor Dr. *Gustav Alexander*, Abteilungsvorstand der Wiener Allgemeinen Poliklinik II 145 294

Privatdozent Dr. *Isidor Amreich*, emerit. Assistent der Ersten Universitäts-Frauenklinik II 95

Professor Dr. *Julius Donath*, Primararzt am Krankenhaus der Kaufmann-
schaft I 384, II 122, III 8 199, IV 104
Privatdozent Dr. *Karl Diem* IV 16 18
Dr. *Wilhelm Dressler*, Assistent der Krankenanstalt des Vereines Herz-
station IV 131
Dr. *Ernst Duschak*, Abteilungsvorstand am Kinder-Krankeninstitut
I 227

Dr. *Siegfried Ebel*, Facharzt für physikalische Heilmethoden III 73 75
Professor Dr. *Salomon Ehrmann* (†), emeritierter Primararzt im Wiener
Allgemeinen Krankenhaus I 11 130 475
Dr. *Paul˚Eichenwald*, Facharzt für Chirurgie III 143
Professor Dr. *Anton Eiselsberg*, emeritierter Vorstand der Ersten chirur-
gischen Universitäts-Klinik I 145, III 126
Dr. *Rudolf Eisenmenger*, Facharzt für physikalische Heilmethoden III 7
153 280
Privatdozent Dr. *Fritz Eisler*, Vorstand der Röntgenabteilung am Wiedener
Krankenhaus I 161 162
Professor Dr. *Herbert Elias*, Assistent an der Ersten medizinischen Uni-
versitäts-Klinik I 14 15, II 138 173, III 200.
Privatdozent Dr. *Guido Engelmann*, Facharzt für orthopädische Chirurgie
II 289 290
Privatdozent Dr. *Emil Epstein*, Leiter der Serodiagnostischen Station des
Rudolfs-Spitals II 221
Professor Dr. *Siegmund Erben*, Facharzt für Nervenkrankheiten II 177 270
Professor Dr. *Jakob Erdheim*, Prosektor am Krankenhaus der Stadt Wien
IV 160 164 166
Professor Dr. *Max Eugling*, Assistent am Hygienischen Universitäts-
Institut I 288 292, IV 152 154 155
Professor Dr. *Karl Ewald*, Primararzt im Sophien-Spital I 147 199 244 477,
IV 178 179 180

Professor Dr. *Wilhelm Falta*, Primararzt im Elisabeth-Spital I 109, II 69
72, III 64 66 300, IV 132
Dr. *Paul Federn*, Facharzt für Psychotherapie I 396 401
Privatdozent Dr. *Albert Fernau*, Chemiker der Radiumstation im Wiener
Allgemeinen Krankenhaus II 334 336
Professor Dr. *Josef Fiebiger*, Tierärztliche Hochschule III 314, IV 226
Professor Dr. *Ernst Finger*, emeritierter Vorstand der Universitäts-Klinik
für Syphilidologie und Dermatologie I 247
Professor Dr. *Hans Finsterer*, Abteilungsvorstand am Mariahilfer Ambu-
latorium I 244, II 381
Professor Dr. *Rudolf Fleckseder*, Primararzt am Rudolfs-Spital I 185 202
Dr. *Julius Flesch* I 19 57 214 258, II 315, III 303, IV 221
Dr. *Kamillo Foramitti*, Primararzt am Rainer-Spital III 180 184 185
Professor Dr. *Rupert Franz*, Direktor-Stellvertreter des Maria Theresia-
Frauenhospitals II 118
Privatdozent Dr. *Ernst Freund*, Assistent an der Ersten medizinischen
Universitäts-Klinik I 155, II 142 143 144, III 94

Professor Dr. *Adolf Lorenz*, emeritierter Leiter des Universitäts-Ambu-
latoriums für orthopädische Chirurgie II 279
Professor Dr. *Hans Lorenz*, Primararzt am Krankenhaus der Kaufmann-
schaft I 70 306 476
Professor Dr. *Georg Lotheissen*, Primararzt am Franz Josef-Spital I 136
263 306 357 443, II 98 246 314, III 55 215, IV 120
Professor Dr. *Alfred Luger*, Primararzt am Wilhelminen-Spital I 133 408,
II 225 228, III 116 118, IV 175
Professor Dr. *Friedrich Luithlen* (†), Abteilungsvorstand am Franz Josef-
Ambulatorium I 2

Dr. *Hans Maendl* (†), Primararzt an der Lungenheilstätte in Grimmenstein
I 375
Privatdozent Dr. *Felix Mandl*, Assistent an der Zweiten chirurgischen
Universitäts-Klinik I 293 365, III 160 163
Professor Dr. *Julius Mannaberg*, Abteilungsvorstand an der Wiener Allge-
meinen Poliklinik III 51 210
Professor Dr. *Otto Marburg*, Vorstand des Neurologischen Universitäts-
Instituts III 128 132, IV 141
Professor Dr. *Rudolf Maresch*, Vorstand des Pathologisch-anatomischen
Universitäts-Instituts II 303 308 311, III 306 309
Professor Dr. *Hermann Marschik*, Abteilungsvorstand an der Wiener
Allgemeinen Poliklinik II 6 11 12 369
Privatdozent Dr. *Hans Mautner*, Facharzt für Kinderkrankheiten II 3
136 137 360
Professor Dr. *Otto Mayer*, Primararzt am Krankenhaus der Stadt Wien
II 14 293 299
Professor Dr. *Josef Meller*, Vorstand der Ersten Universitäts-Augenklinik
II 21 352, III 13
Professor Dr. *Hans Horst Meyer*, emeritierter Vorstand des Pharmakolo-
gischen Universitäts-Instituts I 30 304
Professor Dr. *Hans Molitor*, Assistent am Pharmakologischen Universitäts-
Institut II 355, III 23 76 77
Professor Dr. *Leopold Moll*, Primararzt und Direktor an der Reichsanstalt
für Mutter- und Säuglingsfürsorge I 418, III 291 294, IV 217 218 219 220
Dr. *Gustav Morawetz*, Primararzt am Franz Josef-Spital I 131, II 79 346 349
Privatdozent Dr. *Ludwig Moszkowicz*, gew. Primararzt am Rudolfinerhaus
I 16, II 387, III 186 187 188
Professor Dr. *Viktor Mucha*, Primararzt an der Frauenheilanstalt in Kloster-
neuburg I 255 257 259
Professor Dr. *Albert Müller-Deham*, Abteilungsvorstand am Städtischen
Versorgungshaus II 109

Privatdozent Dr. *Karl Nather*, Primararzt am Allgemeinen Krankenhaus
in St. Pölten I 53 59
Dr. *Friedrich Necker*, Vorstand des urologischen Ambulatoriums im
Rudolfinerhaus I 478, III 235 237 264
Professor Dr. *Heinrich Neumann*, Vorstand der Universitäts-Klinik für
Ohren-, Nasen- und Kehlkopfkrankheiten I 349 350

Verlag von Julius Springer, Wien und Berlin

Medizinisches Seminar

Herausgegeben vom Wissenschaftlichen Ausschuß des Wiener medizinischen Doktorenkollegiums

Erster Band

IV, 504 Seiten. 8⁰. 1926. In Ganzleinen gebunden RM 13,50

Zweiter Band

(Neue Folge)

IV, 446 Seiten. 8⁰. 1928. In Ganzleinen gebunden RM 13,50

Dritter Band

IV, 392 Seiten. 8⁰. 1930. In Ganzleinen gebunden RM 13,50

Die Abonnenten der „Wiener klinischen Wochenschrift" und der "Mitteilungen des Volksgesundheitsamtes" erhalten das Werk zum Vorzugspreis von je RM 12,20

Bücher der Ärztlichen Praxis

Band 1: **Die Anfangsstadien der wichtigsten Geisteskrankheiten.** Von Prof. Dr. **A. Pilcz.** Mit 3 Abb. 62 S. RM 1,70

Band 2: **Der Schlaf, seine Störungen und deren Behandlung.** Von Prof. Dr. **O. Marburg.** Mit 3 Abb. 52 S. RM 1,50

Band 3: **Die akute Mittelohrentzündung.** Von Prof. Dr. **O. Mayer.** Mit 3 Abb. 52 S. RM 1,50

Band 4: **Diphtherie und Anginen.** Von Prof. Dr. **K. Leiner** und Dr. **F. Basch.** Mit 1 Abb. 84 S. RM 2,50

Band 5: **Krämpfe im Kindesalter.** Von Prof. Dr. **J. Zappert.** 54 S. RM 1,60

Band 6: **Glykosurien, renaler Diabetes und Diabetes mellitus.** Von Priv.-Doz. Dr. **H. Elias.** Mit 6 Abb. u. 1 Taf. 94 S. RM 2,60

Band 7: **Die Behandlung der Verrenkungen.** Von Prof. Dr. **C. Ewald.** Mit 16 Abb. 44 S. RM 1,50

Band 8: **Die Behandlung der Knochenbrüche mit einfachen Mitteln.** Von Prof. Dr. **C. Ewald.** Mit 38 Abb. 102 S. RM 2,80

Band 9: **Gelbsucht.** Von Priv.-Doz. Dr. **A. Luger.** 99 S. RM 2,60

Band 10: **Störungen in der Frequenz und Rhythmik des Pulses.** Von Prof. Dr. **E. Maliwa.** Mit 4 Abb. 82 S. RM 2,60

Band 11: **Die Menstruation und ihre Störungen.** Von Prof. Dr. **J. Novak.** Mit 6 Abb. 98 S. RM 3,—

(Fortsetzung umstehend)

Verlag von Julius Springer, Wien und Berlin

Bücher der Ärztlichen Praxis *(Fortsetzung)*

Band 12: **Darmkrankheiten.** Von Priv.-Doz. Dr. **W. Zweig.** 162 S. RM 4,60

Band 13: **Säuglingsernährung.** Von Prof. Dr. **A. Reuss.** Mit 8 Abb. 104 S. RM 3,—

Band 14: **Komatöse Zustände.** Von Priv.-Doz. Dr. **V. Kollert.** 51 S. RM 1,60

Band 15: **Diathermie, Heißluft und künstliche Höhensonne.** Von Priv.-Doz. **Dr. P. Liebesny.** Mit 30 Abb. 80 S. RM 2,80

Band 16: **Einführung in die Orthopädie für den praktischen Arzt.** Von Priv.-Doz. Dr. **G. Engelmann.** Mit 44 Abb. 94 S. RM 3,40

Band 17: **Sprach- und Stimmstörungen (Stammeln, Stottern usw.).** Von Prof. Dr. **E. Fröschels.** Mit 16 Abb. 71 S. RM 2,40

Band 18: **Hausapotheke und Rezeptur.** Von Prof. Dr. **L. Kofler** und Priv.-Doz. Dr. **A. Mayrhofer.** Mit 33 Abb. 192 S. RM 6,60

Band 19: **Die Nierenerkrankungen.** Von Priv.-Doz. Dr. **Hermann Kahler.** Mit 2 Abb. 104 S. RM 3,20

Band 20: **Magenkrankheiten.** Von Prof. Dr. **H. Schur.** Mit 8 Abb. 223 S. RM 6,60

Band 21: **Kosmetische Winke.** Von Prof. Dr. **O. Kren.** Mit 14 Abb. 141 S. RM 4,80

Band 22: **Allgemeine Therapie der Hautkrankheiten.** Von Priv.-Doz. Dr. **A. Perutz.** 131 S. RM 4,50

Band 23: **Lungen- und Rippenfellentzündung.** Von Prof. Dr. **K. Reitter.** Mit 4 Abb. 47 S. RM 2,—

Band 24: **Krampfadern.** Von Priv. Doz. Dr. **L. Moszkowicz.** Mit 6 Abb. 34 S. RM 2,—

Band 25: **Die Differentialdiagnose der wichtigen Augenkrankheiten und Augenverletzungen.** Mit einem Anhang über die Brillenbestimmung. Von Prof. Dr. **V. Hanke.** Mit 19 Abb. und 3 Tafeln· 108 S RM 4,—

Band 26: **Neurosen und Psychosen der weiblichen Generationsphasen.** Von Prof. Dr. **M. Pappenheim.** 110 S. RM 4,—

Band 27: **Rheumatismus, Gicht, Ischias.** Von Prof, Dr. **M. Sternberg.** 94 S. RM 3,60

Band 28: **Der Schnupfen, seine Komplikationen und seine Behandlung.** Von Prof. Dr. **E. Glas.** Mit 8 Abb. 62 S. RM 2,70

Band 29: **Die Harnröhrengonorrhöe des Mannes und ihre Komplikationen** Von Priv.-Doz. Dr. **A. Perutz.** Mit 7 Abb. 108 S. RM 4,50

Band 30: **Sand, Grieß und Steine des Harnapparates.** Von Prof. Dr. **R. Paschkis.** Mit 11 Abb. 62 S. RM 2,70

Band 31: **Die Neugeborenen und ihre Krankheiten.** Von Priv.-Doz. Dr. **M. Zarfl.** Mit 2 Abb. 119 S. RM 4,80